Menopause . . .
A time for super nutrition!

DID YOU KNOW . . .

- Calcium and exercise can protect you from osteo-porosis?

- Fiber may offer protection from both heart disease and cancer?

- Vitamin C may lower blood pressure and keep your system in shape?

- Vitamin E may lower the risk of stroke and keep your heart healthy?

- Calcium can lower your blood pressure and reduce your risk of colon cancer?

The COMPLETE NUTRITION COUNTER for MENOPAUSE

LYNN SONBERG

With Maureen Callahan, M.S., R.D., Consulting Editor

Produced by Lynn Sonberg Book Associates

St. Martin's Paperbacks

Note: Nutrition information and research about menopause are constantly evolving. While every effort has been made to include the most accurate and up-to-date information in this book, it is inevitable that what we know about this complex subject will change with time. Please keep in mind that this book is not for the purpose of self-diagnosis or self-treatment. The reader should consult a qualified health practitioner regarding all health issues and before undertaking any major dietary changes.

Published by arrangement with Lynn Sonberg Book Associates, 10 West 86 Street, New York, NY 10024.

THE COMPLETE NUTRITION COUNTER FOR MENOPAUSE

ISBN: 0-312-95605-3

Printed in the United States of America

St. Martin's Paperbacks edition/October 1995

10 9 8 7 6 5 4 3 2 1

ACKNOWLEDGMENTS

The authors wish to thank Matthew Ostrowski for his invaluable help in researching this book. We are also grateful to the many manufacturers who shared with us nutritional information about their brand name products.

CONTENTS

INTRODUCTION

"Change of Life" Brings Changing Nutritional Needs

Menopause and the years leading up to it can be a time of physical, spiritual and emotional growth. But as eight out of every ten women soon discover, navigating through the "change of life" means experiencing at least a few unpleasant physical and psychological symptoms. Hot flashes, the most "notorious" of these symptoms, as well as fatigue, depression, vaginal dryness, mood swings, weight gain, breast tenderness and brittle bones are some of the more common complaints.

The good news is that paying scrupulous attention to what you eat and focusing in on some key nutrients might help prevent, diminish or even eliminate at least some of your menopausal complaints. But don't wait until you hit menopause to start improving your diet. With the *Complete Nutrition Counter for Menopause* you can start preparing for the changing nutritional demands of midlife at fortysomething or even earlier. For even though menopause typically occurs around the age of fifty-one, the symptoms that signal this major life transition can actually start a full seven years earlier.

How This Book Can Help

Whether you're years away from menopause or already passing through the "change of life," this book will help you to adopt the kind of smart eating strategies needed to face the health challenges

o. midlife. With an A-to-Z nutrition counter that lists over 5,000 different brand name and basic foods you'll be able to quickly piece together the kind of powerhouse meals that will satisfy changing nutritional and energy demands. For each food listing we provide the calorie content as well as eight key nutrients including calcium, fat, saturated fat, cholesterol, fiber, vitamin C and vitamin A and folic acid. (Turn to page xvii for an explanation of why we've chosen these particular nutrients.)

Why, you might wonder, is it so important to monitor your diet closely during menopause? As we've already pointed out, the optimum diet may help ease or eliminate the most common menopausal symptoms. There are several reasons for that. First, and perhaps most critical, your energy needs are decreasing. Yet at the same time that your body needs fewer calories to function, nutritional needs remain unchanged or may increase. In other words, now is the time you must be very choosy about the nutritional profile of the foods you eat. Secondly, an overwhelming amount of evidence supports the fact that a healthy diet may help slow down the aging process. In fact, preliminary reports continue to single out different nutrients as potential protectors against the chronic illnesses—heart disease, osteoporosis, cancer—that are more common in postmenopausal years.

Finally, considering that most women live another thirty years after passing through menopause, why not eat the kind of nutritious diet that helps you weather this sometimes rocky transition phase and lets you live the second half of your life to the fullest?

A Brief Overview of Menopause and How It Impacts Health

Over the years numerous myths and misconceptions have become associated with menopause. Many tend to characterize this period of transition in a negative light. Before you can develop any kind of nutritional plan, it's important to understand what you can expect and not expect from the menopausal years.

Literally, medical professionals define menopause as the point at which menstrual cycles cease to occur, usually for a period of at least one year. For most women this happens somewhere around the ages of 50 to 52 and is the end result of age-related changes in ovarian function. However, the "change of life" is far from an overnight process. It's a gradual change that covers a span of about seven years prior to the last menstrual cycle.

It's during these premenopausal (perimenopausal) years that most women begin experiencing the symptoms—hot flashes, night sweats, loss of libido, and mood swings—that are attributed to menopause. In essence, these symptoms are the body's response to a gradual shift in the hormonal milieu. The older and shrinking ovaries manufacture smaller and smaller quantities of the female hormone estrogen. This one change, in turn, upsets the orderly hormonal balance (with progesterone and testosterone), setting in motion physical changes that can dramatically change your risk for numerous chronic illnesses.

Doctors aren't able to predict the degree to which menopausal symptoms will affect a woman. Each of us starts out with our own level of hormones and fluctuations and changes happen along an individual pace. In other words, there are certain aspects of menopause that you do not have any control over. Yet, if you understand how these changes influence your health and risk for disease, there are some strategies you might be able to adopt to protect yourself better.

Risk for Certain Diseases Can Increase

Two of the most debilitating chronic illnesses—heart disease and osteoporosis—strike more frequently after women pass through menopause. Breast cancer also becomes more common. That's why most of the nutrition advice for the menopausal years centers on strategies geared to prevent or lessen the impact of these three diseases. Here's a brief synopsis relating what is currently understood about how menopause impacts on your risk of developing these illnesses as well as some details on the latest research findings regarding diet and lifestyle.

Osteoporosis, the bone-crippling disease of older years, results from the long-term loss of bone minerals, particularly calcium. Scientific studies document that bone mass, for most women, peaks sometime during the third decade. After that, bones gradually lose density, a process that begins to accelerate around menopause and is probably due in part to declining estrogen levels.

That doesn't mean you can't continue to enlist diet and lifestyle strategies to help protect and keep your bones strong throughout menopause and in the years beyond. Boston researchers confirm that a calcium-rich diet coupled with exercise can slow bone loss and increase bone density in postmenopausal women. Interestingly, exercise was discovered to help in boosting bone density in certain areas; calcium worked in others. In a newer study from these same scientists, postmenopausal women who reported a lifelong habit of walking about one mile per day had denser bones than counterparts who walked less.

In the diet arena, evidence now supports that other nutrients, vitamin D, and minerals such as magnesium and phosphorus affect bone health. For instance, research confirms that without vitamin D, the sunshine vitamin, bones cannot harden. And in climates where there is a lack of sunlight (particularly during winter months) bone density in postmenopausal women has been shown to decline. Fortified milk, salmon, and other fatty fish contain significant amounts of vitamin D. But be careful about supplements. Ironically, excess vitamin D can actually weaken bones, allowing them to fracture more easily.

Fortunately, the other two minerals critical to bone health—magnesium and phosphorus—are widely available and easily secured if you eat plenty of whole grains, vegetables, lean meats, and seafood. Good sources of magnesium include whole grains, dried beans, milk, meat and green vegetables. Phosphorus is found in some of the same foods that contain calcium, namely dairy products. Other notable sources of the mineral include meats, fish, and whole grains.

Heart Disease

One in every nine women aged 45 to 64 has some form of cardiovascular disease, according to the American Heart Association. After the age of 65, that number jumps to one woman out of every three. In fact, you could almost consider menopause a major risk factor for the development of heart disease. For up until the change of life, women have a much lower risk of heart disease than men. That's due in part to the protection conferred by the female hormone estrogen. As hormone levels plummet during menopause, heart disease risk rises accordingly. Speculation is that dropping estrogen levels exert a negative impact on your blood lipid levels.

The Framingham Heart Study—a generational study of heart disease risk among men and women living in the Massachusetts community of Framingham—finds that HDL (high-density lipoprotein), which is sometimes referred to as "good" cholesterol levels, remain stable postmenopausally. Yet LDL (low-density lipoprotein), the type of cholesterol associated with hardening of the arteries, rises after menopause. These scientists point to a shifting HDL:LDL ratio as the culprit in elevating heart disease risk. After menopause, that ratio can eventually reach levels where heart disease risk for women can equal that of men.

Experts consider a prudent low-fat diet the first line of defense against heart disease. Also important are controlling the other major risk factors for heart disease: smoking, high blood pressure, inactivity and obesity. New studies find that antioxidant nutrients such as vitamin E and beta-carotene may also help protect the heart in menopausal years.

Breast Cancer

According to the National Cancer Institute, 35 percent of all cancer deaths are diet related. Finding out the specific diet factors that may promote or hinder the development of various types of cancer hasn't been easy, however. Many scientists believe that a high-fat diet, particularly a diet rich in animal fat, may promote breast cancer. Yet a large study from Harvard discovered that breast cancer incidence among women eating moderate or prudent levels of fat (30 percent of the calories) versus those eating higher fat diets was not significantly different. Debate about the fat–breast cancer link remains heated.

Some researchers point out that most low-fat diets are also high in fiber. They wonder if fiber might be the real protective agent. Or it could be any number of other substances found in fruits, vegetables, whole grains and other low-fat foods. At the National Cancer Institute scientists are working to isolate a variety of disease-fighting chemicals (phytochemicals) from common foods in order to test their ability to protect against cancer. On that list are foods like garlic, licorice root extract, citrus fruits and flaxseed, a nutty flavored grain used by European bakers.

A Closer Look at Dietary Needs During Menopause

As the above reviews point out, research continues to suggest that a number of preventive dietary strategies can be used to ward off chronic ills like heart disease, osteoporosis and cancer. Good diet strategies can also improve overall health. More importantly, any of these preventive dietary measures appears critically important during the menopausal years since this is the time when most women develop chronic health problems. That means you'll want to pay close attention to dietary fat intake since too much fat, particularly saturated fat and cholesterol-rich foods, which raise the level of saturated fat in the blood, contributes to hardening of the arteries or atherosclerosis. Fatty diets may also increase your risk for certain types of cancer, although the evidence is not as strong as for heart disease.

Also proving important to midlife health concerns are antioxidant nutrients like vitamin C, vitamin E and the vitamin A precursor beta-carotene. Studies confirm that these antioxidants may exert a powerful control over both immune function and aging. Speculation is that antioxidants are capable of destroying damaging substances in the body called "free radicals." When free radicals form in the body (during normal metabolism) or are absorbed from the environment (pollution, cigarette smoke, ozone) they immediately begin disrupting and damaging body cells. In fact, preliminary research already is linking these dangerous compounds to a host of health concerns ranging from cataracts to cancer. Research also suggests that free radical reactions may work to speed the aging process and weaken immune function.

However, doctors won't go so far as to promise that a healthy diet rich in antioxidants will help you escape the chronic illnesses common in midlife. Nor will experts say that good nutrition can ease or make your menopausal symptoms easier to bear. Yet preliminary and anecdotal evidence suggest that certain nutrients and dietary components could play a role in aggravating or alleviating the following complaints:

- Hot flashes/night sweats—While the severity varies, more than 80 percent of women experience hot flashes in the years leading up to and during menopause. It's not known what triggers these brief bursts of intense heat that typically cause sweating about the neck and face. Speculation is that it could be tied to declining levels of the hormone estrogen, which is known to affect more than 300 different body functions. Splashing cool water on the face or using a fan seems to help shorten the flash for some. Conversely, studies suggest that excess amounts of caffeine and alcohol may aggravate the problem in some women.

  While night sweats, which are considered by some to be the sleeptime equivalent of hot flashes, are not as common as hot flashes, some women find relief for both problems with vitamin E. Carefully controlled studies have been unable to support the claim that vitamin E is an effective treatment, yet anecdotal evidence continues to show a role for vitamin E.

- Loss of libido—It's true that some women experience a decline in sexual interest during the perimenopausal and menopausal years. But this complaint is by no means universal. According to California researchers involved in The Stanford Menopause Study, nearly 30 percent of menopausal women report no change in sexual interest during menopausal years. Of the 71 percent of women who reported some change, 23 percent claimed an increased libido!

  While it would be nice if there were a food cure for loss of libido, eating oysters, strawberries or other foods touted as aphrodisiacs hasn't been proven to be an effective way to boost sexual drive. However, there is some speculation that a high-fat diet may have a negative influence on libido. Since the level of fat in the diet has been shown to influence the levels of male and female hormones, this could prove useful. Moreover, it certainly can't hurt to keep fat intake low, as this helps protect against heart disease, cancer and other chronic ills.

One more note: Since vaginal drying and thinning of the vaginal walls, due to dropping estrogen levels, can make sexual intercourse painful during the menopausal years, many women may experience increased libido when this condition is treated with replacement estrogen or vaginal creams.

- Mood Swings—Despite the fact that menopause is often characterized as a time of emotional havoc, where a woman's mood swings up and down and depression is rampant, this psychological profile is not a given. In one recent study researchers speculated that negative expectations about menopause and mood might act like self-fulfilling prophecies. When these scientists asked a group of postmenopausal women about their expectations regarding depression and menopause, 80 percent thought that women are likely to become depressed during menopause. Sixty percent agreed that "women are more liable to fly off the handle" during menopause. Interestingly, these same postmenopausal women, when compared to a control group of premenopausal women, ended up reporting no more depressive symptoms than younger controls.

Since lifestyle can have a direct effect on mood (lack of sleep, excess caffeine, etc.) it's simply common sense that eating right and taking care of yourself can improve your mental outlook. A small but vocal group of scientists contend that certain foods—notably high-protein items like meat, cheese and eggs—may help make the mind more alert. These same researchers finger complex carbohydrates (starches such as bread and pasta) as the kind of "comfort" foods that may relax you and elevate your mood. Not all scientists agree. Yet, since these are common foods that you normally eat, there's nothing wrong with attempting your own experiments to see if the concept actually works.

The Nutrient Listings in This Book

The nutrients selected for this book are by no means the only nutrients needed prior to, during, or after menopause. Scientific studies do suggest, however, that they are critical to healthfully navigating through the years before and after menopause.

Calories

Around the age of 30 to 35, the body's metabolism starts to gradually slow down. And that slowdown continues with each passing decade. The net result is that as you grow older the body begins to need less energy—fewer calories—to function. It seems like such a small drop in numerical terms. You may need just 50 fewer calories per day as you approach menopause—or maybe 200 fewer calories by the time menopause is over—but if you don't start eating less, your weight will gradually increase. Remember, 3500 extra calories add up to one pound of body fat. If your body burns 100 fewer calories per day that could equate to a weight gain of one pound in a little over a month or more than 10 pounds per year.

Ironically, even though calorie needs are diminishing, nutrient needs remain the same or sometimes increase. So what may be even more critical than the fact that you are eating 50, 100 or 200 fewer calories per day is where these calories come from. You'll want to choose foods that offer substantial amounts of vitamins and minerals or what nutritionists refer to as "nutrient dense" foods.

Calcium

While the current Recommended Dietary Allowances (RDA) for calcium is set at 800 milligrams for all women over the age of 25, many experts recommend higher levels for the menopausal years. In 1994, the National Institutes of Health brought together a panel of calcium experts to update dietary recommendations regarding calcium. After looking at all the available research evidence, these experts concluded that calcium can offer protection against osteoporosis. Findings linking high calcium intakes with lower blood

pressure and a lower risk for colon cancer are still considered pre-
liminary. Here are the daily calcium intakes that the NIH panel
recommends to help ward off osteoporosis.

- Women, ages 25 to 50
  —1000 milligrams
- Postmenopausal women
  —1500 milligrams ✳
  —1000 milligrams if taking estrogen
- Women over the age of 65
  —1500 milligrams

Of course, dairy products are your best source of calcium. (Be
sure to choose the low-fat variety.) If you don't drink milk, keep in
mind that leafy green vegetables, calcium-set tofu and fish with
small bones (sardines, canned salmon) also contain significant
amounts of calcium.

Fat

By now, just about everyone has heard the message that high-fat
diets can be hazardous to your health. Fatty diets have been linked
to an increased risk for numerous ills including obesity, diabetes,
heart disease and certain types of cancer. Remember, however,
that fat is still a nutrient. And small amounts of fat are vital to
health at every stage of life, including during menopause. Fat helps
to cushion and protect vital organs. It provides thermal insulation
for the body; acts as a storage facility for fat-soluble vitamins; and
provides the building materials needed to construct key substances
like hormones.

The major hitch is that all these critical functions require only
small amounts of fat. Being prudent about your fat intake is im-
portant all through life but it may be even more critical during the
menopausal years. Experts recommend that less than 30 percent
of your total calories come from fat. (Many researchers recommend
20 to 25 percent fat as an even healthier goal.) Since saturated
fats raise blood cholesterol, guidelines encourage that no more
than one-third of your total fat comes from this category.

Saturated Fat

Just as important as the total amount of fat you eat is the type of fat. Basically, there are three types of fatty acids found in food: saturated, monounsaturated and polyunsaturated. Saturated fats, the kind typically found in animal foods, can raise blood cholesterol levels. Foods rich in saturated fat include animal products like butter, cheese, whole milk, cream, meats and poultry. And a few vegetable products are high in saturated fat: cocoa butter (chocolate), palm oil, palm kernel oil, coconut and coconut oil.

New preliminary research hints that certain polyunsaturated fats, called trans fatty acids, may behave the same as saturated fats when it comes to clogging arteries. These fats are produced when liquid vegetable oils are "altered" or hardened to make solid vegetable shortenings and margarines. If you are eating small quantities of fat, as is recommended, you don't need to worry about the small quantity of trans fats in your diet. To avoid or limit trans fats use liquid vegetable oils in cooking and baking. Softer tub margarines have less of the altered fats than solid stick products.

Cholesterol *300 miligrams / day*

Cholesterol levels have long been known to rise after menopause, a change that appears to be attributable, at least in part, to plummeting estrogen levels. In one recent study from the Netherlands, researchers noticed that cholesterol levels rose during the two years prior to and the six years after menopause. Overall, the rise equated to a 19 percent hike in blood cholesterol.

Cutting back on saturated fat is the best strategy for lowering blood cholesterol levels. But you also need to limit dietary cholesterol. Recommendations from the American Heart Association and other health organizations favor limiting cholesterol to no more than 300 milligrams per day. Foods high in cholesterol include: organ meats (like liver), eggs, meat, poultry and milk. It's not necessary to avoid these foods altogether. You can use three to four egg yolks per week and still remain within the recommended limits.

Fiber 20-30 grams/day

Fiber

Fiber is an important nutrient throughout life, but it may play an even bigger role in the menopausal years. Fiber-rich foods can add bulk that helps fill you up and keeps you satisfied with your new lower calorie style of eating. Fiber is also important for preventing constipation, a complaint that some women find more common during menopausal years. Even more noteworthy, studies confirm that fiber may confer protection against both heart disease and cancer. Studies find that high-fiber foods may help protect against certain cancers, most notably colon cancer. In addition, foods rich in water soluble fiber (apples, kidney beans and oatmeal) help to lower blood cholesterol levels. Most Americans average about 11 grams per day, far less than the 20 to 30 grams of fiber recommended by the National Cancer Institute. You'll need to work on including more whole grains, fruits and vegetables if you want to boost your fiber intake.

Antioxidants

More and more studies continue to find important roles for nutrients that act as antioxidants in the body. Antioxidants appear capable of capturing and destroying substances called free radicals which damage body tissues. Speculation is that when free radicals wreak havoc on different body systems they set the stage for a host of illnesses ranging from heart disease to cataracts to cancer.

Vitamin C—A brand new study from the Department of Agriculture finds that women who eat double or triple the current Recommended Daily Allowance (RDA) of vitamin C, about 120 to 180 milligrams instead of only 60, have a lower heart disease risk than women who eat less. It seems that the extra dose of vitamin C helps to boost blood levels of HDL (high density lipoprotein), the so-called "good" cholesterol. Interestingly, the impact of vitamin C is stronger among women over the age of 58. Another study finds that people who eat generous amounts of vitamin-C rich foods tend to have lower blood pressure.

Preliminary findings suggest that this antioxidant nutrient may help keep the immune system functioning healthfully. Food sources of vitamin C include: citrus fruits and juices, strawberries, broccoli, brussel sprouts, papaya, tomatoes, green pepper, potatoes and kiwi fruit.

Vitamin A—Another of the antioxidant nutrients, vitamin A has long been considered important for keeping the eyes and skin healthy. Yet it's actually beta-carotene, a plant pigment which the body converts into vitamin A, that appears to have the strongest antioxidant capabilities. Beta-carotene has been shown to confer protection against heart disease. Studies also show it may help to protect against certain cancers, particularly cancer of the lung.

Researchers from Harvard Medical School have found that women who eat beta-carotene rich fruits and vegetables have a much lower risk for both heart disease and stroke than women eating few of these foods. Food sources of vitamin A include: fortified milk and fortified dairy products. Food sources of beta-carotene include: carrots, cantaloupe and dark green vegetables such as spinach, broccoli and brussel sprouts. You'll find that the nutrition counter does not list beta-carotene percentages of fruits and vegetables. However, when the list shows a fruit or vegetable to be high in vitamin A you can assume that most of that vitamin A is in the beta-carotene form.

Vitamin E—One of the most powerful of the antioxidant nutrients, vitamin E appears to have a profound impact on the health of both the immune system and the heart. When Harvard Medical School researchers studied the diets of a large group of female nurses, they discovered that women whose diets were rich in vitamin E (due to supplements) had a lower risk of heart disease and stroke. Since a woman's risk of heart disease jumps after menopause, it's possible that a diet rich in vitamin E could act as important preventive medicine in the years leading up to and following menopause.

This fat-soluble vitamin also appears crucial for a healthy, well-functioning immune system. In studies with older adults at the Department of Agriculture's Human Nutrition Research Center on Aging in Boston, scientists found that an extra dose of vitamin E helped to improve certain measures of immune responsiveness. *Since there is limited data available on the vitamin E content of foods, you won't find this nutrient listed in the counter.* Still, it's not difficult to remember the list of foods that are high in this vitamin: wheat germ, nuts and vegetable oils. Green leafy vegetables also contain small amounts of vitamin E.

Folic Acid—There's no doubt that this B-vitamin is a nutritional powerhouse for women of all ages. Convincing evidence shows that folic acid helps protect against birth defects in the child-bearing years. And several studies conclude that this B-vitamin may protect against cervical cancer. Preliminary findings also hint that folic acid needs may increase as you grow older. To tap into the protective benefits of this nutrient include the following foods in your diet as often as possible: leafy green vegetables such as spinach and broccoli; dried beans, lentils, soybeans and other legumes; and citrus fruits.

Keep in mind that your requirements for two other B-vitamins, vitamin B6 and vitamin B12, may also increase as you grow older. You won't find these two nutrients listed in the nutrition counter but rest assured they are easily available in many common foods including some of the same foods that harbor folic acid. Vitamin B6-rich foods include: chicken, fish, pork, eggs, liver, brown rice, soybeans, oats, wheat, peanuts and walnuts. Vitamin B12-rich foods include: animals foods such as lean meats, fish, milk and eggs.

Other Dietary Factors

Alcohol—Several studies suggest that small amounts of alcohol may protect against heart disease. And one new study on premenopausal women even suggests that moderate amounts of alcohol may actually help to protect bone. However, most experts feel that curbing intake of this drug, or at least taking in only small amounts, is probably a wise preventive strategy. Alcoholic beverages offer calories but very little in the way of nutrients, making them a poor contribution to a diet that includes fewer calories. However, if you do drink, experts encourage moderation. For women, moderate equates to no more than one drink per day. One drink counts as:

12 ounces of regular beer, 5 ounces of wine, 1½ ounces of distilled spirits (80 proof).

Boron—Chances are you probably haven't even heard of this trace mineral. But boron has created excitement among medical researchers for its potentially protective role against osteoporosis. Research at the Department of Agriculture's Human Nutrition Research Center in Grand Forks, North Dakota has found that diets low in boron can interfere with the absorption of calcium. In one promising new report, scientists find that postmenopausal women who boost their dietary boron intake to 3 grams a day (by eating more fruits, legumes and nuts) can help prevent calcium losses. Currently, there is no RDA for boron. Notable sources of boron include: apples, pears, peaches, grapes, raisins, legumes and nuts.

Caffeine—Large amounts of caffeine have been shown to weaken bone. But moderate caffeine intake (1 or 2 cups of coffee per day) doesn't seem to create any adverse health effects. In addition, a new study finds that drinking one glass of milk per day may help negate any damaging impact of caffeine on bones. California scientists found that women who were lifetime caffeinated coffee drinkers (2 cups per day or more) did have bones that were less dense and more brittle. But if they were also lifetime milk drinkers (at least one glass of milk per day) bones were not less dense. That led researchers to propose that the calcium from milk might help offset the bone loss tied to caffeine. Remember, exercise and estrogen replacement therapy can also play vital roles in helping to minimize bone loss.

Soybeans—Preliminary research suggests that soy proteins—like those found in tofu, soy milk or other foods rich in soy protein—may be able to help lessen the symptoms of menopause as well as protect against heart disease and certain types of cancer. Apparently, soy protein contains compounds that have estrogen-like activity. These plant estrogens (called phytoestrogens) appear to boost the body's supply of estrogen. Since estrogen levels drop during menopause, having this extra boost of plant estrogens could potentially alter your risk for the chronic diseases such as heart disease and certain cancers and help to relieve menopausal symptoms. Remember, many of the problems and ills of menopause seemed to be linked, at least in part, to plummeting estrogen levels. Bear in mind, however, that this research is still very tentative. In addition, if you do want to start including soy foods in your diet, consider this fact. Phytoestrogens are found in high-protein soy foods such as textured soy protein, soy milk and soybeans. Soybean oil and soy sauce contain very little of the beneficial compounds.

A Word About Estrogen Replacement Therapy

Studies show that taking replacement estrogen can cut the risk of hip fracture dramatically for women as well as lower their risk for heart disease. Estimates are that about one in three women have extensive enough bone loss that they would benefit from supplemental estrogen. And with heart disease still the number-one killer in this country, some experts see ERT as a viable way to help ward off heart disease. But ERT is still considered a controversial treatment. Some studies have linked ERT with a higher risk for certain types of cancer. Whether or not ERT is right for you is beyond the scope of this book, but it would be a good idea to weigh the benefits of ERT against the risks with the help of your physician.

In the meantime, be aware that a massive research project is underway at the National Institutes of Health to help answer the ERT risk/benefit question. It's all part of the "Women's Health Initiative," a massive study which will follow 150,000 women to better understand the precipitating factors for a number of the chronic illnesses that affect postmenopausal women. Researchers are looking carefully at diet—particularly nutrients like calcium and fat—to determine their influence on postmenopausal health.

Building Smart Midlife Eating Strategies

Obviously, what you choose to eat and not eat is going to have a profound impact on your health throughout your life. But it's even more vital to pay close attention to diet during the years surrounding menopause. After all, at this stage in life there's less of a margin for error when it comes to making food choices. But don't worry. Even if your eating habits have been less than stellar in the past, it's not too late to make improvements.

The best place to start is with general strategies for good eating. First, let the Department of Agriculture's seven "Dietary Guidelines for Americans" help shape your overall diet.

1. *Eat a variety of foods* to get the energy, protein, vitamins, minerals and fiber you need for good health.

2. *Maintain healthy weight* to reduce your chances of having high blood pressure, heart disease, a stroke, certain cancers and the most common kind of diabetes.

3. *Choose a diet low in fat, saturated fat and cholesterol* to reduce your risk of heart attack and certain types of cancer. Because fat contains over twice the calories of an equal amount of carbohydrate or protein, a diet low in fat can help you maintain a healthy weight.

4. *Choose a diet with plenty of vegetables, fruits and grain products* which provide needed vitamins, minerals, fiber and complex carbohydrates, and can help you lower your intake of fat.

5. *Use sugars only in moderation.* A diet with lots of sugars has too many calories and too few nutrients for most people and can contribute to tooth decay.

6. *Use salt and sodium only in moderation* to help reduce your risk of high blood pressure.

7. *If you drink alcoholic beverages, do so in moderation.* Alcoholic beverages supply calories, but little or no nutrients. Drinking alcohol is also the cause of many health problems and accidents and can lead to addiction.

Now you'll want to tackle the two diet areas that seem to demand the most effort yet yield the biggest rewards: trimming your fat intake and boosting dietary calcium. Once you cross these two diet hurdles, chances are you'll already be eating the kinds of foods that offer many of the other nutrients critical to menopause. Here are some specific tips and shopping and eating hints to set you in the right direction.

Finding More Calcium

Since government surveys show that many American women are lucky to eat 400 milligrams of calcium per day (about half the Recommended Dietary Allowance), chances are you need to work on including more foods in your diet that contain this bone-strengthening mineral. Use the nutrient counter to roughly estimate the calcium content of your current diet. Then, if you aren't coming close to the 1000 to 1500 milligrams recommended by the NIH experts, try these ten easy ways to boost your calcium intake.

- Drink skim or 1% milk at each meal.
- Put a slice of reduced-fat cheese in your lunchbox or sandwich.
- Eat low-fat yogurt or low-fat frozen yogurt for a snack.
- Drink calcium-fortified orange juice (or juice drinks) instead of soda.
- Sprinkle 1 tablespoon of fresh grated parmesan cheese on pasta, broccoli or salads. (That adds about 69 milligrams of calcium but less than 2 grams of fat.)
- Substitute fat-free or part-skim ricotta cheese for cottage cheese in salads, casseroles or baked goods. (Ricotta has almost five times more calcium.)
- Don't remove the tiny bones in canned salmon. Not only are they edible but they're calcium-rich.
- Prepare canned soups (tomato, reduced fat cream of mushroom) with milk instead of water.
- Use low-fat plain yogurt as a base for salad dressings and sauces. Use it as a substitute for sour cream in dips or on baked potatoes.
- Add a spoonful of non-fat dried milk to casseroles, baked goods, meatloafs or cream soups. (Some commercial yogurts and dairy products are higher in calcium due to the addition of NFDM.)

Do You Need Calcium Supplements?

While food is the preferable calcium source, you might find it difficult to reach the new recommended levels without the help of supplements. Here are three important points to keep in mind when choosing and using supplements.

- Organic calcium salts such as calcium lactate, calcium gluconate and calcium citrate (the form of calcium used to fortify some fruit drinks), are much easier for the body to absorb than inorganic salts like calcium phosphate.

- Some calcium supplements contain different amounts of calcium than others. Calcium carbonate is about 40 percent calcium; calcium gluconate contains less than 10 percent.
- Some products are formulated poorly and so are not easily absorbed by the body. Drop a sample tablet in a few ounces of plain vinegar (which can mimic the acidic environment of the stomach) and stir occasionally. A well-formulated supplement will break up or start to disintegrate within 30 minutes. (Don't worry if it doesn't dissolve totally.)
- Studies show that taking smaller doses of calcium (500 milligrams or less) throughout the day leads to better absorption than taking one large dose.
- Take supplements between meals. Some foods contain compounds that could interfere with the body's ability to absorb calcium.

Trimming the Fat

The nutrition counter at the back of the book will help you figure out the fat content of foods that you regularly eat. Recommendations focus on keeping the fat content of your diet at 30 percent of total calories or less; some experts feel that 20 to 25 percent may be even better. But don't worry about every food meeting the 30 percent guideline. The idea is to balance high- and low-fat food over the course of a day or a few days so that the average falls below 30 percent.

If you don't have the patience for numerical calculations, or the time to figure out where the fat level of your current diet stands, try these general strategies:

- Revamp the meal plate. Downsize meat portions to 2 or 3 ounces; double up on pasta, whole grains and vegetables to fill in the missing space. (Stir-frys or casserole dishes make the transition less noticeable.)
- Emphasize low-fat cooking methods: steaming, grilling, roasting, stir-frying and microwaving. Use vegetable cooking sprays and non-stick pans to help keep added fat to a minimum.

- Find flavorful replacements for fat. Use herbs and spices liberally; saute or poach foods with chicken broth, wine, flavored vinegars or citrus juices. When baking, replace half or more of the fat in a recipe with low-fat yogurt or pureed fruits such as applesauce or pumpkin.
- Lower the fat levels of foods made from packaged convenience mixes (scalloped potatoes, rice mixes, macaroni and cheese, etc.) by substituting or reducing the fat content of added ingredients. For example, on a package of macaroni and cheese, cut the margarine called for in half and substitute skim milk for the whole milk.
- Switch to low-fat or skim milk dairy products. Don't forget to include cheese in this category; find acceptable reduced-fat cheeses or fat-free products or use smaller quantities of the full fat varieties.
- Read food labels carefully. Fat content (as well as fat calories) are listed on the nutrition panel. Keep in mind that foods that are labeled "fat-free" are required by law to have no more than one-half a gram of fat per serving. If a product has three grams of fat or less per serving it can be labeled "low-fat." However, terms such as "reduced fat" and "light" do not always mean a product is low in fat.

"Reduced fat" is defined as 50 percent less fat than the original product; "light" equates to 25 percent less fat. That can be good or bad depending on how high the level of fat was in the original product.

A Week of Sample Menus

To help you see how easy it can be to adapt your current style of eating to one that meets midlife changes in nutritional needs we've developed a week's worth of sample menus. As energy demands tend to drop with age, calories range from 1600–1800. According to government food consumption surveys, 1600 calories per day is about right for many sedentary women as well as some older adults. Fat levels are kept within the prudent levels—30 percent of the calories or less—set by the American Heart Association.

Saturated fats comprise no more than one-third of that total; cholesterol averages less than 300 milligrams per day.

In addition, each day's menu boasts at least 1,000 milligrams of calcium and rich quantities of the protective antioxidant nutrients (beta-carotene, vitamin C and vitamin E.) Meals are also rich in folic acid and fiber.

Day 1

BREAKFAST
1 cup shredded wheat squares
1 cup skim milk
1 tbsp. chopped almonds
1 tbsp. raisins
¼ fresh cantaloupe

LUNCH
Chicken fajitas:
   2 oz. grilled chicken strips
   2 whole-wheat tortillas
   ¼ cup mild or spicy salsa
   2 tbsp. light sour cream
   ½ oz. shredded cheddar cheese
   grilled strips green pepper & onion
1 cup skim milk
½ cup fresh pineapple chunks

DINNER
3 oz. Baked Lemon Pepper Haddock
4 broccoli spears
½ cup wild and brown rice pilaf
Spinach salad made with 1 cup spinach
   leaves, sliced mushrooms and 2 tbsp.
   low fat salad dressing
Baked apple with cinnamon

SNACK
1 cup 1% chocolate milk

BREAKFAST
1 cup cooked oatmeal
   mixed with 1 tbsp. wheat germ and
   leftover slices of baked apple
1 tsp. margarine
1 cup skim milk
1 fresh orange

LUNCH
1 whole wheat pita pocket
tuna salad: ½ cup canned tuna,
   ½ cup chopped tomato, chopped scallions,
   ½ tsp. dill, 1 tbsp. plain yogurt, 1 tbsp.
   reduced-fat mayonnaise.
Romaine lettuce leaves
1 cup skim milk
1 small pear

DINNER
3 oz. turkey meatloaf
½ cup cooked zucchini
½ cup cooked carrots
½ cup mashed potatoes
1 whole wheat dinner roll
2 tsp. margarine
Kiwi parfait: layer one cup of low-fat
lemon yogurt with slices of fresh kiwi fruit

SNACK
1 slice whole wheat toast
2 tsp. fruit spread

BREAKFAST
2 whole-grain frozen waffles, small,
   topped with

1 cup sliced strawberries
½ cup of low-fat vanilla yogurt
sprinkle w/ nutmeg and 1 tbsp. of wheat germ

LUNCH
2 slices rye bread
2 oz. of lean ham
1 oz. swiss cheese
Sliced tomato, lettuce
Dijon or plain mustard
1 tangerine
1 cup skim milk

DINNER
1 cup black beans (spice to taste)
    and cook with 2 oz. turkey sausage
serve over ⅓ cup brown rice
    top with chopped onions
    pumpernickel dinner roll
1 tsp. margarine
½ cup cooked kale
1 cup fresh fruit salad: mangos,
    papayas, melons

SNACK
1 cup skim milk
3 cups air-popped popcorn

Day 4

BREAKFAST
French toast made with whole wheat bread and
    ¼ cup egg substitute,
    skim milk, cinnamon
2 tbsp. light pancake syrup
1 tsp. margarine
½ red grapefruit

LUNCH

1 small, plain hamburger
  (add ketchup, mustard and pickle)
1 small garden salad
2 tbsp. Low-fat salad dressing
  or fat-free dressing
fresh carrot sticks
1 cup skim milk
1 apple

DINNER

3 oz. grilled swordfish
  with fruit or vegetable salsa
1 medium baked potato with
  2 tbsp. plain low-fat yogurt, chives
½ cup winter squash
2 broccoli spears
1 poached pear

SNACK

1 cup low-fat vanilla yogurt sprinkled with 1 tbsp. wheat germ,
cinnamon

Day 5

BREAKFAST

½ cup low-fat granola
1 small banana
1 cup skim milk
1 slice whole wheat toast
1 tsp. margarine

LUNCH

2 slices pumpernickel bread
2 oz. lean roast beef
horseradish or mustard
sliced tomatoes
½ cup shredded cabbage
  with 1 tbsp. low-fat coleslaw dressing

1 cup skim milk
½ fresh mango

DINNER
3 oz. roasted chicken breast,
  skin removed
½ cup steamed vegetables
½ cup roasted red potatoes
2-inch square cornbread
½ cup fresh fruit salad
1 cup skim milk

SNACK
½ cup low-fat frozen peach yogurt
¼ cup peach slices

Day 6

BREAKFAST
2 blueberry buckwheat pancakes
  (add frozen blueberries and
  2 tbsp. wheat germ to buckwheat mix)
2 tbsp. Light pancake syrup
¼ cup fresh blueberries
1 tsp. margarine
1 cup orange juice
1 cup skim milk

LUNCH
Salad bar:
  Any amount mixed greens
  ½ cup broccoli flowerets
  ½ cup cherry tomatoes
  2 tbsp. shredded carrots
  green pepper slices
  ½ cup garbanzo or kidney beans
  4 tbsp. (2 ounces) shredded cheese
  1 tsp. sunflower seeds
  1 tbsp. croutons

Fat-free dressing
1 whole wheat roll
½ cup fresh fruit salad or applesauce

DINNER
3 oz. meatballs, made with lean ground beef
1 cup cooked spaghetti noodles
½ cup bottled spaghetti sauce
1 cup fresh steamed brussel sprouts
    topped with 1 tbsp. parmesan cheese
1 glass white or red wine

SNACK
1 cup low-fat coffee yogurt
2 tsp. chopped almonds

Day 7

BREAKFAST
1 bran muffin
1 slice whole wheat toast
1 tsp. margarine
1 cup calcium-fortified orange juice
¼ fresh cantaloupe

LUNCH
Stir fry:
    ¼ cup seasoned tofu
    1 oz. pork tenderloin
    1 cup bok choy
    ½ cup broccoli
    mushrooms, scallions, grated carrot,
    fresh garlic, fresh grated ginger
    2 tsp. sesame oil
    1 tbsp. stir fry sauce
⅔ cup regular or instant brown rice
½ cup mandarin oranges
1 Fortune cookie

DINNER
Salmon pasta salad
    ½ cup canned salmon with bones
    4 tbsp. fat-free mayonnaise with fresh dill
    ½ cup cooked bowtie pasta
    ¼ cup frozen peas, thawed
    scallions
1 cup steamed kale
1 whole wheat roll
1 tsp. margarine
½ cup fruit cocktail

SNACK
1 oz. swiss cheese, cubed
Granny Smith apple slices

Key to Abbreviations and Symbols used within

DV = Daily Value
* = less than 2% of U.S. RDA
— = not available
fl. oz. = fluid ounces
oz. = ounce
% = percentage
tbsp. = tablespoon
tsp. = teaspoon
w/ = with
w/o = without

The
COMPLETE
NUTRITION
COUNTER
for
MENOPAUSE

THE NUTRIENT COUNTER:
An A-to-Z Listing of
Brand Name and Basic Foods

FOOD NAME

ABALONE *fried*

ACEROLA *raw*

ACEROLA JUICE

ACORN *raw*

ACORN SQUASH see SQUASH

ADZUKI BEAN *cooked*

ADZUKI BEAN, CANNED *sweetened*

ALFALFA SPROUTS *raw*

ALFREDO SAUCE see PASTA SAUCE

ALMOND *barbecue* (Blue Diamond)

   blanched whole (Blue Diamond)

   dried (generic)

   dry roasted (generic)

   w/ salt (generic)

   honey roasted (generic)

   natural chopped (Blue Diamond)

   whole (Blue Diamond)

   oil roasted (generic)

   unblanched w/ salt (generic)

   salted (Blue Diamond)

   smokehouse (Blue Diamond)

Serving Size	Calories	Fat (%DV)	Sat. Fat (%DV)	Cholesterol (%DV)	Fiber (%DV)	Calcium (%DV)	Vitamin A (%DV)	Vitamin C (%DV)	Folic Acid (%DV)
3 oz.	161	9	7	27	*	3	*	3	*
½ cup	31	*	*	*	4	*	15	2739	—
1 fruit	2	*	*	*	*	*	*	134	—
8 fl. oz.	51	*	*	*	4	2	25	6451	—
1 oz.	105	10	5	*	—	*	*	*	6
½ cup	147	*	*	*	—	3	*	*	35
½ cup	351	*	*	*	—	3	*	*	40
1 cup	10	*	*	*	4	*	*	5	3
1 oz.	160	25	5	*	12	10	*	*	—
1 oz.	150	20	5	*	12	8	*	*	—
1 oz.	167	23	7	*	12	8	*	*	4
1 oz.	167	23	7	*	16	8	*	*	5
1 oz.	167	23	7	*	16	8	*	*	5
1 oz.	168	22	7	*	—	7	*	*	2
1 oz.	150	20	5	*	12	10	*	*	—
1 oz.	150	20	5	*	16	10	*	*	—
1 oz.	176	25	8	7	*	6	*	*	5
1 oz.	176	25	8	*	12	7	*	*	5
1 oz.	150	20	5	*	12	6	*	*	—
1 oz.	150	22	5	*	12	4	*	*	—

FOOD NAME

toasted (generic)

ALMOND BUTTER *plain salted*

ALMOND PASTE

AMARANTH *boiled*

ANCHOVY *canned in oil*

APPLE *raw w/ out skin*

　w/ skin

　boiled

APPLE, CANNED *sweetened*

APPLE, DRIED (Del Monte Snap-E-Tom)

　cooked

APPLE, FROZEN *unsweetened heated slices*

APPLE BUTTER (Smucker's Natural)

　(Smucker's Simply Fruit)

APPLE CHIPS (Weight Watchers) 1 bag

APPLE CIDER *sparkling* (Welch's)

　spiced (Knudsen Apple Blend)

APPLE JUICE, BOTTLED/CANNED *clear* (Knudsen)

　　(Mott's)

　　(Ocean Spray)

　gravenstein organic (Knudsen)

　natural (Mott's)

　　from concentrate (Knudsen)

Serving Size	Calories	Fat (%DV)	Sat. Fat (%DV)	Cholesterol (%DV)	Fiber (%DV)	Calcium (%DV)	Vitamin A (%DV)	Vitamin C (%DV)	Folic Acid (%DV)
1 oz.	167	22	7	*	12	8	*	*	5
1 tbsp.	101	15	5	*	4	4	*	*	3
1 oz.	127	12	4	*	16	7	*	*	4
½ cup	14	*	*	*	—	14	37	45	9
½ can	47	2	*	3	*	3	*	*	*
1 fruit	73	*	*	*	8	*	*	9	*
1 fruit	81	*	*	*	16	*	*	13	*
½ cup	46	*	*	*	8	*	*	*	*
½ cup	68	*	*	*	8	*	*	*	*
¼ cup	45	*	*	*	11	*	*	*	—
½ cup	73	*	*	*	12	*	*	2	—
½ cup	48	*	*	*	—	*	*	*	*
1 tbsp.	12	*	*	*	*	*	*	*	*
1 tbsp.	12	*	*	*	*	*	*	*	*
(¾ oz.)	70	*	*	*	12	*	*	*	—
6 fl. oz.	100	*	*	*	*	*	*	*	—
8 fl. oz.	120	*	*	*	*	*	*	6	—
8 fl. oz.	110	*	*	*	*	*	*	4	*
8 fl. oz	120	*	*	*	*	*	*	4	
8 fl. oz.	110	*	*	*	*	*	*	*	*
8 fl. oz.	120	*	*	*	*	*	*	6	*
8 fl. oz.	120	*	*	*	*	*	*	4	*
8 fl. oz.	120	*	*	*	*	*	*	6	*

APPLE JUICE, FROM CONCENTRATE

FOOD NAME

organic (Heinke's)

APPLE JUICE, FROM CONCENTRATE (generic)

· (Red Cheek)

APPLE-APRICOT JUICE (Knudsen Apple Blend)

APPLE-BOYSENBERRY JUICE (Knudsen Apple Blend)

APPLE-CHERRY CIDER (Heinke's)

APPLE-CRANBERRY DRINK (Ocean Spray Cranapple)

(Tropicana)

reduced calorie (Ocean Spray Cranapple)

APPLE-CRANBERRY JUICE (Mott's)

(Smucker's)

APPLE-GRAPE JUICE (Mott's)

APPLE-PEACH JUICE (Knudsen Apple Blend)

APPLE-RASPBERRY DRINK (Mott's)

APPLE-RASPBERRY JUICE (Heinke's)

APPLE-STRAWBERRY JUICE *organic* (Santa Cruz Natural)

APPLESAUCE *chunky* (Mott's)

· (Mussleman's)

cinnamon (Mott's)

sweetened (Mott's)

unsweetened (generic)

APPLE PIE see PIE

APRICOT *halves*

Serving Size	Calories	Fat (%DV)	Sat. Fat (%DV)	Cholesterol (%DV)	Fiber (%DV)	Calcium (%DV)	Vitamin A (%DV)	Vitamin C (%DV)	Folic Acid (%DV)
8 fl. oz.	120	*	*	*	*	*	*	6	*
6 fl. oz.	90	*	*	*	4	4	*	7	*
8 fl. oz.	120	*	*	*	*	*	*	4	*
8 fl. oz.	120	*	*	*	*	2	10	2	*
8 fl. oz.	120	*	*	*	*	*	*	6	*
8 fl. oz.	115	*	*	*	*	2	*	2	—
8 fl. oz.	160	*	*	*	2	*	*	100	—
6 fl. oz.	110	*	*	—	—	2	*	2	—
8 fl. oz.	50	*	*	*	*	*	*	100	—
8 fl. oz.	120	*	*	*	*	2	*	4	*
8 fl. oz.	120	*	*	*	*	*	*	6	*
8 fl. oz.	120	*	*	*	*	*	*	2	*
8 fl. oz.	120	*	*	*	*	*	*	6	*
10 fl. oz.	140	*	*	*	*	*	*	6	—
8 fl. oz.	120	*	*	*	*	*	*	6	*
8 fl. oz.	120	*	*	*	*	*	*	6	*
5 oz.	110	*	*	*	8	*	*	2	—
½ cup	100	*	*	*	8	*	*	*	—
5 oz.	120	*	*	*	4	*	*	4	—
5 oz.	110	*	*	*	4	*	*	4	—
½ cup	52	*	*	*	4	*	*	2	—
½ cup	37	*	*	*	8	*	41	13	2

FOOD NAME

Apricot (*cont.*)

APRICOT, CANNED *in heavy syrup w/ skin* (Del Monte)

 halves in juice w/ skin

 halves in light syrup w/ skin

 in water w/out skin

 lite w/ skin (Del Monte)

APRICOT, DRIED (Del Monte Snap-E-Tom)

 cooked halves

 sulfured halves

APRICOT, FROZEN *sweetened*

APRICOT NECTAR (Del Monte)

 (Knudsen Exotic Blends)

ARTICHOKE *boiled*

ARTICHOKE, FROZEN *boiled*

ARTICHOKE HEART *boiled*

 bottled (Progresso)

ARUGULA *raw*

ASPARAGUS *boiled spears*

ASPARAGUS, CANNED *low salt* (generic)

 spears (generic)

 (Green Giant)

 spears, cut (Bush Bros)

Serving Size	Calories	Fat (%DV)	Sat. Fat (%DV)	Cholesterol (%DV)	Fiber (%DV)	Calcium (%DV)	Vitamin A (%DV)	Vitamin C (%DV)	Folic Acid (%DV)
1 fruit	17	*	*	*	4	*	18	6	*
½ cup	100	*	*	*	4	*	40	8	—
½ cup	60	*	*	*	8	*	42	10	*
½ cup	80	*	*	*	8	*	34	6	*
½ cup	25	*	*	*	—	*	41	3	*
½ cup	60	*	*	*	4	*	40	8	—
¼ cup	45	*	*	*	14	*	51	5	—
½ cup	106	*	*	*	16	2	59	3	—
½ cup	155	*	*	*	24	3	94	3	2
½ cup	119	*	*	*	8	*	41	18	*
8 fl. oz.	140	*	*	*	4	*	50	50	—
8 fl. oz.	120	*	*	*	*	2	10	2	—
1 med.	60	*	*	*	24	5	4	20	15
3 oz.	36	*	*	*	—	2	3	7	24
½ cup	42	*	*	*	20	4	3	14	11
½ cup	16	*	*	*	12	*	*	*	—
½ cup	3	*	*	*	—	2	5	2	2
4	14	*	*	*	4	*	6	11	22
½ cup	22	*	*	*	8	2	10	16	33
½ cup	17	*	*	*	8	2	12	33	26
½ cup	23	*	*	*	8	2	13	37	29
½ cup	18	*	*	*	4	*	6	20	—
½ cup	25	*	*	*	4	*	8	15	—

ASPARAGUS, FROZEN

FOOD NAME

50% less salt (Green Giant)

spears, white (Green Giant)

tips (Del Monte)

ASPARAGUS, FROZEN *cuts* (Green Giant Harvest Fresh)

spears boiled (generic)

AU JUS GRAVY *canned* (Franco-American)

(generic)

from mix (generic)

(Knorr)

AVOCADO *all types*

puree

BACON (Armour)

(Thorn Apple Valley)

Canadian (Oscar Mayer)

low salt (Bryan)

(Oscar Mayer)

meatless (generic)

smoky hollow (Bryan)

thick slice (Range)

turkey (Oscar Mayer)

BACON BITS (Hormel Bacon Bits)

(Libby's Crumbles)

BACON & HORSERADISH DIP (Kraft)

Serving Size	Calories	Fat (%DV)	Sat. Fat (%DV)	Cholesterol (%DV)	Fiber (%DV)	Calcium (%DV)	Vitamin A (%DV)	Vitamin C (%DV)	Folic Acid (%DV)
½ cup	18	*	*	*	4	*	6	20	—
½ cup	16	*	*	*	4	*	10	30	—
½ cup	20	*	*	*	4	*	8	30	—
½ cup	25	*	*	*	8	2	10	20	—
4	17	*	*	*	8	*	10	24	20
¼ cup	10	*	*	—	—	*	*	*	—
¼ cup	12	*	*	—	—	*	*	2	*
¼ cup	14	2	—	—	—	2	*	*	*
¼ cup	18	2	—	—	—	*	*	*	*
1 fruit	324	47	—	*	48	2	25	26	31
½ cup	185	27	—	*	28	*	14	15	18
2 slices	80	11	13	5	*	*	*	*	—
2 slices	70	9	—	4	*	—	*	*	—
2 slices	54	*?	4	8	*	*	*	*	—
2 slices	73	9	—	4	*	*	*	*	—
2 slices	78	10	12	4	*	*	*	*	—
1 strip	25	4	2	*	*	*	*	*	*
2 slices	73	9	—	4	*	*	*	*	—
1 oz.	152	25	30	6	*	*	*	10	—
2 slices	64	8	8	8	*	*	*	*	—
1 oz.	117	11	15	5	—	1	*	*	—
1 tbsp.	25	2	—	—	*	*	*	*	—
2 tbsp.	60	8	15	*	*	*	*	*	—

FOOD NAME

BACON & ONION DIP (Kraft)

BAGEL *cinnamon raisin* (Thomas')

   egg (Lender's)

   onion (Thomas')

   plain (Thomas')

BAGEL CHIPS *onion & garlic* (Pepperidge Farm)

   three cheese (Pepperidge Farm)

BAMBOO SHOOT
   raw

   boiled

   canned (La Choy)

BANANA

BANANA CHIPS

BANANA, COOKING see PLANTAIN

BARBECUE LOAF *pork & beef*

BARBECUE SAUCE (Hunt's)

   (Kraft)

   chunky (Kraft thick & spicy)

   country style (Hunt's)

   fat free original (Heinz)

   garlic (Kraft)

   hickory (Hunt's)

   honey (Hain)

Serving Size	Calories	Fat (%DV)	Sat. Fat (%DV)	Cholesterol (%DV)	Fiber (%DV)	Calcium (%DV)	Vitamin A (%DV)	Vitamin C (%DV)	Folic Acid (%DV)
2 tbsp.	60	8	15	5	*	2	2	*	—
1	160	2	5	*	4	6	*	*	—
1	160	2	*	3	6	*	4	*	—
1	180	2	5	*	4	6	*	*	—
1	170	2	5	*	4	6	*	*	—
1 oz.	140	6	*	*	*	*	*	*	—
1 oz.	140	9	*	*	*	*	*	*	—
½ cup	21	*	*	*	8	*	*	5	*
½ cup	7	*	*	*	8	*	*	*	*
½ cup	12	*	*	*	4	*	*	*	—
1 fruit	105	*	*	*	12	*	2	17	5
3 oz.	441	44	123	*	28	2	*	9	3
1 oz.	49	4	5	3	*	2	*	9	*
2 tbsp.	40	*	*	*	*	6	*	4	*
2 tbsp.	45	2	*	*	*	*	4	*	*
2 tbsp.	60	2	*	*	*	*	4	*	*
2 tbsp.	40	*	*	*	*	6	*	4	*
1 tbsp.	40	*	*	*	4	2	15	*	*
2 tbsp.	40	*	*	*	*	*	4	*	*
2 tbsp.	40	*	*	*	*	6	*	4	*
1 tbsp.	28	2	—	*	*	*	*	*	*

FOOD NAME

hot (Kraft)

Italian style (Kraft)

Kansas City style (Hunt's)

mesquite (Kraft thick & spicy)

New Orleans style (Hunt's)

onion (Kraft)

Southern style (Hunt's)

BASIL *fresh*

BASS *sea broiled/baked*

striped broiled/baked

all varieties broiled/baked

BEAN SPROUT *kidney raw*

BEAN see also specific listings

BEAN, BAKED (B&M)

(generic)

(Joan of Arc)

barbecue (B&M)

Boston, w/ honey   no salt added (Health Valley)

homestyle (Campbell's)

honey (B&M)

maple (B&M)

New England (Campbell's)

vegetarian (Bush Bros)

Serving Size	Calories	Fat (%DV)	Sat. Fat (%DV)	Cholesterol (%DV)	Fiber (%DV)	Calcium (%DV)	Vitamin A (%DV)	Vitamin C (%DV)	Folic Acid (%DV)
2 tbsp.	45	2	*	*	*	*	4	*	*
2 tbsp.	50	2	*	*	*	*	4	*	*
2 tbsp.	40	*	*	*	*	8	*	4	*
2 tbsp.	50	2	*	*	*	*	4	*	*
2 tbsp.	40	*	*	*	*	6	*	4	*
2 tbsp.	50	2	*	*	*	*	4	*	*
2 tbsp.	40	*	*	*	*	6	*	4	*
1 tbsp.	1	*	*	*	*	*	4	2	*
1 fillet	125	4	4	18	*	*	4	*	*
1 fillet	154	6	4	43	*	2	3	*	*
1 fillet	91	4	3	18	*	6	*	2	*
½ cup	27	*	*	*	—	2	*	59	14
½ cup	150	3	3	*	—	6	*	*	—
½ cup	118	*	*	*	24	6	4	7	8
½ cup	130	*	*	*	12	3	*	2	—
½ cup	150	3	3	*	20	6	*	*	—
½ cup	212	*	*	*	11	4	27	13	—
½ cup	130	3	—	*	52	6	4	4	—
½ cup	120	*	—	*	22	5	*	*	—
½ cup	120	*	5	*	22	5	*	*	—
½ cup	150	5	—	*	—	10	*	*	—
½ cup	140	2	*	*	24	4	10	*	—

BEAN, CANNED

FOOD NAME

low sodium (B&M)
w/ miso (Health Valley)
w/ franks (Libby's)
w/ onions (Bush Bros)
w/ pork (Campbell's)
(generic)
BEAN, CANNED *beans 'n fixin's* (Hunt's Big John's)
mexe-beans (Old El Paso)
BEAN, CHILI (Gebhardt)
(Hunt's)
50% less salt (Green Giant/Joan of Arc)
hot (Bush Bros)
(Green Giant/Joan of Arc)
BEAN DIP *fiesta* (Chi-Chi's)
hot (Frito-Lay)
jalapeño (Old El Paso)
Mexican (Hain)
BEAN, REFRIED (Chi-Chi's)
(Gebhardt)
(generic)
fat free (Old El Paso)
spicy (Rosarita)
vegetarian (Hain)

Serving Size	Calories	Fat (%DV)	Sat. Fat (%DV)	Cholesterol (%DV)	Fiber (%DV)	Calcium (%DV)	Vitamin A (%DV)	Vitamin C (%DV)	Folic Acid (%DV)
½ cup	150	2	3	*	24	6	*	*	—
½ cup	180	*	*	*	12	3	27	13	—
½ cup	330	*	*	7	19	5	13	*	—
½ cup	150	2	3	*	24	4	*	*	—
½ cup	120	3	—	*	20	4	4	*	—
½ cup	134	3	4	3	28	7	4	4	11
½ cup	170	9	11	2	24	4	*	9	—
½ cup	163	2	*	*	52	4	15	—	—
½ cup	115	2	*	*	20	5	*	4	—
½ cup	100	*	*	*	24	3	*	3	—
½ cup	100	*	*	*	14	2	2	*	—
½ cup	120	2	3	*	24	2	10	*	—
½ cup	100	*	*	*	14	2	2	*	—
1 oz.	30	2	*	*	—	*	*	*	—
2 tbsp.	35	2	*	*	8	—	—	—	—
2 tbsp.	28	*	*	*	8	*	*	*	—
2 tbsp.	35	2	—	*	*	*	*	*	*
½ cup	250	*	*	*	—	3	5	3	—
½ cup	100	3	4	*	27	4	*	2	—
½ cup	118	2	3	3	28	4	*	13	3
½ cup	90	*	*	*	—	2	*	*	—
½ cup	100	3	4	*	24	5	*	*	—
½ cup	70	2	*	*	8	2	*	*	—

BEAN SALAD, CANNED

FOOD NAME

w/ bacon (Rosarita)

w/ cheese (Old El Paso)

w/ green chiles (Rosarita)

w/ onions (Rosarita)

BEAN SALAD, CANNED *three bean* (Green Giant)

BEARNAISE SAUCE
from mix (generic)

mix (Knorr)

BEEF, ARM *all types lean only braised*

choice lean only braised

prime lean only braised

BEEF, BLADE *prime lean only braised*

BEEF, BOTTOM ROUND *all types lean only braised*

roasted

prime lean only braised

BEEF, BRAIN *pan-fried*

simmered

BEEF, BRISKET *all types lean only braised*

BEEF, EYE ROUND *all types lean only roasted*

prime lean only roasted

BEEF, FLANK *choice lean only broiled*

BEEF, GROUND *all types lean only braised*

braised

Serving Size	Calories	Fat (%DV)	Sat. Fat (%DV)	Cholesterol (%DV)	Fiber (%DV)	Calcium (%DV)	Vitamin A (%DV)	Vitamin C (%DV)	Folic Acid (%DV)
½ cup	110	3	5	5	24	5	*	1	—
½ cup	260	9	15	3	40	*	—	—	—
½ cup	90	3	4	*	24	4	*	5	—
½ cup	110	3	4	*	24	5	*	1	—
½ cup	70	*	*	*	12	4	2	*	—
¼ cup	225	9	—	—	—	10	*	2	2
¼ oz.	170	26	—	2	—	4	10	*	*
3 oz.	196	13	16	29	*	*	*	*	2
3 oz.	199	14	17	29	*	*	*	*	2
3 oz.	222	18	22	29	*	*	*	*	2
3 oz.	270	27	36	30	*	*	*	*	*
3 oz.	189	13	15	27	*	*	*	*	2
3 oz.	156	9	10	22	*	*	*	*	3
3 oz.	212	17	19	27	*	*	*	*	2
3 oz.	167	21	16	565	*	*	*	5	*
3 oz.	136	16	13	581	*	*	*	*	2
3 oz.	205	17	20	26	*	*	*	*	2
3 oz.	156	8	11	20	*	*	*	*	2
3 oz.	168	11	14	20	*	*	*	*	2
3 oz.	176	13	19	19	*	*	*	*	2
3 oz.	213	17	22	30	*	*	*	*	*
3 oz.	230	20	27	30	*	*	*	*	*

BEEF, HEART

FOOD NAME

extra lean baked medium
broiled medium
fried medium
frozen broiled medium
lean baked medium
broiled medium
fried medium
regular baked medium
broiled medium
fried medium
BEEF, HEART *simmered*
BEEF, KIDNEY *simmered*
BEEF, LIVER *braised*
pan-fried
BEEF, PORTERHOUSE *choice lean only broiled*
BEEF, RIB *whole all types lean only broiled*
lean only roasted
BEEF, RIB EYE *choice lean only broiled*
BEEF, ROUND *choice lean only broiled*
BEEF, SHANK *choice lean only*
BEEF, SIRLOIN *all types lean only broiled*
prime lean only broiled
BEEF, SWEETBREADS *braised*

Serving Size	Calories	Fat (%DV)	Sat. Fat (%DV)	Cholesterol (%DV)	Fiber (%DV)	Calcium (%DV)	Vitamin A (%DV)	Vitamin C (%DV)	Folic Acid (%DV)
3 oz.	213	21	27	23	*	*	*	*	2
3 oz.	218	21	28	24	*	*	*	*	2
3 oz.	217	22	28	23	*	*	*	*	2
3 oz.	240	26	33	27	*	*	*	*	2
3 oz.	228	24	31	22	*	*	*	*	2
3 oz.	231	24	31	25	*	*	*	*	2
3 oz.	234	25	32	24	*	*	*	*	2
3 oz.	244	27	35	25	*	*	*	*	2
3 oz.	246	27	35	25	*	*	*	*	2
3 oz.	260	30	38	25	*	*	*	*	2
3 oz.	149	7	7	55	*	*	*	2	*
3 oz.	122	4	5	110	*	*	21	*	21
3 oz.	137	6	8	110	*	*	607	33	46
3 oz.	184	10	12	136	*	*	614	33	47
3 oz.	185	14	19	23	*	*	*	*	2
3 oz.	194	17	24	23	*	*	*	*	2
3 oz.	195	16	21	23	*	*	*	*	2
3 oz.	191	15	20	23	*	*	*	*	2
3 oz.	165	10	13	23	*	*	*	*	2
3 oz.	171	8	10	22	*	3	*	*	2
3 oz.	177	11	15	25	*	*	*	*	2
3 oz.	201	16	21	25	*	*	*	*	2
3 oz.	271	33	37	83	*	*	*	43	*

FOOD NAME

BEEF, T-BONE *choice lean only broiled*

BEEF, TENDERLOIN *all types lean only broiled*

   roasted

  prime lean only broiled

BEEF, TIP ROUND *all types lean only roasted*

  prime lean only roasted

BEEF, TONGUE *simmered*

BEEF, TOP LOIN *all types lean only broiled*

  prime lean only broiled

BEEF, TOP ROUND *all types lean only braised*

   broiled

  prime lean only broiled

BEEF, CORNED see CORNED BEEF

BEEF, COLD CUTS *cured thin sliced* (generic)

  luncheon meat dried (Hormel)

  roast (Oscar Mayer)

  smoked, chopped cured (generic)

CORNED BEEF *canned* (Libby's)

  cooked (generic)

  sliced (Hormel)

CORNED BEEF HASH *microwave* (Dinty Moore)

CORNED BEEF LOAF, JELLIED *sliced* (generic)

BEEF DINNER, FROZEN *marinated slow-cooked* (Le Menu Dinner)

Serving Size	Calories	Fat (%DV)	Sat. Fat (%DV)	Cholesterol (%DV)	Fiber (%DV)	Calcium (%DV)	Vitamin A (%DV)	Vitamin C (%DV)	Folic Acid (%DV)
3 oz.	182	14	18	23	*	*	*	*	2
3 oz.	173	12	16	24	*	*	*	*	2
3 oz.	186	15	19	24	*	*	*	*	2
3 oz.	197	16	21	24	*	*	*	*	2
3 oz.	162	10	12	23	*	*	*	*	2
3 oz.	181	13	16	23	*	*	*	*	2
3 oz.	241	27	38	30	*	*	*	*	*
1 steak	396	27	35	49	*	2	*	*	4
1 steak	439	38	49	45	*	*	*	*	4
3 oz.	169	7	8	25	*	*	*	*	2
3 oz.	162	8	9	24	*	*	*	*	3
3 oz.	183	12	13	24	*	*	*	*	3
5 slices	37	*	*	3	*	*	*	5	*
1 oz.	45	2	3	7	—	*	*	8	—
1 slice	59	2	4	9	*	*	*	*	—
2 slices	70	4	5	9	*	*	*	20	*
3 oz.	180	16	21	23	*	*	*	*	—
3 oz.	213	25	27	—	*	*	*	23	*
1 slice	62	5	5	7	—	*	1	*	—
7½ oz.	350	34	45	22	—	4	1	2	—
1 slice	43	3	4	4	*	*	*	4	*
11 oz.	310	22	—	—	—	8	40	90	—

BEEF ENTREE, CANNED

FOOD NAME

pepper steak (Healthy Choice)

pot roast (Budget Gourmet Light & Healthy)

old fashioned (Le Menu Dinner)

yankee (Swanson)

roast (Top Shelf)

Salisbury steak (Armour Classics Lite)

(Healthy Choice)

(Top Shelf)

old fashioned (Le Menu Healthy Dinner)

parmigiana (Armour Classics)

sirloin chopped (Swanson)

in wine sauce (Budget Gourmet Light & Healthy)

special recipe (Budget Gourmet Light & Healthy)

sirloin tips (Healthy Choice)

(Le Menu Dinner)

(Swanson)

sliced (Swanson)

stroganoff (Armour Classics Lite)

teriyaki (Budget Gourmet Light & Healthy)

BEEF ENTREE, CANNED corned beef hash (Libby's)

(Mary Kitchen)

pepper Oriental (La Choy)

pepper steak (La Choy Dinner Classics)

Serving Size	Calories	Fat (%DV)	Sat. Fat (%DV)	Cholesterol (%DV)	Fiber (%DV)	Calcium (%DV)	Vitamin A (%DV)	Vitamin C (%DV)	Folic Acid (%DV)
11 oz.	260	8	10	13	—	2	20	50	—
10½ oz.	230	11	15	20	—	2	100	20	—
7⅔ oz.	250	11	—	—	—	4	210	15	—
11½ oz.	270	11	—	—	—	6	45	8	—
10 oz.	240	9	10	20	—	2	40	4	—
11½ oz.	300	17	—	13	—	8	6	20	—
11½ oz.	280	11	15	17	—	6	8	8	—
10 oz.	320	23	35	23	—	2	*	6	—
10¼ oz.	270	8	10	8	—	10	35	60	—
11½ oz.	410	32	—	20	—	10	6	10	—
10½ oz.	340	26	—	—	—	6	100	8	—
11 oz.	280	12	10	8	—	4	100	15	—
11 oz.	250	14	15	20	—	6	100	10	—
11¼ oz.	280	11	15	22	—	2	70	70	—
7⅔ oz.	290	17	—	—	—	10	210	45	—
7 oz.	190	11	—	—	—	4	30	8	—
11¼ oz.	330	12	—	—	—	4	10	10	—
11¼ oz.	250	9	—	18	—	4	50	70	—
10¾ oz.	260	11	10	10	—	4	50	35	—
1 cup	490	55	85	32	36	2	*	*	—
7½ oz.	47	5	5	3	—	1	*	*	—
¾ cup	100	6	8	3	8	2	*	9	—
¾ cup	180	14	17	20	4	2	*	*	—

BEEF ENTREE, FROZEN

FOOD NAME

roast beef hash (Libby's)
(Mary Kitchen)
stew (Dinty Moore)
(Libby's)
(Weight Watchers)
microwave (Healthy Choice)
sweet & sour (La Choy Dinner Classics)
w/ pepper bi-pack (La Choy)
BEEF ENTREE, FROZEN *Cantonese* (Budget Gourmet Entrees)
chimichanga (Old El Paso)
creamed, chipped (Swanson Entree)
over biscuit (Stouffer's Entrees)
London broil (Weight Watchers Entree)
Oriental style (Budget Gourmet Light & Healthy)
pepper Oriental (Chun King)
pepper steak (Armour Classics Lite)
(Healthy Choice Entree)
pepper steak w/ rice (Budget Gourmet Entrees)
(Stouffer's Entrees)
pot pie (Stouffer's Entrees)
(Swanson)
pot roast homestyle (Stouffer's Entrees)

Serving Size	Calories	Fat (%DV)	Sat. Fat (%DV)	Cholesterol (%DV)	Fiber (%DV)	Calcium (%DV)	Vitamin A (%DV)	Vitamin C (%DV)	Folic Acid (%DV)
1 cup	460	51	65	27	12	2	*	*	—
7½ oz.	46	5	5	3	—	1	*	*	—
8 oz.	220	20	30	10	—	3	73	4	—
7¾ oz.	290	31	25	13	20	2	25	*	—
7½ oz.	120	3	5	7	16	2	40	*	—
7½ oz.	140	3	—	12	—	2	30	6	—
¾ cup	310	9	6	17	2	4	*	3	—
¾ cup	80	3	3	6	8	2	*	24	—
9 oz.	270	14	—	13	—	2	45	50	—
1	310	31	25	3	—	4	*	*	—
9 oz.	410	34	—	—	—	6	35	6	—
9 oz.	460	43	35	23	12	15	*	*	—
7½ oz.	110	5	5	8	8	4	8	6	—
10 oz.	290	12	15	10	—	4	25	25	—
13 oz.	310	5	—	13	—	2	30	30	—
11¼ oz.	220	6	—	12	—	4	10	25	—
9½ oz.	250	6	10	13	—	2	4	45	—
10 oz.	300	12	—	12	—	2	25	20	—
10½ oz.	330	14	13	12	12	2	4	20	—
10 oz.	450	40	45	22	12	4	40	2	—
7 oz.	370	29	—	—	—	2	25	*	—
8⅞ oz.	270	15	15	13	16	4	30	1	—

BEEF GRAVY

FOOD NAME

Romanoff supreme (Weight Watchers Entree)

Reuben sandwich (Weight Watchers Entree)

Salisbury steak (Light & Elegant Entree)

   (Weight Watchers Entree)

   w/ gravy (Morton Entree)

   w/ macaroni & cheese (Stouffer's Entrees)

   w/ mashed potatoes (Swanson Entree)

sirloin in herb sauce (Budget Gourmet Light & Healthy)

   supreme (Budget Gourmet Entrees)

sirloin tips (Swanson Entree)

   (Weight Watchers Entree)

   w/ country vegetables (Budget Gourmet Entrees)

   w/ mushroom gravy (Healthy Choice Entree)

steak & mushroom pie (Mrs. Paterson's)

stew microwave (Hormel Micro Cup)

stroganoff (Budget Gourmet Light & Healthy)

   (Stouffer's Entrees)

Swiss steak (Swanson)

w/ potatoes (Stouffer's Entrees)

Western style (Swanson)

BEEF GRAVY *canned* (Franco-American)

   hearty (Pepperidge Farm)

   from mix (generic)

Serving Size	Calories	Fat (%DV)	Sat. Fat (%DV)	Cholesterol (%DV)	Fiber (%DV)	Calcium (%DV)	Vitamin A (%DV)	Vitamin C (%DV)	Folic Acid (%DV)
9½ oz.	240	12	15	8	24	15	6	6	—
5 oz.	250	9	10	7	20	8	8	15	—
9 oz.	200	12	—	18	—	6	10	4	—
8½ oz.	250	14	15	10	16	10	6	*	—
9 oz.	270	25	—	12	—	4	60	6	—
9⅝ oz.	370	29	30	17	—	20	2	*	—
9 oz.	340	29	—	—	—	6	*	4	—
9½ oz.	250	14	15	10	—	4	8	6	—
9 oz.	320	23	—	28	—	4	4	8	—
7 oz.	190	11	—	—	—	4	30	8	—
7½ oz.	200	9	15	10	8	*	6	4	—
10 oz.	290	26	—	13	—	6	35	25	—
9½ oz.	260	9	10	12	—	4	6	10	—
5½ oz.	410	40	50	32	—	8	17	5	—
7½ oz.	230	23	25	15	—	2	32	4	—
8¾ oz.	260	15	25	17	—	6	10	6	—
9¾ oz.	380	31	35	28	8	4	2	*	—
10 oz.	350	17	—	—	—	4	15	20	—
8⅛ oz.	270	15	15	15	8	2	*	10	—
11½ oz.	430	29	—	—	—	8	10	25	—
¼ cup	35	3	—	—	*	*	*	*	—
¼ cup	25	2	—	—	—	*	*	*	—
¼ cup	31	2	—	—	*	*	*	*	*

FOOD NAME

BEEF JERKY *smoked* (generic)

BEEF SPREAD (Underwood)

BEERWURST
  beef slice

  pork slice

BEET *boiled slices*

BEET, CANNED (Bush Bros) *slices*

   (Del Monte) *slices*

   (generic) *slices*

  pickled (Del Monte) *slices*

BEET GREENS *boiled*

BERLINER *pork & beef slice*

BERRY DRINK *berries & berries* (Tropicana)

  berry blend (Tang)

  berry nectar, organic (Santa Cruz Natural)

BISCUIT *from mix* (Robin Hood)

  from refrigerated dough baking powder (1869 Brand)

   butter (Pillsbury)

   butter tastin' (Grands!)

   buttermilk (Pillsbury)

   extra lights (Ballard Ovenready)

   flaky (Hungry Jack)

Serving Size	Calories	Fat (%DV)	Sat. Fat (%DV)	Cholesterol (%DV)	Fiber (%DV)	Calcium (%DV)	Vitamin A (%DV)	Vitamin C (%DV)	Folic Acid (%DV)
1 stick	109	15	21	9	—	*		6	2	*
2⅛ oz.	140	17	25	15	*	*	*	*	—
11 oz.	93	13	19	6	*	*	*		8	*
11 oz.	67	8	9	6	*	*	*	14	*
½ cup	37	*	*	*	4	*	*	5	17
2 beets	44	*	*	*	8	2	*	6	20
½ cup	40	*	*	*	8	2	*	*	—
½ cup	35	*	*	*	8	*	*	4	—
½ cup	26	*	*	*	8	*	*	6	6
½ cup	80	*	*	*	8	*	*	6	—
½ cup	19	*	*	*	8	8	73	30	3
11 oz.	65	8	9	4	*	*	*	3	*
6 fl. oz.	90	*	*	—	—	*	*	2	—
8½ fl. oz.	140	*	*	*	*	*	*	100	20
8 fl. oz.	110	*	*	*	*	4	*	2	—
1 biscuit	90	5	5	—	—	2	*	*	—
1 biscuit	100	8	5	*	—	*	*	*	—
1 biscuit	50	*	*	*	—	*	*	*	—
1 biscuit	190	14	10	*	—	2	*	*	—
1 biscuit	50	2	*	*	—	*	*	*	—
1 biscuit	50	*	*	*	—	*	*	*	—
1 biscuit	90	6	3	*	—	*	*	*	—

FOOD NAME

cinnamon raisin (Grands!)
extra lights (Ballard Ovenready)
flaky (Grands!)
honey tastin' flaky (Hungry Jack)
Southern style (Big Country)
ready to eat old fashioned (Arnold)
BLACK BEAN *cooked* (generic)
BLACK BEAN, CANNED (Progresso)
w/ garden vegetables (Health Valley)
w/ tofu weiners (Health Valley)
BLACK TURTLE BEAN *cooked* (generic)
BLACK TURTLE BEAN, CANNED (generic)
(Hain)
BLACK CHERRY JUICE (Heinke's)
(Smucker's)
from concentrate (Knudsen Exotic Blends)
BLACKBERRY
BLACKBERRY, CANNED *in heavy syrup*
BLACKBERRY, FROZEN *unsweetened*
BLACKEYE PEA, CANNED *from fresh* (Bush Bros)
w/ bacon (Bush Bros)
BLACKEYE PEA COMBINATION, CANNED *w/ snap beans* (Bush Bros)

Serving Size	Calories	Fat (%DV)	Sat. Fat (%DV)	Cholesterol (%DV)	Fiber (%DV)	Calcium (%DV)	Vitamin A (%DV)	Vitamin C (%DV)	Folic Acid (%DV)
1 biscuit	190	11	10	*	—	2	*	*	—
1 biscuit	50	*	*	*	—	*	*	*	—
1 biscuit	190	12	10	*	—	*	*	*	—
1 biscuit	90	6	3	*	—	*	*	*	—
1 biscuit	100	6	3	*	—	*	*	*	*
1 biscuit	60	5	—	—	—	2	*	*	
½ cup	114	*	*	*	28	2	*	*	32
½ cup	90	2	*	*	26	4	*	*	—
7½ oz.	213	*	*	*	58	15	150	*	—
½ cup	240	7	—	*	44	12	80	2	—
½ cup	120	*	*	*	20	5	*	*	20
½ cup	109	*	*	*	—	4	*	5	18
½ cup	70	2	*	*	24	4	*	*	—
8 fl. oz.	180	*	*	*	*	2	*	*	*
8 fl. oz.	130	*	*	*	*	2	2	6	*
8 fl. oz.	130	*	*	*	*	2	*	*	*
½ cup	37	*	*	*	16	2	2	25	6
½ cup	118	*	*	*	16	3	6	6	8
1 cup	97	*	*	*	32	4	3	8	13
½ cup	110	2	*	*	20	2	*	*	—
½ cup	110	2	3	—	20	*	*	*	—
½ cup	110	*	*	*	20	2	*	*	—

FOOD NAME

BLOOD SAUSAGE *slice*

BLUEBERRY *raw*

BLUEBERRY, CANNED *in heavy syrup*

BLUEBERRY, FROZEN *sweetened*

  unsweetened

BLUEBERRY NECTAR (Knudsen Exotic Blends)

BLUEBERRY-CRANBERRY DRINK (Ocean Spray)

BLUEFISH *broiled/baked*

BOCKWURST *pork & veal* (generic) *slice*

BOK CHOY see CABBAGE

BOLOGNA *beef* (Bryan)

  (generic) *slice*

  light (Oscar Mayer)

  beef & pork (Bryan)

  (generic) *slice*

  (Oscar Mayer)

  (Oscar Mayer Healthy Favorites)

  garlic (Oscar Mayer)

  lebanon (generic) *slice*

  pork (generic) *slice*

  turkey (Oscar Mayer)

BOLOGNA, TURKEY see TURKEY, COLD CUTS

BOLOGNESE SAUCE *mix* (Knorr)

Serving Size	Calories	Fat (%DV)	Sat. Fat (%DV)	Cholesterol (%DV)	Fiber (%DV)	Calcium (%DV)	Vitamin A (%DV)	Vitamin C (%DV)	Folic Acid (%DV)
11 oz.	107	15	19	11	*	*	*	*	*
½ cup	81	*	*	*	16	*	3	31	2
½ cup	113	*	*	*	8	*	2	2	*
1 cup	186	*	*	*	20	*	2	4	3
1 cup	79	2	*	*	16	*	3	6	3
8 fl. oz.	130	*	*	*	*	2	*	2	—
8 fl. oz.	160	*	*	*	*	*	*	100	—
1 fillet	186	10	7	30	*	*	11	*	*
11 oz.	87	12	15	6	*	*	*	*	*
1 oz.	90	12	—	5	*	—	—	—	—
11 oz.	88	12	17	5	*	*	*	10	*
1 slice	54	6	8	4	*	*	*	*	—
1 oz.	90	12	—	5	*	—	*	—	—
11 oz.	90	12	15	5	*	*	*	10	*
1 slice	89	13	16	6	*	*	*	*	*
1 slice	20	*	*	2	*	*	*	*	—
1 slice	131	18	22	8	*	*	*	*	—
11 oz.	60	6	9	7	*	*	*	10	*
11 oz.	70	9	10	6	*	*	*	17	*
1 slice	50	6	5	6	*	3	*	*	—
½ oz.	60	3	—	2	*	*	10	45	*

FOOD NAME

BOUILLON see SOUP, FROM MIX

BOYSENBERRY, CANNED *in heavy syrup*

BOYSENBERRY, FROZEN *unsweetened*

BOYSENBERRY JUICE (Farmer's Market)

BOYSENBERRY NECTAR (Knudsen Exotic Blends)

BRAINS, see specific meat

BRATWURST *pork slice*

BRAUNSCHWEIGER (see also LIVERWURST) (Oscar Mayer)

   pork (generic) *slice*

   tube (Oscar Mayer)

BRAZIL NUT *dried*

BREAD, APPLE CINNAMON *from mix* (Pillsbury) (1/12 recipe)

   no cholesterol recipe (Pillsbury) (1/12 recipe)

BREAD, APPLE WALNUT (Pepperidge Farm Swirl)

BREAD, BANANA *from mix no cholesterol recipe* (Pillsbury) (1/12 recipe)

BREAD, BRAN *country light* (Brownberry)

   light (Arnold Bakery)

   natural (Brownberry)

BREAD, BROWN *plain* (B&M)

   raisin (B&M)

BREAD, CINNAMON (Arnold)

   (Pepperidge Farm Swirl)

   w/ raisins (Pepperidge Farm Swirl)

Serving Size	Calories	Fat (%DV)	Sat. Fat (%DV)	Cholesterol (%DV)	Fiber (%DV)	Calcium (%DV)	Vitamin A (%DV)	Vitamin C (%DV)	Folic Acid (%DV)
½ cup	113	*	*	*	12	2	*	13	11
½ cup	33	*	*	*	10	2	*	4	21
8 fl. oz.	120	*	*	*	*	*	*	4	*
8 fl. oz.	130	*	*	*	*	2	*	2	—
11 oz.	85	11	13	6	*	*	*	*	*
1 slice	95	13	15	16	*	*	88	5	3
11 oz.	102	14	16	15	*	*	80	5	3
1 oz.	95	13	15	16	*	*	93	5	4
1 oz.	186	29	23	*	8	5	*	*	*
1 slice	180	9	5	7	—	2	*	*	—
1 slice	190	9	5	*	—	2	*	*	—
1 oz.	80	2	*	*	8	2	*	*	—
1 slice	170	9	3	*	—	*	2	*	—
1 slice	40	*	*	*	12	*	*	*	—
1 slice	40	*	*	*	12	*	*	*	—
1 slice	60	2	*	*	8	*	*	*	—
½" slice	92	*	*	*	8	4	*	*	—
½" slice	94	*	*	*	8	4	*	*	—
1 slice	70	2	*	*	4	4	*	*	—
1 oz.	90	5	*	*	8	*	*	*	—
1 oz.	90	3	*	*	4	2	*	*	—

FOOD NAME
(Wonder)
BREAD, CORN *from mix* (Ballard)
twists from refrigerated dough (Pillsbury)
BREAD, CRACKED WHEAT TWIST *from mix* (Hearty Grains)
BREAD, CRANBERRY *from mix* (Pillsbury) (¹⁄₁₂ recipe)
no cholesterol recipe (Pillsbury) (¹⁄₁₂ recipe)
BREAD, DATE *date-nut loaf* (Thomas')
from mix (Pillsbury) (¹⁄₁₂ recipe)
BREAD, FRENCH (Bread du Jour)
from refrigerated dough (Pillsbury)
Parisan (DiCarlo's)
petite loaves (Bread du Jour)
stick (Arnold Francisco)
twin (Pepperidge Farm)
BREAD, HONEY BRAN (Pepperidge Farm Old Fashioned)
BREAD, ITALIAN (Wonder)
brown & serve (Pepperidge Farm)
light (Arnold Bakery)
(Wonder)
stick (Arnold Francisco)
BREAD, MULTI-GRAIN *from mix* (Hearty Grains)
BREAD, NINE GRAIN (Pepperidge Farm Wholesome Choice)
BREAD, NUT *from mix* (Pillsbury) (¹⁄₁₂ recipe)

Serving Size	Calories	Fat (%DV)	Sat. Fat (%DV)	Cholesterol (%DV)	Fiber (%DV)	Calcium (%DV)	Vitamin A (%DV)	Vitamin C (%DV)	Folic Acid (%DV)
1 slice	60	2	3	*	4	2	*	*	—
1/16 mix	150	5	3	10	—	4	2	*	—
1 twist	70	5	3	*	—	*	*	*	—
1 twist	80	3	*	*	4	*	*	*	—
1 slice	160	6	3	7	—	*	*	*	—
1 slice	170	6	3	*	—	*	*	*	—
1 oz.	90	3	—	2	4	*	*	*	—
1 slice	160	5	3	7	—	*	*	*	—
1 slice	70	2	3	*	3	4	*	*	—
1 slice	60	*	*	*	—	*	*	*	—
1 slice	70	2	3	*	3	4	*	*	—
1 loaf	230	3	3	*	10	15	*	*	—
1 oz.	70	2	—	*	4	2	*	*	—
1 oz.	80	2	*	*	*	2	*	*	—
1 slice	90	2	—	*	4	*	*	*	—
1 slice	70	2	3	*	3	4	*	*	—
1 oz.	80	2	*	*	*	2	*	*	—
1 slice	40	*	*	*	12	*	*	*	—
1 slice	40	*	*	*	12	4	*	*	—
1 oz.	90	2	—	—	—	2	*	*	—
1 slice	80	3	*	*	4	*	*	*	—
1 slice	90	2	*	*	8	2	*	*	—
1 slice	170	9	3	7	—	2	*	*	—

FOOD NAME

no cholesterol recipe (Pillsbury) (1/12 recipe)

BREAD, OATMEAL (Arnold)

(Pepperidge Farm Light)

(Pepperidge Farm Old Fashioned)

light (Arnold Bakery)

(Brownberry)

w/ bran (Oatmeal Goodness)

natural (Brownberry)

soft (Brownberry)

(Pepperidge Farm)

thin sliced (Pepperidge Farm)

w/ bran (Oatmeal Goodness)

w/ sunflower seeds (Oatmeal Goodness)

BREAD, OATMEAL RAISIN (Arnold)

(Brownberry)

from mix (Hearty Grains)

no cholesterol recipe (Pillsbury) (1/12 recipe)

BREAD, ORANGE RAISIN (Brownberry)

BREAD, PAN CUBANO (Arnold Augusto Bros.)

BREAD PAN DE AQUA (Arnold Augusto Bros.)

BREAD, PITA *oat bran* (Thomas')

wheat (Arnold)

white (Arnold)

Serving Size	Calories	Fat (%DV)	Sat. Fat (%DV)	Cholesterol (%DV)	Fiber (%DV)	Calcium (%DV)	Vitamin A (%DV)	Vitamin C (%DV)	Folic Acid (%DV)
1 slice	170	9	3	*	—	2	*	*	—
1 slice	60	2	*	*	8	*	*	*	—
1 slice	40	*	*	*	8	*	*	*	—
1 slice	90	2	—	*	4	2	*	*	—
1 slice	40	*	*	*	8	*	*	*	—
1 slice	40	2	*	*	8	*	*	*	—
1 slice	40	*	*	*	11	6	*	*	—
1 slice	60	2	*	*	4	*	*	*	—
1 slice	60	2	*	*	8	*	*	*	—
1 slice	60	*	*	*	—	4	*	*	—
1 slice	70	2	—	*	4	*	*	*	—
1 slice	80	2	3	*	5	6	*	*	—
1 slice	80	2	3	*	5	6	*	*	—
1 slice	60	2	*	*	8	*	*	*	—
1 slice	60	2	*	*	8	*	*	*	—
1 slice	90	3	3	*	4	*	*	*	—
1 slice	190	11	5	*	—	2	*	*	—
1 slice	70	2	*	*	4	*	*	*	—
1 roll	230	5	—	*	8	8	*	*	—
1 oz.	80	2	—	*	4	2	*	*	—
½ pita	80	2	*	*	8	4	*	*	—
½ pita	71	*	*	—	—	7	*	*	—
½ pita	71	*	*	—	—	7	*	*	—

FOOD NAME

(Pepperidge Farm Wholesome Choice)

(Thomas')

whole wheat (Thomas')

BREAD, PUMPERNICKEL (Arnold)

(Pepperidge Farm)

natural (Brownberry)

party (Pepperidge Farm)

BREAD, RAISIN (Arnold)

(Sun Maid)

w/ walnuts (Brownberry)

BREAD, RYE *caraway* (Brownberry)

deli style (Arnold)

dijon (Pepperidge Farm)

dill (Brownberry)

hearty (Beefsteak)

Jewish dijon (Arnold)

seeded (Arnold)

(Pepperidge Farm)

unseeded (Arnold)

mild (Beefsteak)

onion (Arnold August Bros.)

(Beefsteak)

party (Pepperidge Farm)

Serving Size	Calories	Fat (%DV)	Sat. Fat (%DV)	Cholesterol (%DV)	Fiber (%DV)	Calcium (%DV)	Vitamin A (%DV)	Vitamin C (%DV)	Folic Acid (%DV)
1 pita	70	*	*	*	4	4	*	*	—
1 pita	80	2	*	*	4	4	*	*	—
½ pita	70	2	*	*	8	4	*	*	—
1 slice	70	2	*	*	4	2	*	*	—
1 slice	80	2	*	*	8	2	*	*	—
1 slice	70	2	*	*	4	2	*	*	—
4 slices	60	2	*	*	4	2	*	*	—
1 slice	70	2	*	*	4	4	*	*	—
1 slice	70	2	5	*	4	*	*	*	—
1 slice	70	5	5	*	8	*	*	*	—
1 slice	70	2	*	*	4	*	*	*	—
1 slice	50	2	*	*	4	4	*	*	—
1 slice	50	2	*	*	4	2	*	*	—
2 slices	150	3	5	*	4	*	*	*	—
1 slice	60	2	3	*	3	*	*	*	—
1 slice	70	2	—	*	4	2	*	*	—
1 slice	70	2	—	*	4	2	*	*	—
1 slice	80	2	*	*	8	2	*	*	—
1 slice	70	2	*	*	4	2	*	*	—
1 slice	70	2	3	*	4	2	*	*	—
1 slice	80	2	—	*	4	2	*	*	—
1 slice	60	2	3	*	3	*	*	*	—
4 slices	60	2	*	*	4	2	*	*	—

FOOD NAME

seeded (Arnold)

soft (Beefsteak)

(Brownberry)

light (Arnold Bakery)

seeded (Arnold Bakery)

unseeded (Arnold Bakery)

thin sliced natural (Brownberry)

unseeded (Arnold)

(Pepperidge Farm)

natural (Brownberry)

BREAD, SEVEN GRAIN (Pepperidge Farm Hearty)

(Pepperidge Farm Light)

buttertop (Home Pride)

BREAD, SOURDOUGH (Arnold Francisco)

light (Arnold Bakery)

(Wonder)

BREAD, SPROUTED WHEAT (Pepperidge Farm)

BREAD, TWELVE GRAIN *natural* (Arnold)

(Brownberry)

BREAD, VIENNA *thick sliced* (Pepperidge Farm)

BREAD, WHEAT
(Arnold Brick Oven)

(Fresh & Natural)

Serving Size	Calories	Fat (%DV)	Sat. Fat (%DV)	Cholesterol (%DV)	Fiber (%DV)	Calcium (%DV)	Vitamin A (%DV)	Vitamin C (%DV)	Folic Acid (%DV)
1 slice	80	2	—	*	4	2	*	*	—
1 slice	60	2	3	*	3	*	*	*	—
1 slice	40	*	*	*	8	2	*	*	—
1 slice	40	*	*	*	8	2	*	*	—
1 slice	70	2	*	*	4	2	*	*	—
1 slice	70	2	*	*	4	2	*	*	—
1 slice	50	2	*	*	4	*	*	*	—
1 slice	80	2	—	*	4	2	*	*	—
1 slice	80	2	*	*	8	2	*	*	—
1 slice	150	3	*	*	4	4	*	*	—
1 slice	100	2	*	*	8	*	*	*	—
1 slice	40	*	*	*	8	4	*	*	—
1 slice	70	2	3	*	5	2	*	*	—
1 slice	90	2	—	*	4	2	*	*	—
1 slice	40	*	*	*	8	*	*	*	—
1 slice	40	*	*	*	12	4	*	*	—
1 slice	70	3	—	*	8	*	*	*	—
1 slice	60	2	*	*	4	*	*	*	—
1 slice	60	2	*	*	4	*	*	*	—
1 oz.	70	2	*	*	*	2	*	*	—
1 slice	60	3	*	*	8	2	*	*	—
1 slice	70	2	3	*	6	2	*	*	—

FOOD NAME

(Oatmeal Goodness)

(Pepperidge Farm Light)

(Pepperidge Farm Old Fashioned)

100% (Wonder)

apple honey (Brownberry)

Austrian (Bread du Jour)

Bran'nola country oat (Arnold)

(Brownberry)

Bran'nola dark wheat (Arnold)

(Brownberry)

Bran'nola hearty wheat (Arnold)

(Brownberry)

Bran'nola nutty grains (Arnold)

(Brownberry)

Bran'nola original (Arnold)

(Brownberry)

buttertop (Home Pride)

country style (Wonder)

cracked (Wonder)

thin sliced (Pepperidge Farm)

from refrigerated dough (Pillsbury Pipin' Hot)

golden (Wonder)

light (Arnold Bakery)

Serving Size	Calories	Fat (%DV)	Sat. Fat (%DV)	Cholesterol (%DV)	Fiber (%DV)	Calcium (%DV)	Vitamin A (%DV)	Vitamin C (%DV)	Folic Acid (%DV)
1 slice	80	2	3	*	5	6	*	*	—
1 slice	40	*	*	*	8	2	*	*	—
1 slice	90	3	—	*	8	2	*	*	—
1 slice	60	2	3	*	7	4	*	*	—
1 slice	60	2	5	*	8	*	*	*	—
1 slice	70	2	3	*	5	4	*	*	—
1 slice	90	5	*	*	12	2	*	*	—
1 slice	90	5	*	*	12	2	*	*	—
1 slice	90	5	*	*	12	2	*	*	—
1 slice	90	5	*	*	12	2	*	*	—
1 slice	100	5	*	*	12	2	*	*	—
1 slice	100	5	*	*	12	2	*	*	—
1 slice	90	3	*	*	12	2	*	*	—
1 slice	90	3	*	*	12	2	*	*	—
1 slice	90	3	*	*	12	2	*	*	—
1 slice	90	3	*	*	12	2	*	*	—
1 slice	70	2	3	*	6	4	*	*	—
1 slice	70	2	3	*	4	4	*	*	—
1 slice	70	2	3	*	3	4	*	*	—
1 slice	70	2	—	*	4	*	*	*	—
1 slice	70	3	*	*	—	*	*	*	—
1 slice	70	2	3	*	4	4	*	*	—
1 slice	40	*	*	*	8	*	*	*	—

FOOD NAME

health nut natural (Brownberry)

hearth (Brownberry)

hearty (Beefsteak)

honey buttertop (Home Pride)

light (Brownberry)

(Home Pride)

(Thomas')

(Wonder)

natural (Brownberry)

sesame (Pepperidge Farm Hearty)

soft (Arnold Brick Oven)

(Brownberry)

(Pepperidge Farm)

stoneground (Pepperidge Farm)

(Wonder)

very thin sliced (Pepperidge Farm)

BREAD, WHEATBERRY (Arnold)

BREAD, WHITE (Arnold Brick Oven)

(Pepperidge Farm)

(Wonder)

buttermilk (Wonder)

buttertop (Home Pride)

country (Arnold)

Serving Size	Calories	Fat (%DV)	Sat. Fat (%DV)	Cholesterol (%DV)	Fiber (%DV)	Calcium (%DV)	Vitamin A (%DV)	Vitamin C (%DV)	Folic Acid (%DV)
1 slice	70	3	5	*	8	*	*	*	—
1 slice	70	2	*	*	8	*	*	*	—
1 slice	70	2	3	*	6	6	*	*	—
1 slice	100	3	3	*	7	6	*	*	—
1 slice	40	2	*	*	8	*	*	*	—
1 slice	40	*	*	*	10	8	*	*	—
1 slice	40	2	5	*	8	10	*	*	—
1 slice	40	*	*	*	8	8	*	*	—
1 slice	60	2	*	*	8	*	*	*	—
1 slice	100	2	*	*	8	2	*	*	—
1 slice	80	3	*	*	4	*	*	*	—
1 slice	70	2	5	*	4	*	*	*	—
1 slice	50	*	*	*	—	2	*	*	—
1 slice	90	2	*	*	8	2	*	*	—
1 slice	80	2	3	*	9	4	*	*	—
1 slice	40	2	*	*	*	*	*	*	—
1 slice	80	2	*	*	12	*	*	*	—
1 slice	60	2	*	*	4	*	*	*	—
1 slice	80	3	*	*	*	2	*	*	—
1 slice	70	2	3	*	3	4	*	*	—
1 slice	70	2	3	*	3	4	*	*	—
1 slice	70	2	3	*	6	4	*	*	—
1 slice	100	3	5	2	4	*	*	*	—

FOOD NAME

(Brownberry)

(Pepperidge Farm Hearty)

extra fiber (Arnold Brick Oven)

from mix (Pillsbury) (1/12 recipe)

from refrigerated dough (Pillsbury Pipin' Hot)

light (Arnold Brick Oven)

(Home Pride)

(Wonder)

natural (Arnold)

(Brownberry)

robust (Beefsteak)

sandwich (Brownberry)

(Pepperidge Farm)

soft (Arnold Brick Oven)

(Brownberry)

country (Arnold)

thin sliced (Arnold Brick Oven)

(Pepperidge Farm)

BREAD, WHOLE WHEAT *light* (Arnold Brick Oven)

stoneground (Arnold)

BREADCRUMBS *Italian* (Progresso)

plain (Arnold)

seasoned (Contadina)

Serving Size	Calories	Fat (%DV)	Sat. Fat (%DV)	Cholesterol (%DV)	Fiber (%DV)	Calcium (%DV)	Vitamin A (%DV)	Vitamin C (%DV)	Folic Acid (%DV)
1 slice	100	3	5	*	4	*	*	*	—
1 slice	90	2	*	*	8	6	*	*	—
1 slice	50	2	*	*	8	—	—	—	—
1 slice	170	8	5	12	—	*	*	*	—
1" slice	70	3	*	*	—	*	*	*	—
1 slice	40	*	*	*	8	6	*	*	—
1 slice	40	*	*	*	10	8	*	*	—
1 slice	40	*	*	*	8	8	*	*	—
1 slice	80	2	*	*	8	*	*	*	—
1 slice	60	2	*	*	4	*	*	*	—
1 slice	70	2	3	*	3	4	*	*	—
1 slice	60	2	*	*	4	*	*	*	—
1 slice	65	2	*	*	*	2	*	*	—
1 slice	80	3	*	*	4	*	*	*	—
1 slice	80	3	—	*	4	*	*	*	—
1 slice	70	2	*	*	4	2	*	*	—
1 slice	40	2	—	*	4	*	*	*	—
1 slice	40	*	*	*	*	*	*	*	—
1 slice	40	2	—	*	12	*	*	*	—
1 slice	50	2	*	*	8	*	*	*	—
¼ cup	110	3	*	*	—	6	*	*	—
½ oz.	50	2	*	*	4	*	*	*	—
¼ cup	76	*	*	*	3	4	*	*	—

FOOD NAME

BREADSTICK *cheddar cheese* (Pepperidge Farm)

garlic (Stella d'Oro)

onion (Pepperidge Farm)

(Stella d'Oro)

pesto (Pepperidge Farm)

plain (Stella d'Oro)

sesame (Pepperidge Farm)

(Stella d'Oro)

soft from refrigerated dough (Pillsbury)

wheat (Stella d'Oro)

BREADFRUIT

BREAKFAST BAR *chocolate chip* (Carnation)

chocolate crunch (Carnation)

peanut butter crunch (Carnation)

peanut butter w/ chocolate chips (Carnation)

BREAKFAST, FROZEN *biscuit sausage* (Weight Watchers)

w/ sausage, egg, & cheese (Swanson Breakfast Sandwich)

biscuit sandwich bacon patty (Swanson Breakfast Sandwich)

sausage (Hormel Quickmeal Sandwich)

egg, Canadian bacon, & cheese on muffin (Swanson Breakfast)

French toast cinnamon swirl w/ sausage (Swanson Breakfast)

w/ sausage (Swanson Breakfast Entree)

muffin sandwich English (Healthy Choice)

Serving Size	Calories	Fat (%DV)	Sat. Fat (%DV)	Cholesterol (%DV)	Fiber (%DV)	Calcium (%DV)	Vitamin A (%DV)	Vitamin C (%DV)	Folic Acid (%DV)
1 oz.	120	6	10	2	8	*	*	*	—
2	80	3	—	*	—	—	—	—	—
1 oz.	120	3	*	*	8	*	*	*	—
2	80	3	—	*	—	—	—	—	—
1 oz.	120	3	10	*	8	*	*	*	—
2	80	3	—	*	—	—	—	—	—
1 oz.	120	6	*	*	*	4	*	*	—
1	50	4	—	*	—	—	—	—	—
1 stick	100	3	3	*	—	*	*	*	—
2	80	4	—	*	—	—	—	—	—
½ cup	113	*	*	*	20	2	*	53	*
1 bar	200	17	21	*	—	2	35	45	25
1 bar	190	15	20	*	—	2	35	45	25
1 bar	190	15	14	*	—	2	35	45	25
1 bar	200	17	15	*	—	2	35	45	25
3 oz.	230	17	18	8	16	2	*	4	—
5½ oz.	470	45	—	—	—	15	4	*	—
3¼ oz.	340	35	—	—	—	6	*	*	—
3¾ oz.	350	34	—	13	—	6	*	*	—
4 oz.	290	23	—	—	—	15	2	*	—
5½ oz.	440	42	—	—	—	10	4	*	—
5½ oz.	410	35	—	—	—	10	2	*	—
4¼ oz.	200	5	5	7	—	15	6	6	—

FOOD NAME

(Weight Watchers)

sausage & egg w/ cheese (Hormel Quickmeal Sandwich)

omelet ham & cheese (Weight Watchers)

western, on English muffin (Healthy Choice)

omelet sandwich (Weight Watchers)

garden (Weight Watchers)

pancakes silver dollar, w/ sausage (Swanson Breakfast)

silver dollar, w/ scrambled eggs (Swanson Breakfast Entree)

w/ bacon (Swanson Breakfast Entree)

scrambled eggs & home fries (Swanson Breakfast Entree)

scrambled eggs & sausage w/ hash browns (Swanson Breakfast Entree)

BREAKFAST, INSTANT
chocolate (Carnation) *1 envelope prep. w/ 8 fl. oz. lowfat*

diet (Carnation) *1 envelope prep. w/ 8 fl. oz. lowfat*

chocolate malt (Carnation) *1 envelope prep. w/ 8 fl. oz. lowfat*

diet (Carnation) *1 envelope prep. w/ 8 fl. oz. lowfat*

coffee (Carnation) *1 envelope prep. w/ 8 fl. oz. lowfat*

strawberry (Carnation) *1 envelope prep. w/ 8 fl. oz. lowfat*

diet (Carnation) *1 envelope prep. w/ 8 fl. oz. lowfat*

vanilla (Carnation) *1 envelope prep. w/ 8 fl. oz. lowfat*

diet (Carnation) *1 envelope prep. w/ 8 fl. oz. lowfat*

BREAKFAST STRIP (generic)

Serving Size	Calories	Fat (%DV)	Sat. Fat (%DV)	Cholesterol (%DV)	Fiber (%DV)	Calcium (%DV)	Vitamin A (%DV)	Vitamin C (%DV)	Folic Acid (%DV)
4 oz.	220	8	10	5	4	6	4	6	—
5 oz.	76	6	—	9	—	4	1	*	—
4 oz.	220	9	10	10	12	10	6	8	—
4¾ oz.	200	5	10	5	—	20	10	6	—
3¾ oz.	220	8	5	10	4	20	8	*	—
3⅔ oz.	210	9	10	5	8	15	8	4	—
3¾ oz.	320	25	—	—	—	6	*	*	—
4¼ oz.	290	31	—	—	—	2	*	*	—
4½ oz.	400	31	—	—	—	6	*	*	—
4⅓ oz.	260	29	—	—	—	6	*	2	—
6¼ oz.	430	52	—	—	—	6	*	*	—
1	250	5	20	7	*	40	45	50	25
1	190	9	15	7	*	40	45	50	25
1	250	9	20	7	*	40	45	50	25
1	190	9	20	7	*	40	45	50	25
1	280	8	15	7	*	40	45	50	25
1	280	8	15	7	*	40	45	50	25
1	190	8	15	7	*	40	45	50	25
1	250	8	15	7	*	40	45	50	25
1	190	8	15	7	*	40	45	50	25
3 slices	153	18	25	13	*	*	*	20	*

FOOD NAME

turkey w/ pork (Oscar Mayer Healthy Favorites)

BROADBEAN *cooked*

BROADBEAN, CANNED

BROCCOLI
flower raw chopped

spear raw

whole raw chopped

whole boiled chopped

BROCCOLI, FROZEN *chopped* (Bird's Eye)

boiled (generic)

cuts (Green Giant)

cuts in butter sauce (Green Giant One Serving)

cuts in cheese flavored sauce (Green Giant One Serving)

spears (Bird's Eye Deluxe)

(Green Giant Harvest)

boiled (generic)

spears in butter sauce (Green Giant)

spears in cheese-flavored sauce (Green Giant)

BROCCOLI COMBINATION, FROZEN
broccoli fanfare (Green Giant Valley)

w/ cauliflower (Green Giant Valley)

w/ cauliflower & carrots in butter sauce (Green Giant)

in cheese sauce (Green Giant)

Serving Size	Calories	Fat (%DV)	Sat. Fat (%DV)	Cholesterol (%DV)	Fiber (%DV)	Calcium (%DV)	Vitamin A (%DV)	Vitamin C (%DV)	Folic Acid (%DV)
1 slice	18	2	2	3	*	*	*	*	—
½ cup	94	*	*	*	—	3	*	*	22
½ cup	91	*	*	*	—	3	*	4	10
½ cup	12	*	*	*	—	2	26	68	8
1 spear	42	*	*	*	20	7	47	234	27
½ cup	12	*	*	*	4	2	14	68	8
½ cup	22	*	*	*	8	4	22	97	10
3⅓ oz.	25	*	*	*	12	4	45	90	15
½ cup	26	*	*	*	12	5	35	61	13
½ cup	18	*	*	*	16	2	15	80	—
4½ oz.	45	3	3	2	12	4	10	90	—
5 oz.	80	3	3	2	8	8	40	50	—
3⅓ oz.	30	*	*	*	—	4	25	120	25
½ cup	20	*	*	*	8	4	10	90	—
½ cup	26	*	*	*	12	5	35	61	7
½ cup	40	3	3	2	8	2	20	70	—
½ cup	60	3	3	*	8	6	20	60	—
½ cup	80	3	*	*	12	2	6	40	—
½ cup	60	3	*	*	12	2	25	35	—
½ cup	30	2	3	2	12	2	80	35	—
½ cup	60	3	3	*	8	6	30	20	—

FOOD NAME

w/ red peppers (Green Giant Select)

BROTWURST *pork & beef slice*

BROWN BREAD see BREAD

BROWN GRAVY *from mix* (Knorr)

w/ mushrooms (Weight Watchers)

BROWNIE see also CAKE
from mix caramel supreme (Betty Crocker)

chocolate chip supreme (Betty Crocker)

dark chocolate plain (Duncan Hines)

double fudge basic recipe (Duncan Hines)

no cholesterol recipe (Duncan Hines)

fudge (Robin Hood)

light (Betty Crocker)

no cholesterol recipe (Pillsbury)

german chocolate supreme (Betty Crocker)

light fudge basic recipe (Pillsbury Lovin' Lites) (1/24 recipe)

no cholesterol recipe (Pillsbury) (1/24 recipe)

original supreme (Betty Crocker)

party supreme (Betty Crocker)

peanut butter basic recipe (Duncan Hines)

no cholesterol recipe (Duncan Hines)

walnut basic recipe (Pillsbury Great Additions)

no cholesterol recipe (Pillsbury Great Additions)

Serving Size	Calories	Fat (%DV)	Sat. Fat (%DV)	Cholesterol (%DV)	Fiber (%DV)	Calcium (%DV)	Vitamin A (%DV)	Vitamin C (%DV)	Folic Acid (%DV)
½ cup	25	*	*	*	8	4	20	35	—
11 oz.	92	12	14	6	*	*	*	13	*
¼ cup	13	*	—	*	—	*	*	*	*
¼ cup	10	*	*	—	—	*	*	*	—
1	120	6	5	3	—	*	*	*	—
1	130	8	10	3	—	*	*	*	—
1	170	12	8	5	4	*	*	*	—
1	170	11	8	7	4	*	*	*	—
1	170	9	5	*	4	*	*	*	—
1	100	6	—	—	—	*	*	*	—
1	100	2	—	*	—	*	*	*	—
1 2-inch	140	9	5	*	—	*	*	*	—
1	160	11	10	3	—	*	*	*	—
1	100	3	3	3	—	*	*	*	—
1	100	3	3	*	—	*	*	*	—
1	140	8	5	7	—	*	*	*	—
1	160	9	5	3	—	*	*	*	—
1	160	12	8	3	4	*	*	*	—
1	160	12	8	*	4	*	*	*	—
1 2-inch	140	12	5	3	—	*	*	*	—
1 2-inch	130	11	5	*	—	*	*	*	—

FOOD NAME

from mix, microwave fudge w/ frosting (Pillsbury) (⅑ recipe)

frozen hot fudge (Pepperidge Farm)

BRUSSELS SPROUT *boiled*

BRUSSELS SPROUT, FROZEN *in butter sauce* (Green Giant)

BURDOCK ROOT *boiled*

BURRITO, FROZEN *bean & cheese* (Old El Paso)

beef & bean hot (Old El Paso)

  medium (Healthy Choice Quick Meals)

  mild (Healthy Choice Quick Meals)

  (Old El Paso)

beef & bean red chili hot (Patio)

brito chicken & cheese, spicy (Patio)

  nacho cheese (Patio)

cheese (Hormel)

chicken con queso mild (Healthy Choice Quick Meals)

BUTTER *stick salted* (generic)

  unsalted (generic)

whipped salted (generic)

BUTTER BEAN, CANNED *baby* (Bush Bros)

green (Bush Bros)

large (Bush Bros)

speckled (Bush Bros)

Serving Size	Calories	Fat (%DV)	Sat. Fat (%DV)	Cholesterol (%DV)	Fiber (%DV)	Calcium (%DV)	Vitamin A (%DV)	Vitamin C (%DV)	Folic Acid (%DV)
1	240	17	15	*	—	*	*	*	—
3 oz.	370	28	—	25	—	4	*	*	—
½ cup	30	*	*	*	12	3	11	81	12
4 sprouts	33	*	*	*	16	3	12	87	13
½ cup	40	2	3	2	16	2	10	70	—
½ cup	55	*	*	*	4	3	*	3	3
1	300	14	20	5	—	15	4	8	—
1	320	15	20	5	—	6	*	4	—
5⅓ oz.	270	11	15	5	—	6	2	6	—
5⅓ oz.	270	11	15	5	—	6	2	6	—
1	330	14	15	5	—	6	*	*	—
5 oz.	340	20	—	7	—	4	10	*	—
3 oz.	210	14	—	8	—	4	*	*	—
3⅔ oz.	250	15	—	7	—	10	2	*	—
4 oz.	250	8	10	10	—	6	2	*	—
5⅓ oz.	280	12	10	7	—	10	2	10	—
1 pat	36	20	13	4	*	*	3	*	*
1 pat	36	18	13	4	*	*	3	*	*
1 pat	27	5	10	3	*	*	2	*	*
½ cup	120	*	*	*	20	4	*	*	—
½ cup	110	2	*	*	24	2	*	*	—
½ cup	100	*	*	*	20	2	*	*	—
½ cup	110	*	*	*	20	6	6	*	—

FOOD NAME

BUTTERMILK *cultured*

 dry, sweet

BUTTERNUT SQUASH see SQUASH

BUTTERSCOTCH TOPPING (Kraft)

 (Smucker's)

CABBAGE, BOK CHOY *raw shredded*

CABBAGE, GREEN *raw shredded*

 boiled shredded

CABBAGE, HARVEST *raw shredded*

CABBAGE, PE-TSAI *raw shredded*

CABBAGE, RED *raw shredded*

 boiled shredded

CABBAGE, SAVOY *raw shredded*

 boiled shredded

CACCIATORE SAUCE (General Mills Recipe Sauce) *⅙ jar*

CAKE, FROM MIX *angel food* (Duncan Hines)

 (Pillsbury Lovin'Loaf)

 banana (Pillsbury Plus)

  no cholesterol recipe (Pillsbury Plus)

 black forest cherry (Pillsbury Bundt)

  no cholesterol recipe (Pillsbury Bundt)

 butter pecan (Betty Crocker SuperMoist)

Serving Size	Calories	Fat (%DV)	Sat. Fat (%DV)	Cholesterol (%DV)	Fiber (%DV)	Calcium (%DV)	Vitamin A (%DV)	Vitamin C (%DV)	Folic Acid (%DV)
1 cup	99	3	7	3	*	29	2	4	3
1 cup	464	11	22	28	*	142	5	11	14
2 tbsp.	240	8	*	*	*	*	*	*	*
2 tbsp.	140	2	—	*	*	2	*	*	*
½ cup	5	*	*	*	*	4	21	26	6
½ cup	9	*	*	*	4	2	*	19	4
½ cup	17	*	*	*	8	2	2	25	4
½ cup	8	*	*	*	—	2	*	30	5
½ cup	6	*	*	*	*	3	9	17	8
½ cup	9	*	*	*	4	2	*	33	2
½ cup	16	*	*	*	8	3	*	43	2
½ cup	9	*	*	*	4	*	7	18	7
½ cup	18	*	*	*	—	2	13	21	8
4 oz.	40	*	*	*	—	2	4	*	—
1/12 cake	140	*	*	*	4	2	*	*	—
1/8 cake	90	*	*	*	—	2	*	*	—
1/12 cake	250	17	15	18	—	4	*	*	—
1/12 cake	190	6	5	*	—	2	*	*	—
1/16 cake	270	18	10	13	—	2	*	*	—
1/16 cake	260	17	10	*	—	2	*	*	—
1/12 cake	250	17	15	18	—	8	*	*	—

FOOD NAME

no cholesterol recipe (Betty Crocker SuperMoist)

butter recipe (Duncan Hines)

no cholesterol recipe (Pillsbury Plus)

butter yellow (Betty Crocker SuperMoist)

caramel (Duncan Hines)

no cholesterol recipe (Duncan Hines)

carrot (Pillsbury Plus)

no cholesterol recipe (Pillsbury Plus)

chocolate, dark (Pillsbury Plus)

no cholesterol recipe (Pillsbury Plus)

chocolate fudge (Betty Crocker SuperMoist)

chocolate macaroon (Pillsbury Bundt)

no cholesterol recipe (Pillsbury Bundt)

chocolate pudding (Betty Crocker Classic)

cinnamon crumb microwave (Duncan Hines)

cinnamon streusel (Pillsbury Streusel Swirl)

no cholesterol recipe (Pillsbury Streusel Swirl)

devil's food (Betty Crocker SuperMoist)

(Pillsbury Lovin'Lites)

no cholesterol recipe (Pillsbury Lovin'Lites)

devil's food w/ chocolate frosting (Betty Crocker MicroRave)

no cholesterol recipe (Betty Crocker MicroRave)

fudge (Duncan Hines)

Serving Size	Calories	Fat (%DV)	Sat. Fat (%DV)	Cholesterol (%DV)	Fiber (%DV)	Calcium (%DV)	Vitamin A (%DV)	Vitamin C (%DV)	Folic Acid (%DV)
1/12 cake	220	11	10	*	—	8	*	*	—
1/10 cake	320	25	35	27	8	6	*	*	—
1/12 cake	250	17	5	*	—	6	6	*	—
1/12 cake	260	17	30	25	—	8	*	*	—
1/12 cake	250	17	10	15	2	8	*	*	—
1/12 cake	240	15	8	*	2	8	*	*	—
1/12 cake	260	18	15	18	—	4	50	*	—
1/12 cake	190	8	5	*	—	4	50	*	—
1/12 cake	250	18	15	18	—	10	*	*	—
1/12 cake	180	8	10	*	—	10	*	*	—
1/12 cake	260	18	15	18	—	6	*	*	—
1/16 cake	280	22	20	13	—	*	*	*	—
1/16 cake	270	22	20	*	—	*	*	*	—
1/6 cake	230	8	10	12	—	4	4	*	—
1/8 cake	170	11	8	*	2	*	*	*	—
1/16 cake	260	17	10	13	—	2	*	*	—
1/16 cake	250	15	10	*	—	2	*	*	—
1/12 cake	260	18	15	18	—	2	*	*	—
1/12 cake	170	5	5	12	—	10	*	*	—
1/12 cake	160	3	3	*	—	10	*	*	—
1/6 cake	310	26	25	12	—	4	2	*	—
1/6 cake	240	14	15	*	—	4	2	*	—
1/10 cake	320	26	40	27	8	2	*	*	—

FOOD NAME

fudge marble (Betty Crocker SuperMoist)

   no cholesterol recipe (Betty Crocker SuperMoist)

German chocolate (Pillsbury Plus)

   no cholesterol recipe (Pillsbury Plus)

golden vanilla (Betty Crocker SuperMoist)

   no cholesterol recipe (Betty Crocker SuperMoist)

lemon (Betty Crocker SuperMoist)

   no cholesterol recipe (Betty Crocker SuperMoist)

orange supreme (Duncan Hines)

   no cholesterol recipe (Duncan Hines)

pineapple creme (Pillsbury Bundt)

   no cholesterol recipe (Pillsbury Bundt)

pineapple upside down (Betty Crocker Classic)

   no cholesterol recipe (Betty Crocker SuperMoist)

pound (Betty Crocker Classic)

sour cream white (Betty Crocker SuperMoist)

spice (Betty Crocker SuperMoist)

   no cholesterol recipe (Betty Crocker SuperMoist)

sunshine vanilla (Pillsbury Plus)

   no cholesterol recipe (Pillsbury Plus)

Swiss chocolate (Duncan Hines)

   no cholesterol recipe (Duncan Hines)

tunnel of fudge (Pillsbury Bundt)

Serving Size	Calories	Fat (%DV)	Sat. Fat (%DV)	Cholesterol (%DV)	Fiber (%DV)	Calcium (%DV)	Vitamin A (%DV)	Vitamin C (%DV)	Folic Acid (%DV)
1/12 cake	260	18	15	18	—	8	*	*	—
1/12 cake	220	11	10	*	—	8	*	*	—
1/12 cake	250	17	15	18	—	2	*	*	—
1/12 cake	180	6	5	*	—	2	*	*	—
1/12 cake	280	22	15	18	—	6	*	*	—
1/12 cake	220	11	10	*	—	6	*	*	*
1/12 cake	260	17	15	18	—	8	*	*	—
1/12 cake	220	11	10	*	—	8	*	*	—
1/12 cake	250	17	10	15	2	8	*	*	—
1/12 cake	240	15	8	*	2	8	*	*	—
1/16 cake	280	17	10	13	—	4	*	*	—
1/16 cake	270	15	10	*	—	4	*	*	—
1/8 cake	270	15	15	8	—	4	*	*	—
1/8 cake	270	15	15	*	—	4	*	*	—
1/12 cake	200	14	15	12	—	2	*	*	—
1/12 cake	180	5	5	*	—	*	*	*	—
1/12 cake	260	17	15	18	—	10	*	*	—
1/12 cake	220	11	10	*	—	10	*	*	—
1/12 cake	260	18	15	18	—	8	*	*	—
1/12 cake	190	8	10	*	—	6	*	*	—
1/12 cake	290	23	15	15	4	6	*	*	—
1/12 cake	280	23	10	*	4	6	*	*	—
1/16 cake	310	25	15	13	—	*	*	*	—

CAKE, FROM REFRIGERATED DOUGH

FOOD NAME

no cholesterol recipe (Pillsbury Bundt)

white (Betty Crocker SuperMoist)

basic recipe (Duncan Hines)

light (Betty Crocker SuperMoist)

no oil recipe (Pillsbury Plus)

yellow (Betty Crocker SuperMoist)

(Duncan Hines DeLights)

(Pillsbury Plus)

light (Betty Crocker SuperMoist)

no cholesterol recipe (Betty Crocker SuperMoist)

(Pillsbury Plus)

CAKE, FROM REFRIGERATED DOUGH *cinnamon streusel* (Pillsbury)

pecan crumb (Pillsbury)

CAKE, FROZEN *apple crisp* (Pepperidge Farm Classic)

black forest (Pepperidge Farm Classic)

Boston creme (Pepperidge Farm Special Recipe)

brownie swiss mocha fudge (Weight Watchers)

cheesecake almond amaretto (Weight Watchers)

strawberry (Pepperidge Farm Classic)

chocolate frosted brownie (Weight Watchers)

chocolate mousse (Sara Lee)

coconut (Pepperidge Farm)

coffee cake (Sara Lee)

Serving Size	Calories	Fat (%DV)	Sat. Fat (%DV)	Cholesterol (%DV)	Fiber (%DV)	Calcium (%DV)	Vitamin A (%DV)	Vitamin C (%DV)	Folic Acid (%DV)
¹⁄₁₆ cake	300	23	15	*	—	*	*	*	—
¹⁄₁₂ cake	230	15	10	*	—	6	*	*	—
¹⁄₁₂ cake	240	15	10	*	2	6	*	*	—
¹⁄₁₂ cake	180	5	5	*	—	8	*	*	—
¹⁄₁₂ cake	190	6	5	*	—	2	*	*	—
¹⁄₁₂ cake	260	17	15	18	—	8	*	*	—
¹⁄₁₂ cake	220	7	8	12	2	4	*	*	—
¹⁄₁₂ cake	260	18	15	18	—	8	*	*	—
¹⁄₁₂ cake	200	6	10	18	—	6	*	*	—
¹⁄₁₂ cake	220	11	10	*	—	8	*	*	—
¹⁄₁₂ cake	190	8	10	*	—	6	*	*	—
⅙ cake	230	17	10	*	—	*	*	*	—
⅙ cake	230	18	10	*	—	*	*	*	—
4½ oz.	240	12	—	13	4	4	*	*	—
3 oz.	220	15	10	3	—	*	*	*	—
2 oz.	190	12	—	10	—	2	*	*	—
1¼ oz.	90	3	*	2	8	*	*	*	—
3 oz.	170	8	13	2	12	8	4	*	—
4 oz.	250	12	—	42	—	6	*	*	—
1	100	4	5	*	12	*	*	2	—
⅕ cake	400	38	100	10	8	*	4	6	—
1¾ oz.	180	12	—	7	—	2	*	*	—
⅛ cake	220	14	8	5	4	*	*	2	—

FOOD NAME

devil's food (Pepperidge Farm)

double fudge (Weight Watchers)

fudge golden layer (Sara Lee)

german chocolate (Pepperidge Farm)

golden (Pepperidge Farm)

Irish creme (Weight Watchers)

lemon mousse (Pepperidge Farm Special Recipe)

pineapple cream (Pepperidge Farm Special Recipe)

pound (generic) *slice*

  fat free golden (Pepperidge Farm)

  plain (Sara Lee)

shortcake strawberry (Weight Watchers)

strawberry cream (Pepperidge Farm Special Recipe)

vanilla (Pepperidge Farm)

CAKE, SNACK *apple spice* (Hostess)

carrot w/ cream cheese frosting from mix (Pillsbury)

chocolate w/ chocolate fudge frosting from mix (Pillsbury)

coffee cake apple & cinnamon (Hostess Stroozls)

  cinnamon streusel (Weight Watchers)

corn (generic)

  (verylona)

crumb coffee regular (Hostess)

  w/ cinnamon, 97% fat free (Hostess)

Serving Size	Calories	Fat (%DV)	Sat. Fat (%DV)	Cholesterol (%DV)	Fiber (%DV)	Calcium (%DV)	Vitamin A (%DV)	Vitamin C (%DV)	Folic Acid (%DV)
1¾ oz.	180	14	—	7	—	*	*	*	—
2¾ oz.	190	7	5	2	8	6	*	*	—
⅛ cake	270	20	50	5	4	*	2	4	—
1¾ oz.	180	15	—	7	—	2	*	*	—
1¾ oz.	180	14	—	7	—	2	*	*	—
3 oz.	170	8	5	3	12	10	22	*	—
1½ oz.	170	14	15	7	—	*	*	*	—
2 oz.	190	11	—	7	—	2	*	*	—
2 oz.	642	4	3	*	8	10	2	*	2
1 oz.	70	*	*	*	*	*	*	*	—
¼ cake	320	25	45	28	3	*	8	2	—
4 oz.	180	2	3	2	44	8	2	8	—
2 oz.	190	11	—	7	—	2	*	*	—
1¾ oz.	190	12	—	7	—	*	*	*	—
1	130	2	3	*	2	2	*	*	—
1	170	11	10	3	—	4	25	*	—
1	160	11	10	3	—	2	*	*	—
1	140	2	3	*	2	2	*	*	—
2¼ oz.	160	6	5	2	8	4	*	*	—
2	70	*	*	*	*	*	*	*	*
2	70	*	*	*	—	*	*	*	*
1	120	8	10	3	3	2	*	*	—
1	80	2	3	*	2	2	*	*	—

FOOD NAME

CALAMARI see SQUID

CANDY *butter rum* (Pearson)

caramels (generic)

chewing gum (generic)

chocolate covered almonds (Hershey's) *1 bag*

chocolate covered peanuts (Goobers)

chocolate covered raisins (Raisinets)

chocolate kisses (Hershey's)

granola bar—see specific listing

jellybeans (generic) *large*

licorice (Pearson)

M&Ms peanut

mints (After Eight)

nonpareils (Sno-Caps)

party mints (Kraft)

peanut brittle (generic)

peanut butter cup (Reese's) *small cups*

Twizzlers strawberry

CANDY BAR *100 Grand*

3 Musketeers

Fifth avenue

Almond Joy

Alpine White w/ almonds

Serving Size	Calories	Fat (%DV)	Sat. Fat (%DV)	Cholesterol (%DV)	Fiber (%DV)	Calcium (%DV)	Vitamin A (%DV)	Vitamin C (%DV)	Folic Acid (%DV)
2 pcs.	60	2	8	*	*	*	*	*	*
1 pkg.	271	9	24	2	4	10	*	*	*
1 stick	10	*	*	*	*	*	*	*	*
1½ oz.	564	57	—	4	—	36	*	—	—
1⅓ oz.	210	20	25	—	12	6	*	*	*
1½ oz.	200	12	20	—	8	4	*	*	*
6 pcs.	540	47	91	8	—	20	*	—	—
10	104	*	*	*	*	*	*	*	*
2 pcs.	60	2	8	*	*	*	*	*	*
1 bag	250	20	—	—	—	4	*	*	—
2 mints	70	3	—	*	*	*	*	*	*
2⅓ oz.	300	20	40	*	12	*	*	*	*
1 piece	8	*	*	*	*	*	*	*	—
2 oz.	257	17	14	2	4	2	2	*	10
6	204	20	49	2	8	3	*	*	3
1 pkg.	263	2	—	*	—	2	*	*	*
1 bar	195	13	—	*	*	5	*	*	*
1 bar	250	12	20	2	4	5	*	*	*
1 bar	280	20	—	*	—	4	*	*	8
1 bar	232	21	42	*	—	4	*	*	*
1 bar	350	35	59	2	12	14	*	*	2

CANDY BAR

FOOD NAME

Baby Ruth
Bar None
Bit-O-Honey
Bounty dark
Butterfinger
Caramello
Chunky
dark chocolate (Hershey Special Dark)
Kit Kat 1 pkg
Mars
milk chocolate plain (generic)
(Hershey)
(Nestlé)
(Symphony)
w/ almonds (Hershey's) *1 bar*
(Nestlé)
Milky Way regular
Mounds
Mr. Goodbar
Nestlé Crunch
peppermint patty (York)
Skor
Snickers

Serving Size	Calories	Fat (%DV)	Sat. Fat (%DV)	Cholesterol (%DV)	Fiber (%DV)	Calcium (%DV)	Vitamin A (%DV)	Vitamin C (%DV)	Folic Acid (%DV)
1 bar	280	18	35	*	8	2	*	*	*
1 bar	224	22	—	2	4	6	*	*	3
1 bar	186	6	—	*	—	3	*	*	*
1 bar	280	25	—	—	—	*	*	*	—
1 bar	280	17	30	*	4	*	*	*	*
1 bar	220	18	—	4	—	9	3	*	*
1 bar	198	18	47	*	8	6	*	*	2
1 bar	195	19	—	*	8	*	*	*	*
2.8 oz.	405	35	67	5	—	14	—	2	*
1 bar	240	17	—	—	—	8	*	*	—
1 bar	226	21	41	3	8	8	2	*	*
1 bar	540	47	91	8	—	20	*	—	—
1½ oz.	220	20	35	3	8	6	*	*	*
1 bar	209	20	—	4	—	9	*	*	*
1.45 oz.	559	54	80	9	—	26	2	—	—
1½ oz.	200	22	—	*	*	8	*	*	—
1 bar	251	14	24	4	4	8	2	*	*
1 pkg.	195	18	31	*	8	*	*	*	*
1 bar	257	25	45	3	8	6	*	*	9
1 bar	198	16	29	3	4	7	*	*	*
1 patty	411	3	—	*	—	2	*	—	—
1 bar	211	21	—	8	—	4	2	*	*
1 bar	278	21	37	2	8	7	*	*	6

FOOD NAME

Twix
CANOLA OIL (Wesson)
CANTALOUPE
cubed
CAPERS *bottled* (Progresso)
CAPON see CHICKEN
CARAMEL see CANDY
CARAMEL TOPPING (Kraft)
(Smucker's)
CAROB
CAROB FLOUR
CAROB MILK *1 cup milk + 3 tsp. powder*
CARP *broiled/baked*
CARROT *raw shredded*
medium
boiled slices
medium
CARROT, CANNED *cut* (Del Monte)
low salt drained (generic) *slices*
sliced (Bush Bros)
(Del Monte)
drained (generic) *slices*
CARROT, FROZEN *baby, whole* (Bird's Eye Deluxe)

Serving Size	Calories	Fat (%DV)	Sat. Fat (%DV)	Cholesterol (%DV)	Fiber (%DV)	Calcium (%DV)	Vitamin A (%DV)	Vitamin C (%DV)	Folic Acid (%DV)
1 bar	280	22	—	—	—	4	*	*	—
1 tbsp.	120	22	5	*	*	*	*	*	*
½ fruit	93	*	*	*	8	3	172	188	11
½ cup	28	*	*	*	4	*	52	56	3
1 tbsp.	10	*	*	*	*	*	*	*	—
2 tbsp.	120	*	*	*	*	8	*	*	—
2 tbsp.	140	2	—	*	*	2	*	*	*
1 bar	464	44	37	*	24	40	*	3	7
1 cup	394	*	*	*	164	36	*	*	8
1	195	13	*	11	*	29	6	4	3
1 fillet	275	19	12	48	*	9	*	5	*
½ cup	24	*	*	*	8	*	309	9	2
1	31	*	*	*	8	2	405	11	3
½ cup	35	*	*	*	12	2	383	3	3
1	21	*	*	*	8	*	226	2	2
½ cup	35	*	*	*	12	2	300	6	—
½ cup	17	*	*	*	—	2	201	3	2
½ cup	30	*	*	*	8	2	200	*	—
½ cup	35	*	*	*	12	2	300	6	—
½ cup	17	*	*	*	4	2	201	3	2
½ cup	40	*	*	*	—	2	300	10	2

FOOD NAME

(Green Giant Select)

boiled (generic) *slices*

CARROT JUICE *canned*

CASABA MELON *cubed*

CASHEW (Frito-Lay)

dry roasted (generic)

w/ salt (generic)

oil roasted w/ salt (generic)

CASHEW BUTTER *salted*

CATFISH, CHANNEL *breaded & fried*

CATFISH, FARMED *broiled/baked*

CATFISH, WILD *broiled/baked*

CATFISH, FROZEN *Cajun style* (Gorton's Select)

CATSUP see KETCHUP

CAULIFLOWER *raw*

florets

boiled

florets

CAULIFLOWER, BOTTLED *sweet* (Vlasic)

CAULIFLOWER, FROZEN *boiled* (generic)

in cheese-flavored sauce (Bird's Eye Deluxe)

(Green Giant)

Serving Size	Calories	Fat (%DV)	Sat. Fat (%DV)	Cholesterol (%DV)	Fiber (%DV)	Calcium (%DV)	Vitamin A (%DV)	Vitamin C (%DV)	Folic Acid (%DV)
½ cup	20	*	*	*	8	2	250	2	—
½ cup	26	*	*	*	12	2	258	3	2
6 fl. oz.	74	*	*	*	4	4	948	26	2
1 cup	44	*	*	*	4	*	*	45	—
¹⁄₁₀ fruit	43	*	*	*	4	*	*	44	—
1½ oz.	270	34	20	*	4	—	—	—	—
1 oz.	163	20	—	*	4	*	*	*	—
1 oz.	163	20	13	*	4	*	*	*	5
1 oz.	164	21	14	*	4	*	*	*	5
1 oz.	167	22	14	*	4	*	*	*	5
1 fillet	199	18	15	23	—	4	*	*	*
1 fillet	217	18	13	30	*	*	*	2	*
1 fillet	150	6	6	34	*	2	*	2	*
1 fillet	190	17	10	20	—	*	*	*	—
½ cup	13	*	*	*	4	*	*	39	7
3	14	*	*	*	4	*	*	43	8
½ cup	14	*	*	*	8	*	*	46	7
3	12	*	*	*	4	*	*	40	6
1 oz.	35	*	*	*	*	*	*	*	—
½ cup	17	*	*	*	8	2	*	47	9
½ cup	60	5	5	2	—	*	6	30	—
½ cup	60	3	3	*	8	6	6	50	—

FOOD NAME

CAULIFLOWER, GREEN *raw*

  cooked

CAVIAR *black raw*

  red raw

CELERIAC *boiled*

CELERY *raw, diced*

  boiled, diced

CEREAL BAR see GRANOLA BAR

CEREAL, COLD *100% Bran*

  100% Natural plain (Quaker)

    w/ raisins & dates (Quaker)

  40% bran (generic)

    (Post)

    (Ralston)

  All-Bran

  almond flavor O's (Health Valley)

  apple cinnamon O's (Health Valley)

  Bran Buds

  bran flakes (Post)

  C.W. Post plain

    w/ raisins

  Cheerios honey nut

Serving Size	Calories	Fat (%DV)	Sat. Fat (%DV)	Cholesterol (%DV)	Fiber (%DV)	Calcium (%DV)	Vitamin A (%DV)	Vitamin C (%DV)	Folic Acid (%DV)
½ cup	16	*	*	*	8	2	2	73	7
½ cup	20	*	*	*	8	2	2	75	6
1 oz.	71	8	6	55	*	8	10	*	*
1 oz.	71	8	6	55	*	8	10	*	*
3 oz.	21	*	*	*	—	2	*	5	*
½ cup	10	*	*	*	4	2	2	7	4
1 stalk	6	*	*	*	4	2	*	5	3
½ cup	14	*	*	*	4	3	2	8	4
1 cup	178	5	3	*	80	5	*	104	12
1 cup	489	34	75	*	36	18	*	*	8
1 cup	496	31	69	*	28	16	*	*	11
1 cup	127	*	*	*	20	2	34	*	35
1 cup	152	*	*	*	36	2	41	*	42
1 cup	159	*	*	*	28	2	43	43	43
1¼ oz.	88	*	*	*	52	3	31	31	31
½ cup	100	*	*	*	12	2	10	*	—
½ cup	100	*	*	*	12	2	10	*	—
1 cup	217	3	—	*	124	6	74	74	74
1 oz.	90	*	*	*	20	*	25	*	25
1 cup	432	23	57	*	28	5	86	*	86
1 cup	446	23	55	*	56	5	91	*	91
1 cup	125	*	*	*	4	2	29	29	5

FOOD NAME

plain
Chex corn, 1 oz.
double, 1 oz.
graham, 1 oz.
juniors, 1 oz.
multi-bran, 1 oz.
rice, 1 oz.
whole grain wheat, 1 oz.
corn bran
corn flakes (Kellogg's)
(Ralston)
honey nut (Kellogg's)
low sodium (generic)
Cracklin' Oat Bran
Crispy Mini-grahams, 1 oz.
Crispy Rice
low sodium
Crispy Wheats 'n Raisins
Fiber Flakes plain (Health Valley)
w/ raisins (Health Valley)
Frosted Mini-wheats
Fruit & Fibre dates, raisins, & walnuts
peaches, raisins, & almonds

Serving Size	Calories	Fat (%DV)	Sat. Fat (%DV)	Cholesterol (%DV)	Fiber (%DV)	Calcium (%DV)	Vitamin A (%DV)	Vitamin C (%DV)	Folic Acid (%DV)
1 oz.	111	3	*	*	8	5	25	25	2
1 cup	110	*	*	*	2	*	*	25	25
⅔ cup	110	*	*	*	*	*	*	25	25
⅔ cup	110	2	—	*	4	*	*	25	25
¾ cup	110	*	*	*	—	*	*	25	25
⅔ cup	100	2	—	*	16	*	*	25	25
1⅛ cup	110	*	*	*	2	*	*	25	25
⅔ cup	100	2	—	*	12	*	*	25	25
1 cup	125	2	—	*	28	4	2	*	58
1 oz.	110	*	*	*	4	*	25	25	25
1 cup	98	*	*	*	*	*	2	*	*
1 oz.	113	2	—	*	*	*	25	25	25
1 cup	100	*	*	*	*	*	2	*	*
1 cup	229	14	—	*	40	4	53	53	53
⅔ cup	110	2	—	*	4	*	*	25	25
1 cup	111	*	*	*	*	*	*	2	*
1 cup	105	*	*	*	—	2	*	*	*
1 cup	150	*	*	*	12	7	38	*	4
½ cup	90	*	*	*	20	*	10	*	—
½ cup	90	*	*	*	20	*	10	*	—
1 oz.	102	*	*	*	8	*	25	25	25
1¼ oz.	120	3	—	*	20	*	30	*	30
1¼ oz.	120	3	—	*	20	*	30	*	30

FOOD NAME

pineapple, bananas, & coconut

fruit lites brown rice (Health Valley)

golden corn (Health Valley)

wheat (Health Valley)

golden crisp (Post)

granola (Nature Valley)

cinnamon raisin (Health Valley), dry

date & almond (Health Valley), dry

tropical fruit (Health Valley), dry

Grape-Nuts original

raisin

Grape-Nuts flakes

Great Grains double pecan

raisins, dates, & pecans

Heartland Natural plain

w/ coconut

w/ raisins

High Fiber O's (Health Valley), dry

honey bran

Honey Bunches of Oats honey roasted

w/ almonds

Life cinnamon

plain

Serving Size	Calories	Fat (%DV)	Sat. Fat (%DV)	Cholesterol (%DV)	Fiber (%DV)	Calcium (%DV)	Vitamin A (%DV)	Vitamin C (%DV)	Folic Acid (%DV)
1¼ oz.	120	5	—	*	20	*	30	*	30
½ cup	50	*	*	*	2	*	*	*	—
½ cup	50	*	*	*	3	*	*	*	—
½ cup	50	*	*	*	4	*	*	*	—
1 oz.	100	*	*	*	2	*	25	*	25
1 cup	503	30	65	*	24	7	*	—	21
1 oz.	90	*	*	*	12	*	*	*	—
1 oz.	90	*	*	*	12	*	*	*	—
1 oz.	90	*	*	*	12	*	*	*	—
1 oz.	110	*	*	*	12	*	25	*	25
1 oz.	100	*	*	*	8	*	25	*	25
1 oz.	100	2	*	*	12	*	25	*	25
1 oz.	120	5	—	*	12	*	25	*	25
1¼ oz.	140	5	—	*	12	*	30	*	30
1 cup	499	27	—	*	28	7	*	—	16
1 cup	463	26	—	*	28	7	*	—	14
1 cup	468	24	—	*	24	7	*	—	11
1 oz.	90	*	*	*	20	2	10	*	—
1 cup	119	*	*	*	16	2	31	31	6
1 oz.	110	3	—	*	8	*	25	*	25
1 oz.	110	3	—	*	8	*	25	*	25
1 cup	162	*	*	*	12	15	*	—	9
1 cup	162	*	*	*	12	15	*	—	9

FOOD NAME

Most
Muesli banana-walnut (Ralston) 1½ oz.
cranberry-walnut (Ralston) 1½ oz.
date-almond (Ralston) 1½ oz.
peach-pecan (Ralston) 1½ oz.
raspberry-almond (Ralston) 1½ oz.
Nutri-Grain barley
corn
rye
wheat
oat flakes (Post)
fortified (generic)
Post Toasties
Product 19
raisin bran (Kellogg's)
(Post)
(Ralston)
raisins, rice, & rye
Rice Krispies
rice, puffed fortified
unfortified
Special K
Sprouts 7 w/ bananas & hawaiian fruit (Health Valley), *dry*

Serving Size	Calories	Fat (%DV)	Sat. Fat (%DV)	Cholesterol (%DV)	Fiber (%DV)	Calcium (%DV)	Vitamin A (%DV)	Vitamin C (%DV)	Folic Acid (%DV)
1 cup	175	*	*	*	28	8	183	184	184
(½ cup)	150	5	—	*	12	*	25	*	25
(½ cup)	150	5	—	*	12	*	25	*	25
(½ cup)	140	3	—	*	12	*	25	*	25
(½ cup)	150	5	—	*	12	*	25	*	25
(½ cup)	150	5	—	*	12	*	25	*	25
1 cup	153	*	*	*	8	*	36	36	36
1 cup	160	2	—	*	12	*	37	37	37
1 cup	144	*	*	*	12	*	35	35	35
1 cup	158	*	*	*	12	*	39	39	39
1 oz.	110	2	*	*	8	*	25	*	25
1 cup	177	*	*	*	4	7	42	*	42
1 oz.	110	*	*	*	2	*	25	*	25
1 cup	126	*	*	*	4	*	116	117	117
1⅓ oz.	115	*	*	*	16	*	25	*	25
1⅜ oz.	120	2	*	*	24	*	35	*	35
1 cup	178	*	*	*	32	3	37	3	37
1 cup	155	*	*	*	12	*	31	*	31
1 oz.	112	*	*	*	*	*	25	25	25
1 cup	56	*	*	*	—	*	*	*	*
1 cup	56	*	*	*	*	*	*	*	*
1 oz.	111	*	*	*	4	*	25	25	25
1 oz.	90	*	*	*	17	*	*	6	—

FOOD NAME

w/ raisins (Health Valley), *dry*

Sunflakes 1 oz.

Team

Total

wheat, puffed fortified (generic)

unfortified (generic)

wheat, shredded (generic)

(generic) *large biscuit*

CEREAL, HOT *cream of rice* (generic)

cream of wheat (generic)

cream of wheat, quick

farina (H-O) *uncooked*

(Pillsbury)

enriched (generic)

granola (H-O) *uncooked*

grits all types (generic)

yellow, enriched (generic)

grits, instant plain (generic)

w/ bacon (generic)

w/ cheese (generic)

w/ ham (generic)

grits, quick (Alber's)

high fiber (Ralston), *1 oz. uncooked*

Serving Size	Calories	Fat (%DV)	Sat. Fat (%DV)	Cholesterol (%DV)	Fiber (%DV)	Calcium (%DV)	Vitamin A (%DV)	Vitamin C (%DV)	Folic Acid (%DV)
1 oz.	90	*	*	*	19	*	2	*	—
(1 cup)	100	2	—	*	*	*	25	25	25
1 cup	164	*	*	*	4	*	37	37	2
1 cup	116	*	*	*	16	28	116	117	117
1 cup	44	*	*	*	—	*	*	*	*
1 cup	44	*	*	*	4	*	*	*	*
1 oz.	102	*	*	*	12	*	*	*	4
1	83	*	*	*	8	*	*	*	3
1 cup	127	*	*	*	*	*	*	*	2
1 cup	133	*	*	*	8	5	*	*	3
1 cup	129	*	*	*	4	5	*	*	2
3 tbsp.	120	*	*	*	12	*	*	*	—
1 cup	80	*	*	*	—	*	*	*	—
1 cup	117	*	*	*	12	*	*	—	*
½ cup	200	5	*	*	20	2	*	*	—
1 cup	145	*	*	*	*	*	*	—	*
1 cup	145	*	*	*	*	*	3	*	*
1 pkt.	82	*	*	*	*	*	*	*	*
1 pkt.	104	*	*	*	*	*	*	*	2
1 pkt.	107	2	—	*	*	*	*	*	*
1 pkt.	103	*	*	*	*	*	*	*	2
3 tbsp.	140	*	*	*	4	*	*	*	—
⅓ cup	90	2	—	*	16	*	*	*	—

FOOD NAME

Malt-o-Meal

Maltex

maple (maypo)

maple brown sugar (H-O) *uncooked*

multigrain (Mothers)

oat bran (Mothers)

  (Quaker)

oatmeal (generic)

  old fashioned (Quaker)

  quick (H-O) *uncooked*

  (Quaker)

  rolled oats

oatmeal, instant (H-O) *uncooked*

  (Mothers)

  apple & cinnamon (Quaker) *prepared*

  cinnamon spice (Quaker) *prepared*

  date & walnut (Quaker) *prepared*

  fortified (generic)

  low sodium (Quaker) *prepared*

  maple & brown sugar (Quaker) *prepared*

  raisin-spice (Quaker) *prepared*

oats 'n fiber plain (H-O) *uncooked*

  raisin & bran (H-O) *uncooked*

Serving Size	Calories	Fat (%DV)	Sat. Fat (%DV)	Cholesterol (%DV)	Fiber (%DV)	Calcium (%DV)	Vitamin A (%DV)	Vitamin C (%DV)	Folic Acid (%DV)
1 cup	122	*	*	*	4	*	*	*	*
1 cup	179	2	—	*	—	2	*	*	6
1 cup	170	4	—	*	24	12	47	48	2
1 pkt.	160	3	*	*	12	2	*	*	—
½ cup	130	2	*	*	20	*	*	*	—
½ cup	150	5	5	*	24	2	*	*	—
½ cup	150	5	5	*	24	2	*	*	—
1 cup	145	4	2	*	16	2	*	*	2
½ cup	150	5	3	*	16	*	*	*	—
⅓ cup	100	3	*	*	12	*	*	*	—
½ cup	150	5	3	*	16	*	*	*	—
1 cup	145	4	2	*	16	2	*	—	2
⅓ cup	100	3	*	*	12	*	*	*	—
½ cup	150	5	3	*	16	*	*	*	—
1 pkt.	35	2	3	*	12	15	15	*	—
1 pkt.	46	3	*	*	12	15	20	*	—
1 pkt.	37	4	3	*	12	15	20	*	—
1 pkt.	104	3	—	*	12	16	30	*	38
1 pkt.	34	4	3	*	12	25	30	*	—
1 pkt.	43	3	3	*	12	15	20	*	—
1 pkt.	160	3	3	*	12	15	20	*	—
1 pkt.	110	3	*	*	12	2	*	*	—
1 pkt.	150	3	*	*	12	2	*	*	—

FOOD NAME

old fashioned (H-O) uncooked

raisin & spice (H-O) uncooked

Ralston

Roman Meal

w/ oats

super bran (H-O) uncooked

sweet 'n mellow (H-O) uncooked

wheat germ see specific listing

Wheatena

whole wheat

(Mothers)

CHARD, SWISS raw, chopped

boiled, chopped

CHARDONNAY SAUCE from mix (Knorr)

CHASSEUR SAUCE from mix (Knorr)

CHAYOTE raw

medium fruit

boiled

CHEESE American (generic)

blue (Kraft)

brick (generic)

(Kraft)

Serving Size	Calories	Fat (%DV)	Sat. Fat (%DV)	Cholesterol (%DV)	Fiber (%DV)	Calcium (%DV)	Vitamin A (%DV)	Vitamin C (%DV)	Folic Acid (%DV)
⅓ cup	100	3	*	*	12	*	*	*	—
1 pkt.	150	3	*	*	12	2	*	*	—
1 cup	134	*	*	*	24	*	*	*	4
1 cup	147	2	—	*	—	3	*	*	6
1 cup	170	3	—	*	—	3	*	—	6
⅓ cup	110	3	*	*	32	*	*	*	—
1 pkt.	150	3	*	*	12	2	*	*	—
⅓ cup	150	2	*	*	20	*	*	*	—
1 cup	136	2	—	*	28	*	*	*	4
1 cup	150	2	—	*	16	2	*	*	7
½ cup	130	2	*	*	16	*	*	*	—
½ cup	3	*	*	*	*	*	12	9	*
½ cup	18	*	*	*	8	5	55	26	2
1½ oz.	190	11	—	23	—	2	*	*	*
3¾ oz.	270	9	—	23	—	2	*	*	*
½ cup	16	*	*	*	8	*	*	12	5
1	49	*	*	*	24	4	2	37	14
½ cup	19	*	*	*	—	*	*	11	4
1 oz.	94	10	22	6	*	14	4	*	*
1 oz.	100	14	40	10	*	15	6	*	—
1 oz.	105	13	27	9	*	19	6	*	2
1 oz.	110	14	40	10	*	20	6	*	—

CHEESE

FOOD NAME

Brie (generic)

Camembert (generic)

cheddar (generic)

  (Kraft)

  low salt (generic)

  lowfat (generic)

  mild low sodium (Weight Watchers)

  sharp reduced fat (Kraft Light Naturals)

Cheshire (generic)

Colby (Kraft)

  low salt (generic)

  reduced fat (Kraft Light Naturals)

cottage 1% fat (generic)

  (Light 'n Lively)

  w/ salad (Light 'n Lively)

  2% fat (generic)

  (Sealtest)

  4% fat large curd (Breakstone)

  creamed (generic)

cream (generic)

  regular (Philadelphia)

  w/ chives (Philadelphia)

  soft regular (Philadelphia)

Serving Size	Calories	Fat (%DV)	Sat. Fat (%DV)	Cholesterol (%DV)	Fiber (%DV)	Calcium (%DV)	Vitamin A (%DV)	Vitamin C (%DV)	Folic Acid (%DV)
1 oz.	95	12	25	9	*	5	4	*	5
1 oz.	85	10	22	7	*	11	5	*	4
1 oz.	114	14	30	10	*	20	6	*	*
1 oz.	110	14	40	10	*	20	6	*	—
1 oz.	113	14	30	9	*	20	6	*	*
1 oz.	49	3	6	2	*	12	*	*	*
1 oz.	80	8	13	5	*	25	4	*	—
1 oz.	80	8	15	7	*	25	6	*	—
1 oz.	110	13	28	10	*	18	6	*	*
1 oz.	110	14	40	10	*	20	6	*	—
1 oz.	113	14	30	9	*	20	6	*	*
1 oz.	80	8	15	7	*	25	6	*	—
4 oz.	82	2	4	2	*	7	*	*	3
½ cup	80	2	5	5	*	10	*	*	—
½ cup	90	2	5	5	*	10	4	*	—
4 oz.	101	3	7	3	*	8	2	*	4
½ cup	100	4	8	5	*	8	*	*	—
½ cup	120	8	18	8	*	10	4	*	—
4 oz.	117	8	16	6	*	7	4	*	3
1 oz.	99	15	31	10	*	2	8	*	*
1 oz.	100	15	30	10	*	2	6	*	*
1 oz.	90	14	25	10	*	2	8	*	*
1 oz.	100	15	25	10	*	4	6	*	*

CHEESE

FOOD NAME

w/ herb & garlic (Philadelphia)

w/ smoked salmon (Philadelphia)

whipped plain (Philadelphia)

Edam (generic)

(Kraft)

feta (generic)

fontina (generic)

goat medium moisture (generic)

Gouda (generic)

(Kraft)

Gruyère (generic)

Havarti (Casino)

Jarlsberg (Sargento)

Limburger (generic)

Monterey Jack (generic)

(Weight Watchers)

w/ caraway seeds (Kraft)

Mozzarella (Kraft)

part skim, low moisture (generic)

reduced fat (Sargento)

Muenster (generic)

low sodium (Dorman's)

Neufchâtel (generic)

Serving Size	Calories	Fat (%DV)	Sat. Fat (%DV)	Cholesterol (%DV)	Fiber (%DV)	Calcium (%DV)	Vitamin A (%DV)	Vitamin C (%DV)	Folic Acid (%DV)
1 oz.	100	14	25	8	*	4	6	*	—
1 oz.	90	14	25	8	*	2	6	*	—
1 oz.	100	15	30	10	*	2	8	*	—
1 oz.	101	12	25	8	*	21	5	*	*
1 oz.	90	11	20	7	*	25	4	*	—
1 oz.	75	9	21	8	*	14	3	*	2
1 oz.	110	13	27	11	*	16	7	*	*
1 oz.	103	13	30	7	*	8	3	*	*
1 oz.	101	12	25	11	*	20	4	*	2
1 oz.	110	14	40	10	*	20	6	*	—
1 oz.	117	14	27	10	*	29	7	*	*
1 oz.	120	17	35	12	*	20	6	*	—
1 slice	120	14	25	7	*	30	8	*	—
1 oz.	93	12	24	8	*	14	7	*	4
1 oz.	106	13	27	8	*	21	5	*	*
1 oz.	80	8	13	5	*	25	4	*	—
1 oz.	100	12	40	10	*	15	6	*	—
1 oz.	90	11	20	7	*	15	4	*	—
1 oz.	79	7	16	5	*	21	4	*	*
1 slice	90	8	15	5	*	35	10	*	—
1 oz.	104	13	27	9	*	20	6	*	*
1 slice	160	20	41	13	*	25	6	*	—
1 oz.	74	10	21	7	*	2	6	*	*

FOOD NAME

Parmesan grated (generic)

  (Kraft)

  (Progresso)

  hard (generic)

pizza cheese shredded reduced fat (Sargento)

Port du Salut (generic)

provolone (Dorman's)

queso anejo (generic)

queso chihuahua (generic)

ricotta part skim (generic)

  whole milk (generic)

Romano (generic)

  grated (Kraft)

string (Sorrento)

  w/ jalapeños (Kraft)

Swiss (Casino)

  (generic)

  baby (Cracker Barrel)

  low sodium (Dorman's)

  reduced fat (Kraft Light Naturals)

  (Sargento)

taco cheese shredded (Kraft)

  reduced fat (Sargento)

Serving Size	Calories	Fat (%DV)	Sat. Fat (%DV)	Cholesterol (%DV)	Fiber (%DV)	Calcium (%DV)	Vitamin A (%DV)	Vitamin C (%DV)	Folic Acid (%DV)
1 tbsp.	23	2	5	*	*	7	*	*	*
1 oz.	100	11	20	7	*	30	4	*	—
1 tbsp.	23	3	5	*	*	6	*	*	—
1 oz.	111	11	24	6	*	34	3	*	*
¼ cup	60	5	11	3	*	20	6	*	—
1 oz.	100	12	24	12	*	18	8	*	*
1 slice	100	12	22	7	*	20	4	*	—
1 oz.	106	13	27	10	*	19	*	*	*
1 oz.	106	13	27	10	*	18	*	*	*
½ cup	171	15	31	13	*	34	11	*	4
½ cup	216	25	52	21	*	26	12	*	4
1 oz.	110	12	25	10	*	30	3	*	*
1 oz.	130	14	30	10	*	35	4	*	—
1 oz.	80	8	15	5	*	25	4	*	—
1 oz.	80	8	15	7	*	20	4	*	—
1 oz.	110	12	25	10	*	25	6	*	—
1 oz.	107	12	25	9	*	27	5	*	*
1 oz.	110	14	25	8	*	20	6	*	—
1 slice	130	14	28	11	*	35	6	*	—
1 oz.	90	8	15	7	*	35	6	*	—
1 slice	80	7	11	5	*	35	6	*	—
1 oz.	110	14	25	10	*	20	8	*	—
¼ cup	80	7	11	5	*	20	10	*	—

CHEESE FOOD

FOOD NAME

Tilsit whole milk (generic)

CHEESE FOOD *American* (Nippy)

  imitation (Golden Image)

  pasteurized process no salt (generic)

  singles (Kraft)

 cheddar extra sharp (Cracker Barrel)

  port wine (Cracker Barrel)

 jalapeño singles (Kraft)

 Mexican mild (Velveeta)

 Monterey Jack singles (Kraft)

 pimento singles (Kraft)

 Swiss pasteurized process (generic)

  no salt (generic)

 w/ bacon (Cracker Barrel)

 w/ garlic (Kraft)

CHEESE PRODUCT *American* (Light N' Lively)

  (Velveeta)

  fat free (Smartbeat)

  low sodium (Smartbeat)

  sharp slices (Old English)

  slices (Kraft)

  white low sodium (Weight Watchers) *2 slices*

 cheddar (Light N' Lively)

Serving Size	Calories	Fat (%DV)	Sat. Fat (%DV)	Cholesterol (%DV)	Fiber (%DV)	Calcium (%DV)	Vitamin A (%DV)	Vitamin C (%DV)	Folic Acid (%DV)
1 oz.	96	11	24	10	*	20	6	*	*
1 oz.	90	11	20	7	*	20	4	*	—
1 oz.	90	9	10	2	*	20	10	*	—
1 oz.	106	14	28	9	*	17	7	*	*
1 oz.	90	11	20	8	*	15	6	*	—
1 oz.	90	11	20	7	*	15	6	*	—
1 oz.	100	11	20	7	*	15	4	*	—
1 oz.	90	11	20	8	*	15	10	*	—
1 oz.	100	11	20	8	*	15	10	*	—
1 oz.	90	11	20	8	*	15	4	*	—
1 oz.	90	11	20	8	*	15	8	*	—
1 oz.	82	9	19	5	*	16	4	*	*
1 oz.	95	11	23	8	*	22	5	*	*
1 oz.	90	11	20	7	*	15	4	*	—
1 oz.	90	11	20	7	*	15	4	*	—
1 oz.	70	6	15	5	*	20	6	*	—
1 oz.	70	6	10	5	*	15	4	*	—
1 oz.	30	*	*	*	*	15	4	*	—
1 oz.	35	3	3	*	*	15	4	*	—
1 oz.	110	14	25	10	*	15	6	*	—
1 oz.	110	14	25	8	*	15	6	*	—
¾ oz.	50	3	5	2	*	15	4	*	—
1 oz.	70	6	10	5	*	20	6	*	—

CHEESE DIP

FOOD NAME

fat free (Weight Watchers) *2 slices*

mellow fat free (Smartbeat)

mild (Golden Image)

sharp (Spreadery)

Vermont white (Spreadery)

cream light (Philadelphia)

nacho (Spreadery)

nonfat (Kraft Free)

Parmesan fat free grated (Weight Watchers)

port wine (Spreadery)

Swiss (Light N' Lively)

fat free (Smartbeat)

slices (Kraft)

white fat free (Weight Watchers) *2 slices*

CHEESE DIP *blue premium* (Kraft)

cheddar jalapeño (Frito-Lay)

mild (Frito-Lay)

conqueso (Tostitos)

fiesta (Chi-Chi's)

jalapeño premium (Kraft)

nacho (Kraft)

CHEESE ENTREE, FROM MIX *nacho* (Hamburger Helper)

CHEESE ENTREE, FROZEN *mozzarella cheese nuggets* (Banquet Entree)

Serving Size	Calories	Fat (%DV)	Sat. Fat (%DV)	Cholesterol (%DV)	Fiber (%DV)	Calcium (%DV)	Vitamin A (%DV)	Vitamin C (%DV)	Folic Acid (%DV)
¾ oz.	30	*	*	*	*	10	4	*	—
1 oz.	30	*	*	*	*	15	4	*	—
1 oz.	110	14	10	2	*	20	4	*	—
1 oz.	70	6	10	5	*	15	2	*	—
1 oz.	70	6	10	5	*	15	2	*	—
1 oz.	60	8	15	3	*	4	6	*	—
1 oz.	70	6	10	5	*	15	2	*	—
1 oz.	56	*	*	2	*	20	10	*	—
1 tbsp.	15	*	*	2	*	4	*	*	—
1 oz.	70	6	10	5	*	15	2	*	—
1 oz.	70	5	10	5	*	20	2	*	—
1 oz.	30	*	*	*	*	15	4	*	—
1 oz.	90	11	20	8	*	20	6	*	—
¾ oz.	30	*	*	*	*	10	4	*	—
2 tbsp.	50	6	10	3	*	4	2	*	—
2 tbsp.	50	5	5	2	*	—	—	—	—
2 tbsp.	50	5	5	2	*	—	—	—	—
2 tbsp.	40	31	3	*	2	—	—	—	—
1 oz.	41	5	5	3	—	4	2	4	—
2 tbsp.	50	6	15	5	*	4	2	*	—
2 tbsp.	55	6	10	3	*	4	2	2	—
1 cup	360	23	—	—	—	8	2	*	—
2½ oz.	230	18	—	—	—	35	*	*	—

FOOD NAME

Welsh rarebit (Stouffer's Side Dishes)

CHEESE PUFFS & SNACKS *cheez ums* (Pringle's)

crunchy (Chee-tos)

curls (Chee-tos)

(Slim-Fast)

(Weight Watchers) *1 bag*

flamin' hot (Chee-tos)

green onion (Health Valley)

original (Health Valley)

puffs (Chee-tos)

zesty chili (Health Valley)

CHEESE SAUCE *from mix prep. w/ milk* (generic)

CHEESE SPREAD *American* (Cheez Whiz)

(generic)

(Nabisco Easy Cheese)

bacon (Squeez-A-Snak)

blue (Roka)

cheddar medium (Kraft)

mild (Nabisco Easy Cheese)

port wine (WisPride)

sharp (WisPride)

cheese & bacon (Nabisco Easy Cheese)

Serving Size	Calories	Fat (%DV)	Sat. Fat (%DV)	Cholesterol (%DV)	Fiber (%DV)	Calcium (%DV)	Vitamin A (%DV)	Vitamin C (%DV)	Folic Acid (%DV)
10 oz.	120	14	20	7	—	15	*	*	—
1 oz.	150	15	13	*	4	*	*	6	—
1 oz.	150	14	10	*	2	—	—	—	—
1 oz.	150	14	13	*	4	—	—	—	—
1 oz.	110	5	—	*	12	10	10	10	10
½ oz.	70	4	5	*	*	*	*	*	—
1 oz.	160	14	10	*	2	—	—	—	—
1 oz.	100	*	*	*	—	*	2	*	—
1 oz.	100	*	*	*	9	*	2	*	—
1 oz.	160	15	13	*	2	—	—	—	—
1 oz.	100	*	*	*	—	*	2	*	—
1 cup	307	26	—	—	4	57	8	4	3
1 oz.	80	9	15	7	*	10	6	*	—
1 oz.	82	9	19	5	*	16	4	*	*
1 oz.	80	9	20	7	—	10	*	*	—
1 oz.	80	11	20	7	*	15	2	*	—
2 tbsp.	70	9	20	7	*	6	4	*	—
2 tbsp.	60	8	15	5	*	15	2	*	—
1 oz.	80	9	20	7	—	10	*	*	—
2 tbsp.	100	11	15	7	*	*	5	*	—
2 tbsp.	100	11	20	7	*	15	6	*	—
1 oz.	80	9	20	7	—	10	*	*	—

FOOD NAME

garlic flavor (Squeez-A-Snak)

hickory smoke flavor (Squeez-A-Snak)

jalapeño (Kraft)

(Squeez-A-Snak)

Limburger (Mohawk Valley)

Mexican (Cheez Whiz)

hot (Velveeta)

nacho (Nabisco Easy Cheese)

Neufchâtel (WisPride)

light (Philadelphia)

w/ french onion (Spreadery)

olive & pimento (Kraft)

pimento (Velveeta)

sharp (Old English)

w/ pineapple (Kraft)

CHERRY *sour fresh red*

sweet fresh

fresh

CHERRY, CANNED *in heavy syrup*

pitted (Del Monte)

in juice

in light syrup

in water

Serving Size	Calories	Fat (%DV)	Sat. Fat (%DV)	Cholesterol (%DV)	Fiber (%DV)	Calcium (%DV)	Vitamin A (%DV)	Vitamin C (%DV)	Folic Acid (%DV)
1 oz.	80	11	20	7	*	15	2	*	—
1 oz.	80	11	20	7	*	15	2	*	—
2 tbsp.	70	8	15	5	*	4	4	*	—
1 oz.	80	9	20	7	*	15	2	*	—
1 oz.	70	9	15	7	*	10	4	*	—
1 oz.	80	9	20	7	*	10	4	*	—
1 oz.	80	9	15	7	*	15	10	*	—
1 oz.	80	9	20	7	—	10	*	*	—
2 tbsp.	60	8	15	5	*	*	8	4	—
1 oz.	80	11	20	8	*	2	6	*	—
1 oz.	70	9	15	7	*	2	8	*	—
2 tbsp.	60	8	15	5	*	4	4	*	—
1 oz.	80	9	15	7	*	15	15	*	—
1 oz.	80	11	20	7	*	15	10	*	—
2 tbsp.	70	8	15	5	*	4	4	*	—
½ cup	39	*	*	*	4	*	20	13	2
10	49	*	*	*	8	*	3	8	*
½ cup	53	*	*	*	8	*	3	9	*
½ cup	107	*	*	*	4	*	4	8	*
½ cup	100	*	*	*	2	*	*	20	—
½ cup	68	*	*	*	4	2	3	5	*
½ cup	84	*	*	*	4	*	4	8	*
½ cup	57	*	*	*	4	*	4	5	*

FOOD NAME

sour in heavy syrup

in water

CHERRY DRINK *from mix* (Tang)

organic (Santa Cruz Natural)

CHERRY JUICE (Farmer's Market)

CHERRY-CRANBERRY DRINK (Ocean Spray Cran-Cherry)

CHESTNUT, EUROPEAN *roasted* (generic)

CHESTNUT, JAPANESE *raw*

CHEWING GUM see CANDY

CHICK PEA *dry, cooked* (generic)

(Bush Bros)

canned (Hain)

(Progresso)

CHICKEN *back w/out skin fried*

stewed

back w/ skin roasted

stewed

breast w/out skin fried

roasted

stewed

breast w/ skin batter-fried

roasted

stewed

Serving Size	Calories	Fat (%DV)	Sat. Fat (%DV)	Cholesterol (%DV)	Fiber (%DV)	Calcium (%DV)	Vitamin A (%DV)	Vitamin C (%DV)	Folic Acid (%DV)
½ cup	116	*	*	*	4	*	18	4	2
½ cup	44	*	*	*	4	*	18	4	2
8½ fl. oz.	130	*	*	*	*	*	*	100	20
8 fl. oz.	110	*	*	*	*	4	6	4	—
8 fl. oz.	120	*	*	*	*	*	*	2	—
8 fl. oz.	160	*	*	*	*	*	*	100	—
1 oz.	70	*	*	*	16	*	*	12	5
1 oz.	44	*	*	*	—	*	*	12	3
½ cup	134	3	*	*	—	4	*	2	35
½ cup	130	3	3	*	36	6	*	*	—
½ cup	80	3	3	*	24	4	*	*	—
½ cup	110	2	—	*	24	4	*	*	—
½ back	167	14	12	18	*	2	*	*	*
½ back	88	7	7	12	*	*	*	*	*
3 oz.	255	27	25	25	*	2	6	*	*
3 oz.	219	24	22	22	*	2	5	*	*
½	161	6	6	26	*	*	*	*	*
½	142	5	5	24	*	*	*	*	*
½	143	4	4	24	*	*	*	*	*
½	364	28	25	40	*	3	2	*	2
½	193	12	11	27	*	*	2	*	*
½	202	13	12	27	*	*	2	*	*

CHICKEN

FOOD NAME

dark meat w/ skin stewed

drumstick w/out skin fried

  roasted

  stewed

drumstick w/ skin batter-fried

  flour-fried

  roasted

  stewed

giblets fried

  simmered

leg w/ out skin fried

  roasted

  stewed

leg w/ skin batter-fried

  flour-fried

  roasted

liver simmered

thigh w/ out skin fried

  roasted

  stewed

thigh w/ skin batter-fried

  flour-fried

  roasted

Serving Size	Calories	Fat (%DV)	Sat. Fat (%DV)	Cholesterol (%DV)	Fiber (%DV)	Calcium (%DV)	Vitamin A (%DV)	Vitamin C (%DV)	Folic Acid (%DV)
3 oz.	198	19	18	23	*	*	3	*	*
1	82	5	5	13	*	*	*	*	*
1	76	4	4	14	*	*	*	*	*
1	78	4	4	13	*	*	*	*	*
1	193	17	15	21	—	*	—	*	2
1	120	10	9	15	—	*	—	*	*
1	112	9	8	16	*	*	*	*	*
1	116	9	9	16	*	*	*	*	*
1 cup	402	30	28	215	*	3	346	21	138
3 oz.	133	6	7	111	*	*	126	11	80
1 leg	196	14	12	31	*	*	*	*	2
1	181	12	11	30	*	*	*	*	2
1	187	12	11	30	*	*	*	*	2
1	431	39	34	47	—	3	—	*	4
1	284	25	22	35	—	*	—	*	2
1	264	24	21	35	*	*	3	*	2
1 cup	220	12	13	294	*	2	459	37	270
1	113	8	7	18	*	*	*	*	*
1	109	9	8	16	*	*	*	*	*
1	107	8	8	16	*	*	*	*	*
1	238	22	19	27	—	2	—	*	2
3 oz.	223	20	18	27	—	*	—	*	2
1	153	15	14	19	*	*	2	*	*

FOOD NAME

stewed

whole w/ out skin fried

roasted

stewed

whole, w/ skin batter fried

batter-fried

flour-fried

whole w/ skin roasted

stewed

wing w/out skin fried

roasted

stewed

wing w/ skin batter-fried

flour-fried

roasted

wing w/ skin stewed

CHICKEN, CAPON whole w/ skin roasted

CHICKEN, CANNED chunk breast (Hormel)

no salt (Hormel)

white meat (Swanson)

w/ broth (generic)

CHICKEN, COLD CUTS breast (Oscar Mayer)

(Oscar Mayer Healthy Favorites)

Serving Size	Calories	Fat (%DV)	Sat. Fat (%DV)	Cholesterol (%DV)	Fiber (%DV)	Calcium (%DV)	Vitamin A (%DV)	Vitamin C (%DV)	Folic Acid (%DV)
1	158	15	14	19	*	*	2	*	*
3 oz.	186	12	11	27	*	*	*	*	2
3 oz.	162	10	9	25	*	*	*	*	*
3 oz.	150	9	8	24	*	*	*	*	*
3 oz.	247	23	20	29	—	2	—	*	5
3 oz.	335	38	33	21	—	2	—	*	2
3 oz.	427	56	50	21	—	*	—	*	*
3 oz.	203	18	16	25	*	*	3	*	*
3 oz.	186	16	15	22	*	*	2	*	*
1 wing	44	3	3	6	*	*	*	*	*
1 wing	49	3	3	7	*	*	*	*	*
1 wing	52	3	3	7	*	*	*	*	*
1 wing	159	16	15	13	—	*	—	*	*
1 wing	103	11	10	9	—	*	—	*	*
1 wing	116	12	11	11	*	*	*	*	*
3 oz.	212	22	20	20	*	*	2	*	*
3 oz.	195	15	14	24	*	*	*	*	*
2½ oz.	90	5	5	10	—	1	*	*	*
2½ oz.	90	5	5	12	—	*	*	*	*
2½ oz.	100	6	—	—	—	*	*	*	*
½ can	117	9	8	15	*	*	2	2	*
1 slice	25	*	*	4	*	*	*	*	*
1 slice	12	*	*	2	*	*	*	*	*

CHICKEN DINNER, FROZEN

FOOD NAME

deluxe (Oscar Mayer)

roasted (Oscar Mayer)

roasted (Bryan Thin Sliced)

smoked (Bryan Thin Sliced)

(Oscar Mayer)

roll light meat (generic) *slice*

white meat slices (Oscar Mayer)

CHICKEN DINNER, FROZEN *à la king* (Armour Classics Lite)

(Swanson)

barbecue flavored (Swanson)

breast glazed (Top Shelf)

teriyaki (Budget Gourmet Light & Healthy)

w/ fettucini (Budget Gourmet Light & Healthy)

burgundy (Armour Classics Lite)

chunks Southern fried (Country Skillet)

cordon bleu (Le Menu Dinner)

Dijon (Healthy Choice)

fried, dark meat regular (Swanson)

fried, white meat (Swanson)

glazed (Armour Classics)

(Le Menu Healthy Dinner)

herb roasted (Healthy Choice)

(Le Menu Healthy Dinner)

Serving Size	Calories	Fat (%DV)	Sat. Fat (%DV)	Cholesterol (%DV)	Fiber (%DV)	Calcium (%DV)	Vitamin A (%DV)	Vitamin C (%DV)	Folic Acid (%DV)
1 slice	29	*	*	5	*	*	*	*	*
1 slice	13	*	*	2	*	*	*	*	*
1 oz.	30	2	—	5	*	—	—	—	*
1 oz.	30	2	—	5	*	—	—	—	*
1 slice	30	*	*	*	*	*	*	*	*
11 oz.	45	3	3	5	*	*	*	*	*
1 slice	38	3	3	5	*	*	*	*	*
11¼ oz.	290	11	—	18	—	6	45	100	—
5¼ oz.	190	18	—	—	—	4	*	*	—
10 oz.	550	35	—	—	—	8	15	6	—
10 oz.	170	3	5	12	—	4	40	6	—
11 oz.	300	12	5	10	—	4	25	45	—
11 oz.	240	9	10	15	—	15	80	50	—
10 oz.	210	3	—	15	—	4	40	40	—
6 oz.	170	28	—	10	—	2	*	*	—
11½ oz.	390	25	—	—	—	20	150	15	—
11 oz.	250	5	5	13	—	2	10	15	—
7¼ oz.	420	34	—	—	—	4	2	35	—
10¼ oz.	550	38	—	—	—	6	*	6	—
10¾ oz.	300	25	—	20	—	4	6	15	—
10½ oz.	330	5	5	10	—	10	60	4	—
11½ oz.	380	11	15	20	—	6	40	2	—
11 oz.	300	6	10	17	—	10	10	10	—

FOOD NAME

honey mustard (Le Menu Dinner)

imperial (Chun King)

marsala (Armour Classics Lite)

mesquite (Budget Gourmet Light & Healthy)

(Healthy Choice)

(Le Menu Healthy Dinner)

Oriental style (Armour Classics Lite)

(Healthy Choice)

parmigiana (Armour Classics)

(Budget Gourmet Light & Healthy)

(Healthy Choice)

(Swanson)

homestyle (Stouffer's Entrees)

pasta divan (Healthy Choice)

pasta primavera (Le Menu Dinner)

patties Southern fried (Country Skillet)

Santa Fe grilled (Le Menu Dinner)

Southwestern style (Healthy Choice)

stir fry w/ pasta (Healthy Choice Homestyle)

sweet & sour (Armour Classics Lite)

(Le Menu Dinner)

teriyaki (Healthy Choice)

tomato garden (Le Menu Dinner)

Serving Size	Calories	Fat (%DV)	Sat. Fat (%DV)	Cholesterol (%DV)	Fiber (%DV)	Calcium (%DV)	Vitamin A (%DV)	Vitamin C (%DV)	Folic Acid (%DV)
11½ oz.	390	18	—	—	—	4	220	10	—
13 oz.	300	2	—	10	—	5	25	15	—
10½ oz.	250	11	—	27	—	6	6	30	—
11 oz.	250	9	5	13	—	6	90	25	—
10½ oz.	300	5	5	13	—	4	8	80	—
10¼ oz.	300	5	5	10	—	15	35	60	—
10 oz.	180	2	—	12	—	4	10	70	—
11¼ oz.	200	2	3	12	—	4	25	60	—
11½ oz.	370	29	—	25	—	15	15	15	—
11 oz.	270	14	15	17	—	10	20	8	—
11½ oz.	290	9	15	18	—	10	70	10	—
10 oz.	300	23	—	—	—	6	50	20	—
10⅞ oz.	320	15	10	25	16	15	10	10	—
12 oz.	300	6	10	17	—	15	80	120	—
11½ oz.	330	15	—	—	—	15	110	40	—
6 oz.	240	23	—	12	—	2	*	6	—
10¼ oz.	320	15	—	—	—	8	100	35	—
12½ oz.	340	8	10	20	—	4	8	50	—
12 oz.	300	8	5	10	—	2	10	15	—
11 oz.	240	3	—	12	—	4	20	40	—
11 oz.	360	14	—	—	—	6	140	15	—
12¼ oz.	290	6	5	18	—	4	2	10	—
10¼ oz.	240	9	—	—	—	10	25	25	—

FOOD NAME

w/ almonds (Swanson)

w/ barbecue sauce (Healthy Choice)

w/ fettuccine (Armour Classics)

w/ noodles (Armour Classics)

w/ salsa (Healthy Choice)

   (Le Menu Healthy Dinner)

w/ wine & mushroom sauce (Armour Classics)

CHICKEN ENTREE, CANNED *stew* (Swanson)

   microwave (Dinty Moore)

sweet & sour (La Choy)

teriyaki bi-pack (La Choy)

w/ dumplings (Swanson)

CHICKEN ENTREE, FROM MIX *cheesy broccoli* (Chicken Helper)

creamy mushroom (Chicken Helper)

stir-fried (Chicken Helper)

CHICKEN ENTREE, FROZEN *à l'orange* (Stouffer's Lean Cuisine)

   (Weight Watchers Entree)

à la king (Light & Elegant Entree)

   (Stouffer's Entrees)

au gratin (Budget Gourmet Light & Healthy)

baked (Stouffer's Entrees)

barbecue glazed (Weight Watchers Entree)

barbecue sauce w/ rice pilaf (Stouffer's Lean Cuisine)

Serving Size	Calories	Fat (%DV)	Sat. Fat (%DV)	Cholesterol (%DV)	Fiber (%DV)	Calcium (%DV)	Vitamin A (%DV)	Vitamin C (%DV)	Folic Acid (%DV)
10 oz.	310	14	—	—	—	8	20	30	—
12¾ oz.	380	9	10	13	—	6	10	20	—
11 oz.	260	14	—	17	—	15	30	100	—
11 oz.	230	11	—	17	—	8	90	90	—
11¼ oz.	240	3	5	17	—	8	20	110	—
10¼ oz.	300	6	5	8	—	10	8	100	—
10¾ oz.	280	17	—	17	—	8	35	35	—
7⅔ oz.	160	11	—	—	—	2	110	10	—
7½ oz.	260	28	20	27	—	4	40	3	—
¾ cup	240	3	3	6	4	2	*	4	—
¾ cup	85	3	3	7	4	2	*	12	—
7½ oz.	220	17	—	—	—	2	8	*	—
7 oz.	310	14	15	22	—	8	2	*	—
8 oz.	320	17	15	30	—	8	4	*	—
7 oz.	370	22	15	48	—	6	8	*	—
8 oz.	280	6	5	18	—	4	8	20	—
8 oz.	200	2	*	5	8	4	10	8	—
9 oz.	240	11	—	13	—	6	*	8	—
9½ oz.	320	15	15	18	12	10	2	6	—
9 oz.	230	12	25	13	—	15	70	15	—
8⅞ oz.	270	18	15	25	8	2	*	2	—
7½ oz.	190	4	5	7	4	4	8	10	—
8¾ oz.	260	9	5	17	—	6	25	30	—

FOOD NAME

breast, glazed (Healthy Choice Entree)

breast, oven baked & breaded (Stouffer's Lean Cuisine)

breast tenders & O'Brien potatoes homestyle (Stouffer's Entrees)

cacciatore (Stouffer's Lean Cuisine)

Cajun (Chicken by George)

cordon bleu (Weight Watchers Entree)

creamed (Stouffer's Entrees)

crunchy walnut (Chun King)

divan (Stouffer's Entrees)

fajitas (Healthy Choice Entree)

fiesta (Stouffer's Lean Cuisine)

(Weight Watchers Entree)

Francais (Weight Watchers Entree)

french recipe (Budget Gourmet Light & Healthy)

fried breast & whipped potatoes homestyle (Stouffer's Entrees)

w/ whipped potatoes (Swanson Entree)

glazed w/ vegetable rice (Stouffer's Lean Cuisine)

grilled & glazed (Weight Watchers Entree)

half breast (Swanson)

honey mustard (Healthy Choice Entree)

(Weight Watchers Entree)

imperial (Weight Watchers Entree)

Italiano (Stouffer's Lean Cuisine)

Serving Size	Calories	Fat (%DV)	Sat. Fat (%DV)	Cholesterol (%DV)	Fiber (%DV)	Calcium (%DV)	Vitamin A (%DV)	Vitamin C (%DV)	Folic Acid (%DV)
8½ oz.	220	5	5	15	—	*	*	2	—
8 oz.	200	8	10	12	—	2	35	10	—
6⅝ oz.	380	28	15	17	16	2	2	6	—
10⅞ oz.	280	11	10	15	—	4	10	15	—
5 oz.	180	12	5	27	—	2	3	4	—
9 oz.	220	9	10	7	12	15	20	10	—
6½ oz.	280	31	35	27	4	8	*	*	—
13 oz.	310	8	—	15	—	4	*	8	—
8 oz.	210	15	20	22	4	15	2	40	—
7 oz.	200	5	5	12	—	8	15	15	—
8½ oz.	240	8	10	13	—	2	15	15	—
8 oz.	200	2	3	5	12	4	10	20	—
8½ oz.	150	2	*	3	16	15	10	15	—
10 oz.	220	14	20	13	—	6	50	15	—
7⅛ oz.	330	25	20	18	12	2	2	2	—
7 oz.	400	32	—	—	—	4	*	6	—
8½ oz.	250	11	10	17	—	2	2	6	—
8 oz.	130	2	*	3	132	4	2	2	—
4½ oz.	360	31	—	—	—	4	*	*	—
9½ oz.	250	5	5	13	—	2	10	6	—
7½ oz.	140	2	3	5	28	4	2	6	—
8½ oz.	200	5	5	8	16	4	8	6	—
9 oz.	270	9	5	13	—	10	10	40	—

FOOD NAME

lemon herb (Chicken by George)

mandarin (Budget Gourmet Light & Healthy)

   (Healthy Choice Entree)

marsala (Budget Gourmet Entrees)

   w/ vegetables (Stouffer's Lean Cuisine)

mesquite (Chicken by George)

mirabella (Weight Watchers Entree)

Monterey homestyle (Stouffer's Entrees)

nuggets (Banquet Entree)

   (Swanson)

   Southern fried (Banquet Entree)

   w/ french fries (Swanson Entree)

orange glazed (Budget Gourmet Light & Healthy)

Oriental style (Healthy Choice Entree)

   (Stouffer's Lean Cuisine)

   w/ vegetables (Budget Gourmet Light & Healthy)

parmigiana (Stouffer's Lean Cuisine)

   (Weight Watchers Entree)

patties Southern fried (Banquet Entree)

piccata lemon herb (Weight Watchers Entree)

pot pie (Mrs. Paterson's) *1 pie*

   (Stouffer's Entrees)

   (Swanson)

Serving Size	Calories	Fat (%DV)	Sat. Fat (%DV)	Cholesterol (%DV)	Fiber (%DV)	Calcium (%DV)	Vitamin A (%DV)	Vitamin C (%DV)	Folic Acid (%DV)
5 oz.	170	9	5	23	—	1	*	2	—
10 oz.	240	8	5	13	—	2	25	25	—
10 oz.	240	3	3	15	—	2	25	15	—
9 oz.	260	12	—	30	—	4	35	6	—
8⅛ oz.	180	6	5	18	—	4	40	10	—
5 oz.	170	9	5	23	—	2	3	1	—
9¼ oz.	160	2	*	3	20	4	15	25	—
9⅜ oz.	410	31	45	25	16	35	10	15	—
2½ oz.	200	20	—	—	—	*	*	2	—
3 oz.	230	22	—	—	—	*	*	*	—
2½ oz.	210	22	—	—	—	*	*	2	—
4¾ oz.	290	22	—	—	—	2	*	*	—
9 oz.	270	5	5	8	—	2	10	15	—
9½ oz.	280	8	5	15	—	4	8	10	—
9 oz.	280	11	10	12	—	4	4	10	—
9 oz.	280	9	5	7	—	4	10	6	—
10⅞ oz.	260	11	10	20	—	10	25	10	—
9 oz.	230	9	15	17	8	15	8	8	—
2½ oz.	200	18	—	—	—	*	*	*	—
7½ oz.	170	2	*	5	12	4	20	8	—
(5½ oz.)	440	37	40	27	—	3	30	1	—
10 oz.	520	51	40	23	12	8	50	4	—
7 oz.	390	35	—	—	—	2	25	*	—

FOOD NAME

roast glazed (Weight Watchers Entree)

sandwich w/ broccoli & cheddar (Weight Watchers Entree)

Southern fried (Weight Watchers Entree)

spicy fried (Swanson)

suiza (Weight Watchers Entree)

sweet & sour (Budget Gourmet Entrees)

(Stouffer's Lean Cuisine)

tenderloins in herb cream sauce (Stouffer's Lean Cuisine)

teriyaki (Chicken by George)

Tex-Mex (Weight Watchers Entree)

thighs & drumsticks (Swanson)

w/ egg noodles (Light & Elegant Entree)

(Swanson Entree)

escalloped (Stouffer's Entrees)

w/ fettuccine (Budget Gourmet Entrees)

w/ vegetables (Healthy Choice Entree)

Italian style (Budget Gourmet Light & Healthy)

w/ vegetables & teriyaki (Weight Watchers Entree)

wing nibbles (Swanson)

CHICKEN GRAVY *canned* (generic)

golden (Pepperidge Farm)

w/ giblets (Franco-American)

CHICKEN HOT DOG *see* HOT DOG

Serving Size	Calories	Fat (%DV)	Sat. Fat (%DV)	Cholesterol (%DV)	Fiber (%DV)	Calcium (%DV)	Vitamin A (%DV)	Vitamin C (%DV)	Folic Acid (%DV)
9 oz.	200	8	13	5	16	8	4	2	—
5 oz.	250	9	13	8	4	6	10	4	—
8 oz.	280	17	23	22	4	8	15	*	—
3¼ oz.	290	28	—	—	—	*	*	*	—
8½ oz.	240	9	10	12	12	15	15	8	—
10 oz.	340	8	—	10	—	6	45	20	—
9 oz.	280	9	5	17	—	2	25	20	—
9½ oz.	240	8	10	20	—	15	20	8	—
5 oz.	180	8	5	23	—	1	*	4	—
8⅓ oz.	260	6	8	12	4	4	30	20	—
3¼ oz.	280	25	—	—	—	2	*	*	—
9 oz.	240	11	—	17	—	10	25	*	—
9 oz.	310	23	—	—	—	6	10	*	—
10 oz.	440	45	30	27	8	10	*	*	—
10 oz.	400	32	—	28	—	20	20	6	—
11½ oz.	280	5	5	8	—	4	15	15	—
10¼ oz.	310	12	10	10	—	8	40	15	—
9 oz.	150	3	5	7	16	8	8	10	—
3¼ oz.	300	29	—	—	—	2	*	*	—
¼ cup	47	5	—	—	*	*	5	*	*
¼ cup	25	2	—	—	—	*	*	*	—
¼ cup	30	3	—	—	*	*	*	*	—

FOOD NAME

CHICKEN LIVER PATÉ (generic)

CHICKEN SALAD *canned* (Libby's)

CHICKEN SPREAD (generic)

   (Underwood)

CHILI, CANNED (Gebhardt)

  chili-mac (Chef Boyardee)

  vegetarian mild w/ black beans (Health Valley)

    spicy (Health Valley)

  w/ beans (generic)

    (Old El Paso)

    hot (Gebhardt)

    mild (Hormel)

  w/out beans (Just Rite)

    hot (Hormel)

  w/out beans (Libby's)

CHILI, FROZEN *chili mac microwave* (Hormel Micro Cup)

  turkey w/ beans microwave (Healthy Choice)

  w/ beans con carne (Stouffer's Entrees)

    microwave (Hormel Micro Cup)

CHILI SAUCE (Del Monte)

CHILI SEASONING MIX (Gebhardt Chili Quik)

   (Old El Paso)

CHITTERLINGS see PORK

Serving Size	Calories	Fat (%DV)	Sat. Fat (%DV)	Cholesterol (%DV)	Fiber (%DV)	Calcium (%DV)	Vitamin A (%DV)	Vitamin C (%DV)	Folic Acid (%DV)
1 oz.	57	6	6	37	*	*	4	5	23
2 oz.	90	9	5	5	*	*	*	*	*
2 oz.	108	10	10	10	*	8	*	*	*
2⅛ oz.	150	14	15	13	*	*	*	*	—
1 cup	530	66	80	50	4	6	*	11	—
7½ oz.	230	17	—	7	—	*	15	2	—
7½ oz.	105	*	*	*	48	9	150	6	—
7½ oz.	105	*	*	*	48	9	150	6	—
½ cup	143	11	15	7	24	6	9	4	7
1 cup	217	15	—	11	24	4	55	—	—
1 cup	470	42	49	22	24	10	*	40	—
7½ oz.	300	23	25	18	—	6	21	*	—
1 cup	180	17	19	14	*	3	*	5	—
7½ oz.	360	42	55	20	—	5	33	*	—
1 cup	280	57	85	25	4	8	25	*	—
7½ oz.	192	14	20	7	—	—	21	*	—
7½ oz.	200	8	—	15	—	6	30	20	—
1 cup	270	15	20	12	32	10	15	6	—
7⅓ oz.	250	17	20	16	—	6	19	*	—
1 tbsp.	20	*	*	*	*	*	10	2	—
1 tbsp.	30	*	*	*	*	*	*	*	—
⅕ pkg	21	2	—	*	4	2	6	2	—

FOOD NAME

CHIVES *raw chopped*

CHOCOLATE, BAKING *liquid* (Nestlé Choco-Bake)

  semi-sweet (Baker's)

  sweet (German's)

  unsweetened (Baker's)

  white (generic)

CHOCOLATE BAR see CANDY BAR

CHOCOLATE CANDY see CANDY

CHOCOLATE CHIPS *milk* (Nestlé)

  semi-sweet (Nestlé)

CHOCOLATE SYRUP (generic)

CHOCOLATE TOPPING (Kraft)

  dark (Smucker's Special Recipe)

  fudge (Hershey's)

CHORIZO *pork & beef* (generic)

CHOW MEIN, CANNED *beef* (La Choy)

  chicken (La Choy)

  shrimp (La Choy)

  vegetarian (La Choy)

CHOW MEIN, FROZEN *chicken* (Chun King)

  (Healthy Choice Entree)

  (Stouffer's Lean Cuisine)

  (Weight Watchers Entree)

Serving Size	Calories	Fat (%DV)	Sat. Fat (%DV)	Cholesterol (%DV)	Fiber (%DV)	Calcium (%DV)	Vitamin A (%DV)	Vitamin C (%DV)	Folic Acid (%DV)
1 tbsp.	1	*	*	*	*	*	3	3	*
1 oz.	160	24	50	*	24	*	*	*	—
1 oz.	140	14	—	*	*	*	*	*	—
1 oz.	140	15	—	*	*	*	*	*	—
1 oz.	140	23	—	*	*	2	*	*	—
1 bar	453	40	76	6	*	18	4	*	3
1 oz.	140	12	20	*	*	*	*	*	—
1 oz.	140	12	20	*	16	*	*	*	*
2 tbsp.	73	4	6	*	*	2	*	*	*
2 tbsp.	100	*	*	*	*	*	*	*	—
2 tbsp.	130	2	—	*	*	2	*	*	*
2 tbsp.	95	6	—	*	*	3	*	*	*
1 oz.	129	17	21	8	*	*	*	*	*
¾ cup	40	3	4	5	8	8	*	2	—
¾ cup	70	6	5	5	8	8	*	3	—
¾ cup	35	2	*	17	8	8	*	6	—
¾ cup	25	*	*	*	8	6	*	5	—
13 oz.	370	9	—	28	—	2	10	6	—
9 oz.	240	8	10	15	—	2	8	6	—
9 oz.	240	8	5	10	—	4	6	10	—
9 oz.	200	2	*	7	24	4	10	33	—

FOOD NAME

CHRYSANTHEMUM *raw*

  boiled

CILANTRO see CORIANDER, FRESH

CINNAMON ROLL *97% fat free* (Hostess)

  frozen (Pepperidge Farm)

    (Rich's)

    (Weight Watchers)

  sweet (Hostess)

  w/ icing from refrigerated dough (Pillsbury)

CISCO *smoked*

CITRUS-CRANBERRY DRINK (Ocean Spray Refreshers)

CITRUS-PEACH DRINK (Ocean Spray Refreshers)

CLAM *breaded & fried small*

  raw 9 large or 20 small clams

  steamed/poached 20 small clams

CLAM, CANNED *minced* (generic)

    (Progresso)

CLAM, FROZEN *fried* (Mrs. Paul's)

  strips, microwave (Gorton's) *½ package*

CLAM DIP *premium* (Kraft)

CLAM SAUCE see PASTA SAUCE

COCKTAIL SAUCE (Del Monte)

    (Sauceworks)

Serving Size	Calories	Fat (%DV)	Sat. Fat (%DV)	Cholesterol (%DV)	Fiber (%DV)	Calcium (%DV)	Vitamin A (%DV)	Vitamin C (%DV)	Folic Acid (%DV)
½ cup	2	*	*	*	*	*	38	8	3
½ cup	10	*	*	*	4	3	51	20	6
1 roll	120	2	3	*	5	10	*	*	—
1 roll	280	22	*	*	—	2	*	*	—
1 roll	310	29	20	3	8	9	*	2	—
1 roll	180	8	5	2	12	4	*	*	—
1 roll	140	6	10	7	4	10	*	*	—
1 roll	110	8	5	*	—	*	*	*	—
3 oz.	150	16	8	9	*	2	16	*	*
8 fl. oz.	140	*	*	*	*	*	*	100	—
8 fl. oz.	120	*	*	*	*	*	6	100	—
20	380	32	25	38	—	12	11	31	*
	133	3	*	20	*	8	11	39	*
	133	3	*	20	*	8	10	33	*
½ cup	118	*	*	9	*	4	5	15	*
½ cup	90	2	*	15	*	*	*	*	—
2½ oz.	200	14	5	5	*	*	*	*	—
(3 oz.)	270	26	25	8	—	*	*	*	—
2 tbsp.	45	6	10	7	*	2	2	*	—
1 tbsp.	13	*	*	*	*	*	3	*	—
1 tbsp.	14	*	*	*	*	*	2	2	—

FOOD NAME

| COCOA DRINK, FROM MIX (Kayo) |
| (Weight Watchers) |
| *Bavarian chocolate* (Swiss Miss) |
| *diet* (Swiss Miss) |
| *fortified* (generic) (½ oz. packet) |
| *lite* (Swiss Miss) |
| *low-calorie* (generic) |
| *milk chocolate flavor* (Swiss Miss) |
| *sugar free* (Swiss Miss) |
| *w/ marshmallows* (Weight Watchers) |
| *w/ mini marshmallows* (Swiss Miss) |
| COCOA POWDER (generic) |
| (Nestlé) *1 oz.* |
| COCONUT *creamed* (generic) |
| *flaked* sweetened (generic) |
| *shredded* (Baker's) |
| COCONUT CREAM *raw* |
| *canned* |
| COCONUT MILK *raw* |
| *canned* |
| COCONUT NECTAR (Knudsen Tropical Blend) |
| COD, ATLANTIC *broiled/baked* |

Serving Size	Calories	Fat (%DV)	Sat. Fat (%DV)	Cholesterol (%DV)	Fiber (%DV)	Calcium (%DV)	Vitamin A (%DV)	Vitamin C (%DV)	Folic Acid (%DV)
6 fl. oz.	100	—	—	—	*	*	*	*	*
1 pkt.	70	*	*	*	4	*	6	*	—
6 fl. oz.	110	5	7	*	*	4	*	*	—
6 fl. oz.	20	*	*	*	*	8	*	*	—
6 fl. oz.	119	4	*	*	*	10	10	10	*
6 fl. oz.	70	*	*	*	*	4	*	*	—
6 fl. oz.	48	*	*	*	*	9	*	*	*
6 fl. oz.	110	2	2	2	*	4	*	*	—
6 fl. oz.	60	*	*	*	*	8	*	*	—
1 pkt.	70	*	*	2	4	*	6	*	—
6 fl. oz.	110	2	2	2	*	2	*	*	—
1 tbsp.	11	*	2	*	8	*	*	*	*
(⅓ cup)	80	8	—	*	40	4	*	*	—
1 oz.	194	30	87	*	—	*	*	*	*
1 cup	351	37	106	*	12	*	*	*	2
⅓ cup	120	12	—	*	*	*	*	*	—
1 cup	792	128	369	*	—	3	*	11	14
1 cup	568	81	233	*	28	*	*	9	11
1 cup	552	88	254	*	20	4	*	11	10
1 cup	445	74	214	*	—	4	*	4	8
8 fl. oz.	140	*	*	*	*	*	*	*	—
1 fillet	189	2	*	33	*	3	2	3	*

FOOD NAME

dried & salted

COD, PACIFIC *broiled/baked*

COD, CANNED *Atlantic* (generic)

cakes (Gorton's)

COD, FROZEN *fillet* (Mrs. Paul's Light)

light (Van de Kamp's)

lemon thyme seasoned (Gorton's Select)

COD LIVER OIL

COFFEE (generic)

COFFEE, FLAVORED *cappucino, hot mocha* (Maxwell House)

cappucino, iced cinnamon (Maxwell House Cappio)

Francais (General Foods)

hazelnut Belgian (General Foods)

orange cappucino (General Foods)

sugar-free (General Foods)

Suisse Mocha decaffeinated sugar-free (General Foods)

Vienesse chocolate (General Foods)

Vienna (General Foods)

sugar-free (General Foods)

COFFEE CAKE see CAKE, SNACK

COFFEE CREAMER *liquid* (generic)

non-dairy (Farm Rich)

Serving Size	Calories	Fat (%DV)	Sat. Fat (%DV)	Cholesterol (%DV)	Fiber (%DV)	Calcium (%DV)	Vitamin A (%DV)	Vitamin C (%DV)	Folic Acid (%DV)
3 oz.	247	3	2	43	*	14	2	5	*
1 fillet	95	*	*	14	*	*	*		4	*
½ can	164	*	*	14	*	2	*	*	*
2 cakes	100	*	*	5	—	2	*	*	—
4¼ oz.	240	17	10	17	*	2	*	*	—
1 fillet	250	17	10	12	—	2	*	*	—
1 fillet	90	3	—	13	—	2	*	*	—
1 tbsp.	123	20	16	26	*	*	*	*	*
6 fl. oz.	4	*	*	*	*	*	*	*	*
6 fl. oz.	70	3	—	—	*	4	*	*	—
8 fl. oz.	130	5	—	—	*	8	*	*	—
6 fl. oz.	60	5	—	*	*	*	*	*	*
6 fl. oz.	60	3	—	*	*	*	*	*	*
6 fl. oz.	60	3	—	*	*	*	*	*	*
6 fl. oz.	30	3	—	*	*	*	*	*	*
6 fl. oz.	30	3	—	*	*	*	*	*	*
6 fl. oz.	50	3	—	*	*	*	*	*	*
6 fl. oz.	60	3	—	*	*	*	*	*	*
6 fl. oz.	30	3	—	*	*	*	*	*	*
½ oz.	20	2	7	*	*	*	*	*	*
½ oz.	20	3	*	*	*	*	*	*	*

FOOD NAME

powder (generic)
light (Coffee Rich)
COFFEE SUBSTITUTE see GRAIN BEVERAGE
COLD CUTS see specific meats
COLESLAW
COLLARD GREENS *boiled, chopped*
canned (Bush Bros)
frozen boiled (generic) *chopped*
COOKIE *almond toast* (Stella d'Oro)
angel bar (Stella d'Oro)
anginetti (Stella d'Oro)
anisette toast (Stella d'Oro)
apple (Health Valley)
apple bar (Newtons) *1 bar*
fat free (Newtons) *1 bar*
apple filled (Weight Watchers)
apple raisin fruit centers (Health Valley)
apple raisin bar (Weight Watchers)
apple spice (Health Valley)
apricot (Health Valley)
fruit centers (Health Valley)
arrowroot biscuit (National) *1 cookie*
banana spice fruit chunks (Health Valley)

Serving Size	Calories	Fat (%DV)	Sat. Fat (%DV)	Cholesterol (%DV)	Fiber (%DV)	Calcium (%DV)	Vitamin A (%DV)	Vitamin C (%DV)	Folic Acid (%DV)
½ oz.	22	*	8	*	*	*	*	*	*
½ oz.	12	*	*	*	*	*	*	*	*
½ cup	41	2	*	2	—	3	8	33	4
½ cup	17	*	*	*	4	*	35	13	*
½ cup	30	*	*	*	8	15	70	15	—
½ cup	31	*	*	*	—	18	102	37	16
2	110	4	—	10	—	—	—	—	—
2	150	15	—	*	—	—	—	—	—
4	140	6	—	13	—	—	—	—	—
3	130	2	—	12	—	—	—	—	—
1 bar	140	*	*	*	12	2	2	*	—
½ oz.	70	3	3	*	—	*	*	*	—
(½ oz.)	70	*	*	*	—	*	*	*	—
¾ oz.	70	*	*	*	*	*	*	*	—
1	70	*	*	*	14	2	10	4	—
1 oz.	100	5	5	*	8	*	*	*	—
3	80	*	*	*	12	2	10	4	—
1 bar	140	*	*	*	12	2	2	*	—
1	80	*	*	*	8	2	10	4	—
(½ oz.)	20	*	*	*	—	*	*	*	—
3	85	*	*	*	12	2	10	6	—

FOOD NAME

biscottini cashews (Stella d'Oro)

biscuit (Nabisco Social Tea) *3 cookies*

blueberry (Health Valley)

Bordeaux (Pepperidge Farm)

breakfast treat (Stella d'Oro)

brown edge wafer (Nabisco) *2 cookies*

brownie chocolate nut (Pepperidge Farm Old Fashioned)

Brussels (Pepperidge Farm)

Chantilly (Pepperidge Farm)

Chesapeake chocolate chunk pecan (Pepperidge Farm)

chessmen (Pepperidge Farm)

Chinese dessert (Stella d'Oro)

chocolate (Weight Watchers)

  bits (Grandma's)

chocolate chip (Grandma's)

  (Keebler Rainbow Chip)

  (Pepperidge Farm Old Fashioned)

  (Sunshine)

  (Weight Watchers)

  chewy (Chips Ahoy) *1 cookie*

  chocolate chunk pecan (Chips Ahoy) *1 cookie*

  real chocolate (Chips Ahoy) *1 cookie*

  rockers (Chips Ahoy) *1 cookie*

Serving Size	Calories	Fat (%DV)	Sat. Fat (%DV)	Cholesterol (%DV)	Fiber (%DV)	Calcium (%DV)	Vitamin A (%DV)	Vitamin C (%DV)	Folic Acid (%DV)
1	110	9	—	2	—	—	—	—	—
½ oz.	70	3	3	2	—	*	*	*	—
1 bar	100	*	*	*	12	2	10	4	—
2	70	5	5	*	*	*	*	*	—
1	100	5	—	3	—	—	—	—	—
(⅜ oz.)	70	5	3	*	—	*	*	*	—
2	110	11	10	3	*	*	*	*	—
2	110	8	10	*	*	*	*	*	—
1	80	3	5	*	*	*	*	*	—
1	120	11	10	2	4	*	*	*	—
2	90	6	10	3	*	*	*	*	—
1	170	14	—	2	—	—	—	—	—
¾ oz.	80	5	5	*	8	*	*	*	—
9	170	12	10	*	4	—	—	—	—
1	190	14	13	*	4	—	—	—	—
2	160	12	20	2	—	—	—	—	—
2	100	8	10	2	*	*	*	*	—
2	120	9	10	*	—	*	*	*	—
1 oz.	140	8	10	*	4	2	*	*	—
(½ oz.)	60	5	5	*	—	*	*	*	—
(½ oz.)	100	9	10	3	—	*	*	*	—
(½ oz.)	50	3	3	*	—	*	*	*	—
(½ oz.)	60	5	3	*	—	*	*	*	—

FOOD NAME

white fudge chunk (Chips Ahoy) *1 cookie*

chocolate chunk (Pepperidge Farm Soft Baked)

chocolate laced pirouettes (Pepperidge Farm)

chocolate marshmallow (Mallowmar) *1 cookie*

chocolate middles (Nabisco) *1 cookie*

chocolate sandwich (Grandma's Value Line)

(Hydrox)

(Oreo) *1 cookie*

(Weight Watchers)

low fat (Keebler Elfin Delights)

reduced fat (Hydrox)

chocolate snap (Nabisco) *4 cookies*

chocolate wafer (Nabisco) *2 cookies*

chocolate walnut (Pepperidge Farm Soft)

cinnamon graham snacks (Snackwell's) *9 cookies*

cinnamon sugar (Pepperidge Farm Family)

como delight (Stella d'Oro)

creme sandwich (Nabisco Cameo) *1 cracker*

crisped rice bar chocolate chip (generic)

date fruit centers (Health Valley)

date delight (Health Valley)

devil's food (Nabisco) *1 cookie*

egg biscuit roman (Stella d'Oro)

Serving Size	Calories	Fat (%DV)	Sat. Fat (%DV)	Cholesterol (%DV)	Fiber (%DV)	Calcium (%DV)	Vitamin A (%DV)	Vitamin C (%DV)	Folic Acid (%DV)
(½ oz.)	90	8	10	*	—	*	*	*	—
1 oz.	130	9	10	3	*	*	*	*	—
2	70	6	5	—	*	*	*	*	—
(½ oz.)	60	5	5	*	—	*	*	*	—
(½ oz.)	80	8	10	*	—	*	*	*	—
3	180	8	8	*	2	—	—	—	—
3	150	11	10	*	4	*	*	*	—
(½ oz.)	50	3	3	*	—	*	*	*	—
1 oz.	140	5	5	*	4	*	*	*	—
3	150	6	5	*	3	*	*	*	—
3	130	6	5	*	4	*	*	*	—
(½ oz.)	60	3	5	*	—	*	*	*	—
(½ oz.)	60	3	3	*	—	*	*	*	—
1 oz.	130	9	10	2	*	*	*	*	—
(½ oz.)	50	*	*	*	—	*	*	*	—
2	80	6	5	5	*	*	*	*	—
1	140	11	—	13	—	—	—	—	—
(½ oz.)	70	5	5	*	—	*	*	*	—
1 oz.	115	6	8	*	4	*	10	*	10
1	70	*	*	*	14	2	10	4	—
3	80	*	*	*	12	2	10	4	—
(½ oz.)	70	2	3	*	—	*	*	*	—
1	120	5	—	5	—	—	—	—	—

COOKIE

FOOD NAME

fig bar (Newtons) *1 bar*

  (Sunshine)

  fat free (Newtons) *1 bar*

fig filled (Weight Watchers)

fortune cookies (La Choy)

fruit slice (Stella d'Oro)

fudge (Heyday) *1 bar*

  deep (Stella d'Oro)

  nutty (Grandma's)

fudge brownie (Grandma's)

fudge coated wafers (Keebler)

geneva (Pepperidge Farm)

ginger snap (Nabisco) *2 cookies*

  (Sunshine)

gingerman (Pepperidge Farm Old Fashioned)

graham cracker chocolate covered (Nabisco) *1 cookie*

  cinnamon (Honey Maid) *2 cookies*

  (Sunshine)

  honey (Honey Maid) *2 cookies*

  (Sunshine)

  (Nabisco) *2 cookies*

graham peanut butter (Frito-Lay)

graham vanilla (Frito-Lay)

Serving Size	Calories	Fat (%DV)	Sat. Fat (%DV)	Cholesterol (%DV)	Fiber (%DV)	Calcium (%DV)	Vitamin A (%DV)	Vitamin C (%DV)	Folic Acid (%DV)
(½ oz.)	60	2	3	*	—	*	*	*	—
2	110	4	3	*	4	*	*	*	—
(½ oz.)	70	*	*	*	—	*	*	*	—
¾ oz.	70	*	*	*	*	2	*	*	—
2	15	*	*	*	*	*	*	*	—
2	130	8	—	*	—	—	—	—	—
(½ oz.)	110	9	10	13	—	2	*	*	—
2	130	9	—	3	—	—	—	—	—
1	190	12	8	*	4	—	—	—	—
1	360	20	15	7	4	—	—	—	—
3	150	12	23	*	3	*	*	*	—
2	130	9	10	*	*	*	*	*	—
(½ oz.)	60	2	3	*	—	*	*	*	—
7	130	7	5	*	2	*	*	*	—
2	70	5	*	2	*	*	*	*	—
(½ oz.)	50	5	—	*	—	*	*	*	—
(½ oz.)	60	2	3	*	—	*	*	*	—
2	120	8	6	*	3	2	*	*	—
(½ oz.)	60	2	3	*	—	*	*	*	—
2	120	6	5	*	4	2	*	*	—
(½ oz.)	60	2	3	*	—	*	*	*	—
1 pkg.	200	14	13	*	4	—	—	—	—
1 pkg.	210	17	13	*	8	—	—	—	—

FOOD NAME

hawaiian fruit (Health Valley)

hazelnut (Pepperidge Farm Old Fashioned)

healthy chips (Health Valley)

Irish oatmeal (Pepperidge Farm Old Fashioned)

lemon bits (Grandma's)

lemon nut crunch (Pepperidge Farm Old Fashioned)

Lido (Pepperidge Farm)

margherite chocolate (Stella d'Oro)

marshmallow fudge cakes (Nabisco) *1 cookie*

marshmallow twirl (Nabisco) *1 cookie*

Milano (Pepperidge Farm)

milk chocolate macadamia (Pepperidge Farm Soft Baked)

mint sandwich (Mystic) *1 cookie*

molasses (Grandma's)

molasses crisps (Pepperidge Farm Old Fashioned)

Nantucket chocolate chunk (Pepperidge Farm)

oatmeal (Baker's Bonus) *1 cookie*

(Pepperidge Farm Family)

fat-free (generic) *2 cookies*

w/ raisins (Snackwell's) *1 cookie*

oatmeal apple spice (Grandma's)

oatmeal chocolate chip (Sunshine)

oatmeal raisin (Health Valley)

Serving Size	Calories	Fat (%DV)	Sat. Fat (%DV)	Cholesterol (%DV)	Fiber (%DV)	Calcium (%DV)	Vitamin A (%DV)	Vitamin C (%DV)	Folic Acid (%DV)
3	80	*	*	*	12	2	10	4	—
2	110	9	10	*	*	*	*	*	—
3	80	*	*	*	12	2	10	6	—
2	90	8	5	2	*	*	*	*	—
9	150	9	13	*	2	—	—	—	—
2	110	11	10	*	*	*	*	*	—
1	90	8	5	*	*	*	*	*	—
2	150	11	—	*	—	—	—	—	—
(½ oz.)	90	6	5	*	—	*	*	*	—
(½ oz.)	130	8	5	*	—	*	*	*	—
2	120	9	10	2	*	*	*	*	—
1 oz.	130	11	10	3	*	*	*	*	—
(½ oz.)	90	6	5	*	—	*	*	*	—
1	160	6	5	*	4	—	—	—	—
2	70	5	*	*	*	*	*	*	—
1	120	9	10	2	4	2	*	*	—
(½ oz.)	80	5	3	*	—	*	*	*	—
1	90	6	5	3	4	*	*	*	—
(1 oz.)	92	*	*	*	8	*	*	*	*
(½ oz.)	60	2	3	*	—	*	*	*	—
1	170	9	8	*	8	—	—	—	—
2	170	12	15	*	8	*	*	*	—
3	80	*	*	*	12	2	10	4	—

FOOD NAME

(Pepperidge Farm Old Fashioned)

(Sunshine)

oatmeal spice (Weight Watchers)

orange pineapple fruit centers, mini (Health Valley)

Orleans (Pepperidge Farm)

peach apricot fruit centers, mini (Health Valley)

peanut bar (Heyday) *1 bar*

peanut butter (Grandma's)

(Pepperidge Farm Family)

peanut butter bar (Grandma's)

peanut butter sandwich (Grandma's)

(Nutter Butter) *1 cookie*

pecan (Nabisco) *1 cookie*

pecan shortbread (Pepperidge Farm Old Fashioned)

raisin bran (Pepperidge Farm Old Fashioned)

raspberry fruit centers (Health Valley)

raspberry apple fruit chunks (Health Valley)

raspberry bar (Health Valley)

(Newtons) *1 bar*

raspberry filled (Weight Watchers)

Santa Fe oatmeal raisin (Pepperidge Farm)

sesame (Stella d'Oro)

shortbread (Lorna Doone) *2 cookies*

Serving Size	Calories	Fat (%DV)	Sat. Fat (%DV)	Cholesterol (%DV)	Fiber (%DV)	Calcium (%DV)	Vitamin A (%DV)	Vitamin C (%DV)	Folic Acid (%DV)
2	110	8	10	3	*	*	*	*	—
2	170	11	8	*	4	*	*	*	—
¾ oz.	80	3	5	*	4	*	*	*	—
2	90	*	*	*	8	2	10	6	—
2	90	9	10	*	*	*	*	*	—
2	90	*	*	*	8	2	10	6	—
(½ oz.)	110	9	10	13	—	2	*	*	—
1	190	14	10	*	4	—	—	—	—
2	80	8	10	*	4	6	10	15	—
1	180	14	13	*	4	—	—	—	—
5	210	14	10	*	4	—	—	—	—
(½ oz.)	70	5	3	*	—	*	*	*	—
(½ oz.)	80	8	5	*	—	*	*	*	—
1	70	8	10	*	*	*	*	*	—
2	110	8	10	*	*	*	*	*	—
1	80	*	*	*	8	2	10	4	—
3	85	*	*	*	12	2	10	6	—
1 bar	90	*	*	*	12	2	10	4	—
(½ oz.)	70	3	3	*	—	*	*	*	—
¾ oz.	70	*	*	*	*	*	*	*	—
1	100	6	5	*	4	*	*	*	—
3	140	8	—	7	—	—	—	—	—
(½ oz.)	70	6	3	*	—	*	*	*	—

FOOD NAME

(Pepperidge Farm Old Fashioned)

(Weight Watchers)

fudge striped (Cookies & Fudge) *1 cookie*

strawberry bar (Health Valley)

(Newtons) *1 bar*

strawberry wafer (Grandma's Value Line)

sugar (Pepperidge Farm Old Fashioned)

sugar wafer (Bisco) *4 wafers*

(Nabisco Nilla) *4 wafers*

(Sunshine)

toffee chip (Keebler)

tropical fruit centers (Health Valley)

vanilla (Keebler)

(Nilla) *4 cookies*

(Sunshine)

vanilla sandwich (Grandma's)

(Sunshine Vienna Fingers)

reduced fat (Sunshine Vienna Fingers)

vanilla wafer (Grandma's Value Line)

Zürich (Pepperidge Farm)

COOKIE, FROM MIX *chocolate chip basic recipe* (Duncan Hines)

no cholesterol recipe (Duncan Hines)

peanut butter basic recipe (Duncan Hines)

Serving Size	Calories	Fat (%DV)	Sat. Fat (%DV)	Cholesterol (%DV)	Fiber (%DV)	Calcium (%DV)	Vitamin A (%DV)	Vitamin C (%DV)	Folic Acid (%DV)
2	150	12	10	*	*	*	*	*	—
¾ oz.	80	3	5	*	4	*	*	*	—
(½ oz.)	60	5	5	*	—	*	*	*	—
1 bar	90	*	*	*	12	2	10	4	—
(½ oz.)	70	3	3	*	—	*	*	*	—
1 pkg.	230	12	10	*	2	—	—	—	—
2	100	8	10	3	*	*	*	*	—
(½ oz.)	70	5	3	*	—	*	*	*	—
(1⅛ oz.)	60	3	3	*	—	*	*	*	—
4	180	6	5	*	—	*	*	*	*
2	140	12	10	*	—	—	—	—	—
1	80	*	*	*	8	2	10	4	—
8	160	9	10	*	—	—	—	—	—
(½ oz.)	60	3	3	*	—	*	*	*	—
7	150	11	9	1	2	*	*	*	—
5	210	14	13	*	4	—	—	—	—
2	140	9	8	*	3	*	*	*	—
2	130	5	3	*	4	*	*	*	—
1 pkg.	230	12	10	*	4	—	—	—	—
1	60	3	5	*	*	*	*	*	—
2	150	11	5	3	4	*	*	*	—
2	140	11	5	*	4	*	*	*	—
2	140	12	8	3	4	*	*	*	—

FOOD NAME

no cholesterol recipe (Duncan Hines)

sugar basic recipe (Duncan Hines)

from refrigerated dough (Pillsbury) *2 cookies*

no cholesterol recipe (Duncan Hines)

COOKIE, FROM REFRIGERATED DOUGH *chocolate chip* (Pillsbury)

chocolate chocolate chip (Pillsbury) *2 cookies*

oatmeal raisin (Pillsbury) *2 cookies*

peanut butter (Pillsbury) *2 cookies*

CORIANDER, FRESH *raw*

CORN *yellow raw, cut*

sweet boiled, cut

yellow boiled, cut

CORN, CANNED *cream style* (Bush Bros)

supersweet (Del Monte)

white low salt (generic)

yellow (Del Monte)

(generic)

(Green Giant)

supersweet no sugar (Del Monte)

white drained (generic)

no salt added (Del Monte)

Serving Size	Calories	Fat (%DV)	Sat. Fat (%DV)	Cholesterol (%DV)	Fiber (%DV)	Calcium (%DV)	Vitamin A (%DV)	Vitamin C (%DV)	Folic Acid (%DV)
2	140	12	8	*	4	*	*	*	—
2	120	9	8	3	4	*	*	*	—
(1 oz.)	70	5	3	*	—	*	*	*	—
2	120	8	8	*	4	*	*	*	—
2	140	10	9	1	2	*	*	*	—
(1 oz.)	70	5	3	*	—	*	*	*	—
(1 oz.)	60	3	3	*	—	*	*	*	—
(1 oz.)	70	5	3	2	—	*	*	*	—
½ cup	2	*	*	*	*	*	4	*	*
½ cup	66	*	*	*	8	*	4	9	9
1 ear	77	2	*	*	8	*	5	10	10
½ cup	89	2	*	*	20	*	*	8	10
½ cup	89	2	*	*	8	*	4	8	10
1 ear	83	2	*	*	8	*	3	8	9
½ cup	110	2	*	*	8	*	2	*	—
½ cup	60	*	*	*	7	*	*	10	—
½ cup	92	*	*	*	—	*	*	10	14
½ cup	90	*	*	*	8	*	*	10	—
½ cup	92	*	*	*	8	*	2	10	14
½ cup	100	*	*	*	8	*	2	4	—
½ cup	60	2	*	*	10	*	*	10	—
½ cup	66	*	*	*	4	*	*	12	10
½ cup	70	2	*	*	12	*	*	10	—

FOOD NAME

sweet (Del Monte)

vacuum pack (generic)

low salt (generic)

yellow golden sweet, whole kernel (Green Giant)

50% less salt (Green Giant)

niblets, no salt or sugar added (Green Giant)

sweet select (Green Giant)

CORN, FROZEN *cream style* (Green Giant)

in butter sauce (Bird's Eye Deluxe)

microwave golden whole kernel (Green Giant)

niblets in butter sauce (Green Giant)

sweet (Bird's Eye Deluxe)

(generic)

white (Green Giant)

boiled (generic)

shoepeg (Green Giant Select)

yellow boiled (generic)

cob boiled (generic)

sweet select (Green Giant)

in butter sauce niblets (Green Giant One Serving)

niblets (Green Giant)

sweet select (Green Giant)

CORN BREAD see BREAD

Serving Size	Calories	Fat (%DV)	Sat. Fat (%DV)	Cholesterol (%DV)	Fiber (%DV)	Calcium (%DV)	Vitamin A (%DV)	Vitamin C (%DV)	Folic Acid (%DV)
½ cup	80	*	*	*	8	*	*	15	—
½ cup	83	*	*	*	—	*	*	14	13
½ cup	83	*	*	*	—	*	*	14	13
½ cup	70	*	*	*	8	*	2	6	—
½ cup	70	*	*	*	8	*	*	4	—
½ cup	80	*	*	*	8	*	2	4	—
½ cup	60	*	*	*	12	*	2	*	—
½ cup	110	2	*	*	10	*	2	8	6?
½ cup	90	3	—	2	—	*	4	6	—
½ cup	80	*	*	*	4	*	6	2	—
½ cup	100	3	5	2	8	*	*	4	—
3⅓ oz.	80	2	*	*	—	*	4	8	8
½ cup	72	*	*	*	8	*	*	9	7
½ cup	80	*	*	*	8	*	*	15	—
½ cup	66	*	*	*	—	*	*	4	5
½ cup	90	*	*	*	8	*	*	10	—
½ cup	66	*	*	*	8	*	4	4	5
1 ear	76	*	*	*	—	*	3	7	6
1 ear	90	3	*	*	8	*	4	4	—
4½ oz.	120	3	5	2	12	*	2	4	—
½ cup	90	*	*	*	8	*	*	6	—
½ cup	60	2	*	*	8	*	2	*	—

FOOD NAME

CORN CHIPS see also TORTILLA CHIPS *barbecue* (Fritos)

dip size (Fritos)

nacho (Doritos)

plain (Fritos)

ranch (Doritos)

salsa 'n cheese (Doritos)

thin original (Doritos)

CORN GRITS see CEREAL, HOT

CORN MEAL *white* (Alber's)

yellow (Alber's)

CORN NUTS (Frito-Lay)

CORN OIL (Wesson)

CORN SYRUP *dark* (Karo)

light (Karo)

CORNISH GAME HEN *flesh only roasted*

flesh & skin roasted

CORNSALAD *raw*

COUSCOUS see RICE DISH

COWPEA   *catjang cooked*

common boiled

COWPEA, CANNED *common w/ pork*

CRAB, BLUE *canned*

steamed/poached

Serving Size	Calories	Fat (%DV)	Sat. Fat (%DV)	Cholesterol (%DV)	Fiber (%DV)	Calcium (%DV)	Vitamin A (%DV)	Vitamin C (%DV)	Folic Acid (%DV)
1 oz.	150	15	8	*	4	—	—	—	—
1 oz.	160	15	8	*	4	—	—	—	—
1 oz.	130	6	5	*	4	—	—	—	—
1 oz.	160	15	8	*	4	—	—	—	—
1 oz.	140	11	5	*	4	—	—	—	—
1 oz.	140	11	8	*	4	—	—	—	—
1 oz.	140	11	5	*	4	—	—	—	—
3 tbsp.	110	*	*	*	—	*	4	*	—
3 tbsp.	110	*	*	*	—	*	4	*	—
⅓ cup	150	8	5	*	8	—	—	—	*
1 tbsp.	120	22	10	*	*	*	*	*	—
1 tbsp.	60	*	*	*	*	*	*	*	*
1 tbsp.	60	*	*	*	*	*	*	*	*
½ bird	72	3	3	19	*	*	*	*	*
½ bird	296	32	29	50	*	*	2	*	*
½ cup	6	*	*	*	—	*	40	18	*
½ cup	101	*	*	*	—	2	*	*	31
½ cup	80	*	*	*	16	10	13	3	26
½ cup	100	3	4	3	16	2	*	*	15
½ cup	66	*	*	10	*	3	*	2	*
½ cup	68	*	*	11	*	4	*	2	*

FOOD NAME

CRAB, DUNGENESS *steamed/poached*

CRAB, KING *steamed/poached*

CRAB, QUEEN *steamed/poached*

CRAB, FROZEN *deviled* (Mrs. Paul's)

CRAB CAKE *all types*

CRABAPPLE *with skin, slices*

CRACKER *bacon* (Nabisco) *7 crackers*

  bacon cheddar (Frito-Lay)

  biscuit unsalted tops (Uneeda) *2 crackers*

  cheddar (Keebler Munch 'Ems)

    (Sunshine)

  cheese (Hain)

    (Nabisco Cheddar Wedges) *31 wedges*

    (Nabisco Nips) *13 crackers*

    (Snackwell's) *18 crackers*

    low salt (Sunshine)

    reduced fat (Sunshine)

  cheese peanut butter (Frito-Lay)

  cracked wheat (American Classic) *4 cookies*

  crispbread dark (Finncrisp)

    fiber plus (Wasa)

    multigrain (Wasa)

    rye light (Wasa)

Serving Size	Calories	Fat (%DV)	Sat. Fat (%DV)	Cholesterol (%DV)	Fiber (%DV)	Calcium (%DV)	Vitamin A (%DV)	Vitamin C (%DV)	Folic Acid (%DV)
1 crab	140	2	*	32	*	7	3	8	*
1 leg	130	3	*	24	*	8	*	17	*
3 oz.	98	2	*	20	*	3	3	10	*
3 oz.	180	14	5	7	*	6	*	*	—
1 cake	160	16	11	27	*	20	6	*	2
1 cup	84	*	*	*	—	2	*	15	—
(½ oz.)	70	6	3	*	—	2	*	*	—
1 pkg.	200	15	15	*	4	—	—	—	—
(½ oz.)	60	3	3	*	—	*	*	*	—
28	150	9	5	*	3	*	*	*	—
30	160	14	10	1	2	*	*	*	—
6	70	5	—	—	—	*	*	*	—
(½ oz.)	70	5	3	*	—	*	*	*	—
(½ oz.)	70	5	3	*	—	*	*	*	—
(½ oz.)	60	2	3	*	—	*	*	*	—
27	160	12	10	0	3	4	*	*	—
30	140	8	5	*	3	4	*	*	—
1 pkg.	200	15	10	*	4	—	—	—	—
(½ oz.)	70	6	3	*	—	*	*	*	—
2 slices	40	*	*	*	—	*	*	*	—
1 slice	35	2	*	*	12	*	*	*	—
1 slice	40	1	1	*	2	*	*	*	—
1 slice	25	*	*	*	4	2	*	*	—

FOOD NAME

sesame (Wasa)	
Crown Pilot (Nabisco) *3 crackers*	
Escort (Nabisco) *1 cracker*	
five grain (Nabisco Harvest Crisps) *6 crackers*	
garlic flavor (Keebler Club)	
golden sesame (Nabisco American Classic) *4 crackers*	
herb fat free (Hain)	
jalapeño & cheddar (Frito-Lay)	
milk (Nabisco Royal Lunch) *1 cracker*	
multi-grain (Nabisco Wheat thins) *8 crackers*	
oat (Nabisco Oat thins) *8 crackers*	
(Ralston)	
onion fat free (Hain)	
oyster (Premium) *20 crackers*	
poppy (American Classic) *4 crackers*	
Ritz (Nabisco) *4 crackers*	
bits w/ cheese (Nabisco) *22 bits*	
low salt (Nabisco) *4 crackers*	
w/ whole wheat (Nabisco) *5 crackers*	
rye (Ralston Rykrisp)	
saltine fat free (Premium) *5 crackers*	
fat-free low-sodium (generic)	
multi-grain (Premium) *5 crackers*	

Serving Size	Calories	Fat (%DV)	Sat. Fat (%DV)	Cholesterol (%DV)	Fiber (%DV)	Calcium (%DV)	Vitamin A (%DV)	Vitamin C (%DV)	Folic Acid (%DV)
1 slice	30	1	*	*	12	2	*	*	—
(½ oz.)	70	6	3	*	—	*	*	*	—
(½ oz.)	70	3	3	*	—	*	*	*	—
(½ oz.)	60	3	3	*	—	2	*	*	—
4	60	3	3	*	*	*	*	*	—
(½ oz.)	70	5	3	*	—	2	*	*	—
5	60	*	*	*	—	*	*	*	—
1 pkg.	200	15	13	*	4	—	—	—	—
(½ oz.)	60	3	3	*	—	2	*	*	—
(½ oz.)	60	3	3	*	—	2	*	*	—
(½ oz.)	70	5	3	*	—	*	*	*	—
2	50	3	*	*	12	*	*	*	—
5	60	*	*	*	—	*	*	*	—
(½ oz.)	60	2	3	*	—	*	*	*	—
(½ oz.)	70	5	3	*	—	4	*	*	—
(½ oz.)	70	6	3	*	—	2	*	*	—
(½ oz.)	70	6	3	*	—	2	*	*	—
(½ oz.)	70	6	3	*	—	2	*	*	—
(½ oz.)	60	3	3	*	—	2	*	*	—
2	40	*	*	*	12	*	*	*	—
(½ oz.)	50	*	*	*	—	*	*	*	—
6	118	*	*	*	4	*	*	*	*
(½ oz.)	60	3	3	*	—	*	*	*	—

FOOD NAME

unsalted tops (Premium) *5 crackers*
sesame (Hain)
vegetable (Hain)
(Nabisco) *6 crackers*
no salt added (Hain)
Waverly (Nabisco) *4 crackers*
wheat (Keebler Town House)
(Nabisco Wheat Thins) *8 crackers*
(Ralston)
cheese (Frito-Lay)
low salt (Triscuit) *3 crackers*
low sodium (Keebler Town House)
(Wheatables)
plain (Triscuit) *3 crackers*
stone ground (Wheatsworth) *4 crackers*
w/ bran (Triscuit) *3 crackers*
whole wheat fat free (Hain)
w/ herbs (Health Valley)
w/ vegetables (Health Valley)
CRACKER CRUMBS *saltine* (Nabisco)
CRACKER MEAL (Nabisco) *¼ cup*
CRANBERRY
CRANBERRY BEAN *canned*

Serving Size	Calories	Fat (%DV)	Sat. Fat (%DV)	Cholesterol (%DV)	Fiber (%DV)	Calcium (%DV)	Vitamin A (%DV)	Vitamin C (%DV)	Folic Acid (%DV)
(½ oz.)	60	3	3	*	—	2	*	*	—
6	70	5	—	*	—	*	*	*	—
6	60	5	—	*	—	*	*	*	—
(½ oz.)	70	6	3	*	—	2	*	*	—
6	70	5	—	*	—	*	*	*	—
(½ oz.)	70	5	3	*	—	*	*	*	—
9	150	12	8	*	4	*	*	*	—
(½ oz.)	70	5	3	*	—	*	*	*	—
2	50	2	*	*	6	*	*	*	—
1 pkg.	200	14	10	*	4	—	—	—	—
(½ oz.)	60	3	3	*	—	*	*	*	—
8	140	12	5	*	—	—	—	—	—
24	140	9	10	*	—	*	*	*	—
(½ oz.)	60	3	3	*	—	*	*	*	—
(½ oz.)	70	5	3	*	—	*	*	*	—
(½ oz.)	60	3	3	*	—	*	*	*	—
5	50	*	*	*	—	*	*	*	—
5	45	*	*	*	8	*	6	*	—
5	45	*	*	*	8	*	6	*	—
¼ cup	100	*	*	*	—	*	*	*	—
(½ oz.)	100	*	3	*	—	*	*	*	—
1 cup	54	*	*	*	20	*	*	25	*
½ cup	108	*	*	*	—	4	*	2	25

FOOD NAME

cooked

CRANBERRY JUICE *100%* (Knudsen Just Cranberry)

CRANBERRY JUICE COCKTAIL (Ocean Spray)

from concentrate (Welch's)

reduced calorie (Ocean Spray)

CRANBERRY SAUCE *canned sweetened*

CRANBERRY-APPLE DRINK (generic)

CRANBERRY-APPLE JUICE COCKTAIL *from concentrate* (Welch's)

CRANBERRY-APRICOT DRINK (generic)

(Ocean Spray Cranicot)

CRANBERRY-CHERRY JUICE COCKTAIL *from concentrate* (Welch's)

CRANBERRY-GRAPE DRINK (generic)

CRANBERRY-RASPBERRY-STRAWBERRY JUICE (Tropicana Twister)

CRANBERRY-RASPBERRY JUICE COCKTAIL *from concentrate* light (Welch's)

CRAYFISH, FARMED *steamed/poached*

CRAYFISH, WILD *steamed/poached*

CREAM *half & half*

heavy, whipping

light

medium

whipped pressurized

CREAM GRAVY *canned* (Franco-American)

Serving Size	Calories	Fat (%DV)	Sat. Fat (%DV)	Cholesterol (%DV)	Fiber (%DV)	Calcium (%DV)	Vitamin A (%DV)	Vitamin C (%DV)	Folic Acid (%DV)
½ cup	120	*	*	*	—	4	*	*	46
8 fl. oz.	60	*	*	*	*	2	*	*	*
8 fl. oz.	140	*	*	*	*	*	*	100	*
6 fl. oz.	100	*	*	*	*	*	*	45	*
8 fl. oz.	50	*	*	*	*	*	*	100	—
½ cup	208	*	*	*	4	*	*	5	—
6 fl. oz.	119	*	*	*	*	*	*	94	*
6 fl. oz.	120	*	*	*	*	*	*	45	*
6 fl. oz.	118	*	*	*	*	2	17	*	*
8 fl. oz.	160	*	*	*	*	*	30	*	—
6 fl. oz.	110	*	*	*	*	*	*	45	*
6 fl. oz.	103	*	*	*	*	*	*	98	*
6 fl. oz.	110	*	*	*	—	*	*	*	—
6 fl. oz.	40	*	*	*	*	*	*	*	*
3 oz.	74	2	*	39	*	4	*	*	*
3 oz.	75	2	*	38	*	5	*	*	*
1 tbsp.	20	3	6	2	*	2	*	*	*
1 tbsp.	52	9	18	7	*	*	4	*	*
1 tbsp.	29	4	9	3	*	*	2	*	*
1 tbsp.	37	6	12	4	*	*	3	*	*
1 tbsp.	8	*	2	*	*	*	*	*	*
¼ cup	70	6	—	—	*	*	*	*	—

FOOD NAME

CREAM PUFF *Bavarian* (Rich's)

CREAM, SOUR

  half & half

  imitation

CREAM TOPPING *from mix prep w/ whole milk* (Dream-Whip)

    reduced calorie (D-Zerta)

  frozen whipped (Rich Prewhip)

    (Richwhip)

  ready-to-eat (La Creme)

    (Pet Whip)

    real cream (Kraft)

  whipped (Kraft)

    dairy (Cool-Whip)

    lite (Cool-Whip)

    non-dairy (Cool-Whip)

CRESS, GARDEN *raw*

  boiled

CRESS, WATER see WATERCRESS

CROAKER, ATLANTIC *breaded & fried*

CROISSANT *petite* (Pepperidge Farm)

    (Sara Lee)

  regular (Sara Lee)

CROOKNECK SQUASH see SQUASH

Serving Size	Calories	Fat (%DV)	Sat. Fat (%DV)	Cholesterol (%DV)	Fiber (%DV)	Calcium (%DV)	Vitamin A (%DV)	Vitamin C (%DV)	Folic Acid (%DV)
1	140	11	25	8	*	*	*	*	—
1 tbsp.	26	4	8	2	*	*	2	*	*
1 tbsp.	20	22	6	2	*	2	*	*	*
1 tbsp.	30	4	13	*	*	*	*	*	*
1 tbsp.	10	*	*	*	*	*	*	*	—
1 tbsp.	8	2	—	*	*	*	*	*	—
2 tbsp.	12	2	5	*	*	*	*	*	*
¼ oz.	20	3	10	*	*	*	*	*	—
1 tbsp.	16	2	—	*	*	*	*	*	*
1 tbsp.	14	2	—	*	*	*	*	*	—
1 tbsp.	15	*	5	*	*	*	*	*	—
1 tbsp.	18	3	8	*	*	*	*	*	—
1 tbsp.	14	2	—	*	*	*	*	*	—
1 tbsp.	8	2	—	*	*	*	*	*	—
1 tbsp.	12	2	—	*	*	*	*	*	—
½ cup	8	*	*	*	*	2	47	29	5
½ cup	16	*	*	*	*	4	105	26	6
1 fillet	192	17	15	24	—	3	*	*	*
1	120	9	10	5	*	2	*	*	—
2	230	*	20	2	4	*	4	4	—
1	170	12	15	*	4	*	4	2	—

FOOD NAME

CROUTON *Caesar homestyle* (Pepperidge Farm)

  (Brownberry)

 cheddar cheese (Brownberry)

 cheddar & romano cheese (Pepperidge Farm)

 cheese & garlic (Brownberry)

  (Pepperidge Farm)

 fine herb crispy (Arnold)

 Italian (Progresso)

  crispy (Arnold)

  restaurant style (Pepperidge Farm)

 olive oil & garlic (Pepperidge Farm)

 onion & garlic (Pepperidge Farm)

  crispy (Arnold)

 plain (Arnold)

  (Brownberry)

  (Croutettes)

 ranch (Brownberry)

 seasoned (Pepperidge Farm)

  crispy (Arnold)

  wheat (Brownberry)

 sourdough cheese (Pepperidge Farm)

CROWDER PEA (Bush Bros)

CUCUMBER *raw, w/ peel, slices*

Serving Size	Calories	Fat (%DV)	Sat. Fat (%DV)	Cholesterol (%DV)	Fiber (%DV)	Calcium (%DV)	Vitamin A (%DV)	Vitamin C (%DV)	Folic Acid (%DV)
½ oz.	70	5	5	*	—	*	*	*	—
½ oz.	60	5	—	*	—	*	*	*	—
½ oz.	60	5	5	*	4	*	*	*	—
½ oz.	60	3	*	*	—	2	*	*	—
½ oz.	60	5	5	*	4	*	*	*	—
½ oz.	70	5	5	*	—	2	*	*	—
½ oz.	50	2	*	*	4	*	*	*	—
½ oz.	30	2	—	*	—	2	*	*	—
½ oz.	60	5	5	*	4	*	*	*	—
½ oz.	70	5	5	*	—	*	*	*	—
½ oz.	60	3	*	*	4	*	*	*	—
½ oz.	70	5	*	*	—	*	*	*	—
½ oz.	60	3	5	*	—	*	*	*	—
½ oz.	50	2	*	*	4	*	*	*	—
½ oz.	60	—	*	*	4	*	*	*	—
1 cup	100	*	*	*	*	2	*	*	—
½ oz.	60	3	—	*	—	*	*	*	—
½ oz.	70	5	5	*	—	2	*	*	—
½ oz.	60	5	5	*	4	*	*	*	—
½ oz.	60	5	—	*	4	*	*	*	—
½ oz.	70	3	5	*	—	2	*	*	—
½ cup	110	2	*	*	20	2	*	*	—
½ cup	7	*	*	*	*	*	2	5	2

FOOD NAME

medium

CUCUMBER DIP creamy (Kraft)

CUPCAKE chocolate (Hostess)

lowfat (generic)

chocolate, light w/ creme filling (Hostess)

CUPCAKE, FROM MIX chocolate w/ chocolate fudge frosting from mix (Pillsbury)

devil's food w/ chocolate frosting from mix (Duncan Hines)

yellow w/ vanilla frosting from mix (Pillsbury)

yellow w/ chocolate frosting from mix (Duncan Hines)

CURRANT black

red/white

zante dried

CURRY SAUCE from mix (Knorr)

CUSK broiled/baked

CUSTARD see PUDDING

CUSTARD-APPLE

CUTTLEFISH steamed/poached

DAIKON see RADISH, DAIKON

DANDELION GREENS boiled, chopped

DANISH PASTRY apple (Hostess)

97% fat free (Hostess)

cheese frozen (Pepperidge Farm)

Serving Size	Calories	Fat (%DV)	Sat. Fat (%DV)	Cholesterol (%DV)	Fiber (%DV)	Calcium (%DV)	Vitamin A (%DV)	Vitamin C (%DV)	Folic Acid (%DV)
1	39	*	*	*	8	4	13	27	10
2 tbsp.	50	6	15	3	*	2	2	*	—
1 cake	180	9	15	2	4	10	*	*	*
1 cake	131	2	3	*	8	2	*	*	*
1 cake	130	3	3	*	4	2	*	*	*
1 cake	160	11	10	3	—	2	*	*	—
1 cake	180	11	8	*	4	*	*	*	—
1 cake	180	11	10	3	—	4	*	*	—
1 cake	200	12	10	*	2	*	*	*	—
½ cup	35	*	*	*	—	3	3	169	—
½ cup	31	*	*	*	8	2	*	38	—
½ cup	204	*	*	*	20	6	*	6	2
¼ oz.	70	6	—	3	—	8	*	*	*
1 fillet	106	*	*	17	*	*	*	*	*
3½ oz.	101	*	*	*	—	3	*	32	—
3 oz.	134	2	*	63	*	15	11	12	*
½ cup	17	*	*	*	8	7	122	16	2
1	400	34	50	7	7	8	*	*	—
1	120	2	3	*	4	6	*	*	—
1	260	22	—	—	—	4	*	*	—

DATE

FOOD NAME

cinnamon raisin from refrigerated dough (Pillsbury)

frozen (Pepperidge Farm)

raspberry (Hostess)

frozen (Pepperidge Farm)

DATE *domestic dried*

DEER see VENISON

DESSERT TOPPING see CREAM TOPPING

DIET BAR *chocolate* (Figurines)

(Slim-Fast)

chocolate chip (Ultra Slim-Fast Crunch)

chocolate peanut butter (Figurines)

cocoa almond (Ultra Slim-Fast Crunch)

peanut butter (Ultra Slim-Fast Crunch)

vanilla (Figurines)

vanilla almond (Ultra Slim-Fast Crunch)

DIET DRINK *canned chocolate fudge* (Nestlé) *10 fl. oz.*

from mix chocolate royale (Ultra Slim-Fast) *8 fl. oz. skim milk & powder*

chocolate (Slim-Fast) *8 fl. oz. skim milk & powder*

chocolate fudge (Nestlé) *1 scoop w/ 8 fl. oz. nonfat milk*

coffee (Ultra Slim-Fast)

french vanilla (Ultra Slim-Fast)

milk chocolate (Nestlé) *1 scoop w/ 8 fl. oz. nonfat milk*

Serving Size	Calories	Fat (%DV)	Sat. Fat (%DV)	Cholesterol (%DV)	Fiber (%DV)	Calcium (%DV)	Vitamin A (%DV)	Vitamin C (%DV)	Folic Acid (%DV)
1	150	11	10	*	—	*	*	*	—
1	250	17	—	—	—	4	*	*	—
1	390	31	50	7	7	10	*	*	—
1	220	14	—	—	—	4	*	*	—
½ cup	245	*	*	*	28	3	*	*	3
1 bar	100	8	5	*	4	6	10	15	15
1 bar	130	6	—	2	24	10	35	35	20
1 bar	120	6	—	*	12	15	15	15	15
1 bar	100	9	5	*	4	6	10	15	20
1 bar	110	6	—	*	12	15	15	15	15
1 bar	120	6	—	*	12	15	15	15	15
1 bar	100	8	5	*	4	6	10	15	15
1 bar	110	6	—	*	12	15	15	15	15
	200	5	5	*	*	50	35	35	35
	200	2	—	3	20	45	35	35	30
	190	2	—	3	8	45	35	35	30
	180	3	5	2	*	50	35	35	35
11 fl. oz.	200	5	—	3	20	50	35	35	30
11 fl. oz.	230	8	—	2	20	50	35	35	30
	180	3	5	2	*	50	35	35	35

FOOD NAME

strawberry (Slim-Fast) 8 fl. oz. skim milk & powder

strawberry supreme (Ultra Slim-Fast) 8 fl. oz. skim milk & powder

vanilla (Slim-Fast) 8 fl. oz. skim milk & powder

liquid protein chocolate (Sego Lite)

chocolate (Sego Very)

French vanilla (Sego Lite)

strawberry (Sego Lite)

(Sego Very)

vanilla (Sego Lite)

(Sego Very)

DILL DIP from mix (Knorr)

DILL WEED fresh

DINNERS see specific listings

DOCK boiled

DOLPHINFISH broiled/baked

DOUGHNUT cinnamon family pack (Hostess)

pantry (Hostess)

crumb (Hostess)

frosted (Hostess)

glazed (Rich's)

honey wheat (Hostess O's)

old fashioned (Hostess)

old fashioned glazed (Hostess O's)

Serving Size	Calories	Fat (%DV)	Sat. Fat (%DV)	Cholesterol (%DV)	Fiber (%DV)	Calcium (%DV)	Vitamin A (%DV)	Vitamin C (%DV)	Folic Acid (%DV)
	190	2	—	3	8	45	35	35	30
	190	2	—	3	16	45	35	35	30
	190	2	—	2	8	45	35	35	30
10 fl. oz.	150	5	—	—	*	50	25	25	—
10 fl. oz.	225	2	—	—	*	50	25	25	—
10 fl. oz.	150	6	—	—	*	50	25	25	—
10 fl. oz.	150	6	—	—	*	50	25	25	—
10 fl. oz.	225	8	—	—	*	50	25	25	—
10 fl. oz.	150	6	—	—	*	50	25	25	—
10 fl. oz.	225	8	—	—	*	50	25	25	—
1 tbsp.	50	2	—	3	—	*	*	*	*
1 tbsp.	4	*	*	*	—	2	14	13	3
3 oz.	17	*	*	*	—	3	59	37	2
1 fillet	173	2	2	50	*	3	7	*	*
1	140	9	15	2	2	*	*	*	—
1	190	15	25	3	4	2	*	*	—
1	160	15	25	3	4	4	*	*	—
1	160	15	30	2	4	*	*	*	—
1	140	12	10	*	2	*	*	*	—
1	250	18	30	8	5	15	*	*	—
1	170	14	20	3	4	2	*	*	—
1	250	18	25	5	6	10	*	*	—

FOOD NAME

plain family pack (Hostess)
powdered sugar family pack (Hostess)
sugar & spice minis (Rich's)
DRUM, FRESHWATER *broiled/baked*
DUCK *meat w/ skin roasted* (generic)
DUCK SAUCE (La Choy)
ECLAIR, FROZEN *chocolate* (Weight Watchers)
EEL *broiled/baked*
EGG *chicken fried*
hard-boiled
poached
scrambled
EGG SUBSTITUTE *frozen* (generic)
liquid (Egg Beaters)
(Healthy Choice)
EGG ROLL *lobster* (La Choy Snack Size)
pork (La Choy Restaurant Style)
shrimp (La Choy Restaurant Style)
sweet & sour chicken (La Choy)
EGGNOG (generic)
from mix (generic) *1 cup milk + 2 heaping tsp.*
EGGPLANT *boiled*

Serving Size	Calories	Fat (%DV)	Sat. Fat (%DV)	Cholesterol (%DV)	Fiber (%DV)	Calcium (%DV)	Vitamin A (%DV)	Vitamin C (%DV)	Folic Acid (%DV)
1	120	9	15	2	2	*	*	*	—
1	120	9	15	2	2	*	*	*	—
3	200	17	10	3	2	2	*	*	—
1 fillet	236	15	11	42	*	12	6	3	*
3 oz.	286	37	41	24	*	*	4	*	*
1 tbsp.	25	*	*	*	*	*	*	*	—
2 oz.	150	8	8	*	8	4	*	*	—
1 fillet	375	37	24	85	*	4	120	5	*
1 large	92	11	10	70	*	3	8	*	4
1 large	78	8	8	71	*	3	6	*	6
1 large	75	8	8	70	*	2	6	*	4
1 large	100	11	11	70	*	4	8	*	5
¼ cup	96	10	6	*	*	4	16	*	2
¼ cup	30	*	*	*	*	2	6	*	8
¼ cup	30	*	*	*	—	2	10	*	—
1½ oz.	75	3	—	*	—	*	*	4	—
3 oz.	150	8	—	2	—	10	6	30	—
3 oz.	130	6	—	2	—	2	6	10	—
3 oz.	150	6	—	2	—	*	*	15	—
1 cup	342	29	57	50	*	33	18	6	*
	261	13	*	11	*	29	6	4	3
½ cup	13	*	*	*	4	*	*	*	2

FOOD NAME

bottled caponata (Progresso)

ELDERBERRY

ENCHANADA, FROZEN *beef & bean* (Stouffer's Lean Cuisine Entree)

chicken (Stouffer's Lean Cuisine Entree)

ENCHILADA, FROZEN *beef* (Healthy Choice)

(Patio)

(Weight Watchers Entree)

cheese (Patio)

(Stouffer's Entrees)

chicken (Healthy Choice Entree)

(Stouffer's Entrees)

suiza (Weight Watchers Entree)

nacho cheese (Weight Watchers Entree)

ENCHILADA SAUCE *green* (Old El Paso)

hot (Old El Paso)

mild (Gebhardt)

(Rosarita)

ENDIVE *raw, chopped*

1 head

ENTREE see specific listings

FALAFEL (generic) *3 patties*

from mix (Near East) *3 patties*

FARINA see CEREAL, HOT

Serving Size	Calories	Fat (%DV)	Sat. Fat (%DV)	Cholesterol (%DV)	Fiber (%DV)	Calcium (%DV)	Vitamin A (%DV)	Vitamin C (%DV)	Folic Acid (%DV)
¼ cup	70	6	5	*	2	*	8	*	—
½ cup	106	*	*	*	40	6	17	87	—
9¼ oz.	240	9	15	15	—	10	8	10	—
9⅞ oz.	290	14	15	18	—	15	25	10	—
13⅓ oz.	370	8	10	10	—	15	25	40	—
13¼ oz.	520	37	—	13	—	15	15	*	—
9 oz.	190	8	10	7	20	20	15	15	—
12 oz.	370	15	—	7	—	15	8	*	—
9¾ oz.	370	22	25	8	20	20	20	20	—
9½ oz.	310	14	15	12	—	10	8	35	—
10 oz.	370	22	18	10	12	25	10	10	—
9 oz.	230	11	8	13	32	20	4	4	—
9 oz.	150	9	13	8	20	25	25	30	—
¼ cup	22	*	*	*	*	*	*	*	*
¼ cup	30	2	—	*	*	*	*	*	—
¼ cup	33	3	5	*	*	12	*	*	—
¼ cup	40	4	*	*	*	*	*	9	—
½ cup	4	*	*	*	4	*	10	3	9
1 head	87	2	*	*	64	27	210	56	183
3	170	14	6	*	—	3	*	*	10
3	310	27	15	*	28	6	*	*	—

FOOD NAME

FAST FOOD, BURGER KING *bacon double cheeseburger*

big fish sandwich

broiler chicken sandwich

butterfly shrimp

cheeseburger

chef salad

chicken salad

chicken sandwich

chicken tenders

croissan'wich bacon, egg, & cheese

dinner salad

double cheeseburger

french fries medium

garden salad

hamburger

onion rings medium

potato, baked

shake chocolate medium

chocolate w/ syrup medium

strawberry medium

vanilla medium

side salad

Whopper

Serving Size	Calories	Fat (%DV)	Sat. Fat (%DV)	Cholesterol (%DV)	Fiber (%DV)	Calcium (%DV)	Vitamin A (%DV)	Vitamin C (%DV)	Folic Acid (%DV)
1	470	43	65	33	—	20	8	*	—
1	710	66	40	20	—	8	2	2	—
1	280	15	10	17	—	4	2	6	—
1	300	26	25	45	—	15	*	4	—
1	300	22	30	15	—	10	6	4	—
1	178	14	20	34	—	16	95	25	—
1	142	6	5	16	—	4	92	34	—
1	700	65	40	20	—	8	*	*	—
6 pieces	236	20	15	13	—	*	2	*	—
1	353	35	40	77	—	14	10	4	—
1	20	*	*	*	—	*	90	15	—
1	450	38	60	30	—	20	10	4	—
1	372	31	25	*	—	*	*	5	—
1	95	8	15	5	—	15	100	58	—
1	260	15	20	10	—	2	2	4	—
1	339	29	25	*	—	11	15	*	—
1	210	*	*	*	—	2	*	50	—
1	320	11	25	7	—	20	4	*	—
1	400	14	25	7	—	30	6	6	—
1	370	9	20	7	—	30	6	6	—
1	310	9	20	7	—	30	6	6	—
1	20	*	*	*	—	*	90	15	—
1	630	58	55	30	—	8	10	20	—

FOOD NAME

Whopper jr.
Whopper w/ cheese
FAST FOOD, KENTUCKY FRIED CHICKEN *baked beans*
chicken, fried, extra crispy breast, center
drumstick
thigh
wing
chicken, fried, hot & spicy breast, center
drumstick
thigh
wing
chicken, fried, Original Recipe breast, center
drumstick
thigh
wing
chicken littles sandwich
chicken nuggets
chicken, rotisserie gold dark quarter skin removed
chicken sandwich
coleslaw
corn on the cob
french fries regular serving
garden salad

Serving Size	Calories	Fat (%DV)	Sat. Fat (%DV)	Cholesterol (%DV)	Fiber (%DV)	Calcium (%DV)	Vitamin A (%DV)	Vitamin C (%DV)	Folic Acid (%DV)
1	330	29	25	13	—	4	4	8	—
1	720	71	80	38	—	20	20	20	—
1	132	3	5	*	16	4	5	*	—
1 piece	330	29	20	25	*	2	*	*	—
1 piece	190	18	15	22	*	2	*	*	—
1 piece	380	45	35	30	*	2	2	*	—
1 piece	240	26	20	22	*	2	2	*	—
1 piece	360	34	25	27	*	2	*	*	—
1 piece	180	18	10	18	*	2	*	*	—
1 piece	370	42	30	33	*	2	*	*	—
1 piece	220	25	20	22	*	2	2	*	—
1 piece	260	22	20	31	*	3	*	*	—
1 piece	152	14	10	25	*	*	*	*	—
1 piece	287	32	25	37	*	4	*	*	—
1 piece	172	17	15	20	*	3	*	*	—
1	169	15	10	6	—	2	*	*	—
6 pieces	284	28	20	22	—	2	*	*	—
1	217	19	18	43	*	*	*	*	—
1	482	42	30	16	—	5	*	*	—
1	114	9	5	*	—	3	*	45	—
1 ear	176	5	3	*	—	7	5	2	—
1	294	26	20	*	—	3	*	4	—
1	16	*	*	*	4	*	23	20	—

FOOD NAME

green beans

hot wings pieces

macaroni & cheese

macaroni salad

mean greens

pasta salad

potato salad

potato wedges

potatoes, mashed w/ gravy

red beans & rice

rice

vegetable medley salad

FAST FOOD, MCDONALD'S *Big Mac*

biscuit w/ bacon, egg, & cheese

  w/ sausage

cheeseburger

chef salad

chicken fajita

Chicken McNuggets medium

chicken salad

danish apple

  Iced cheese

Egg McMuffin

Serving Size	Calories	Fat (%DV)	Sat. Fat (%DV)	Cholesterol (%DV)	Fiber (%DV)	Calcium (%DV)	Vitamin A (%DV)	Vitamin C (%DV)	Folic Acid (%DV)
1	36	2	*	*	8	4	3	3	—
6 pieces	471	51	40	50	—	4	*	*	—
1	162	12	15	5	*	12	19	*	—
1	248	26	15	4	4	*	*	2	—
1	52	3	5	2	12	14	43	8	—
1	135	12	5	*	4	2	11	12	—
1	180	17	10	4	8	*	8	*	—
1	192	14	15	*	12	1	*	*	—
1	70	2	5	*	—	2	*	*	—
1	114	5	5	*	12	*	*	*	—
1	75	2	*	*	4	*	7	9	—
1	126	6	5	*	12	2	75	9	—
1	500	40	45	33	—	25	6	2	—
1	440	40	—	80	—	20	10	*	—
1	420	43	—	15	—	8	*	*	—
1	305	20	25	17	—	20	8	4	—
1	170	14	20	37	—	15	100	35	—
1	190	12	10	12	—	8	2	10	—
1	270	23	18	18	—	*	*	*	—
1	150	6	5	26	—	4	170	45	—
1	390	26	—	8	—	*	*	25	—
1	390	32	—	16	—	4	4	*	—
1	280	17	—	78	—	25	10	*	—

FOOD NAME

Filet-O-Fish

french fries medium

garden salad

hamburger

hash brown potatoes

hotcake w/ margarine & syrup

McChicken

McLean Deluxe plain

   w/ cheese

Quarter Pounder regular

   w/ cheese

sausage McMuffin plain

   w/ egg

scrambled eggs

shake chocolate regular

   strawberry regular

   vanilla regular

side salad

FAST FOOD, PIZZA HUT beef hand tossed, medium pizza

   pan, medium pizza

    thin 'n crispy medium pizza

   cheese hand tossed medium pizza

   pan medium pizza

Serving Size	Calories	Fat (%DV)	Sat. Fat (%DV)	Cholesterol (%DV)	Fiber (%DV)	Calcium (%DV)	Vitamin A (%DV)	Vitamin C (%DV)	Folic Acid (%DV)
1	370	28	20	17	—	15	2	*	—
1	320	26	18	*	—	*	*	20	—
1	50	3	3	22	—	4	90	35	—
1	255	14	15	12	—	10	4	4	—
1	130	6	—	*	—	*	*	2	—
1	440	18	—	3	—	10	4	*	—
1 order	415	31	20	17	—	15	2	4	—
1	320	15	20	20	—	15	10	10	—
1	370	22	25	25	—	20	15	10	—
1	410	31	40	28	—	15	4	6	—
1	510	43	55	38	—	30	15	6	—
1	345	31	—	19	—	20	4	*	—
1	430	38	—	90	—	25	10	*	—
1	140	15	—	142	—	6	10	*	—
1	320	3	—	3	—	35	6	*	—
1	320	2	—	3	—	35	6	*	—
1	290	2	—	3	—	35	6	*	—
1	30	2	*	11	—	2	80	20	—
1 slice	261	15	15	8	8	18	6	—	—
1 slice	288	28	15	8	12	18	8	—	—
1 slice	231	17	15	8	8	17	8	—	—
1 slice	253	14	20	8	8	24	9	—	—
1 slice	279	20	25	8	8	24	9	—	—

FOOD NAME

| thin 'n crispy medium pizza |
| chunky combo hand tossed medium pizza |
| pan medium pizza |
| thin 'n crispy medium pizza |
| chunky meat hand tossed medium pizza |
| pan medium pizza |
| thin 'n crispy medium pizza |
| chunky veggie hand tossed medium pizza |
| pan medium pizza |
| thin 'n crispy medium pizza |
| Italian sausage hand tossed medium pizza |
| pan medium pizza |
| thin 'n crispy medium pizza |
| Meat lovers hand tossed medium pizza |
| pan medium pizza |
| thin 'n crispy medium pizza |
| pepperoni hand tossed medium pizza |
| pan medium pizza |
| thin 'n crispy, medium pizza |
| pepperoni lovers hand tossed, medium pizza |
| pan medium pizza |
| thin 'n crispy medium pizza |
| pepperoni, mushroom, & sausage bigfoot |

Serving Size	Calories	Fat (%DV)	Sat. Fat (%DV)	Cholesterol (%DV)	Fiber (%DV)	Calcium (%DV)	Vitamin A (%DV)	Vitamin C (%DV)	Folic Acid (%DV)
1 slice	223	15	25	8	8	23	9	—	—
1 slice	280	18	24	10	10	17	10	—	—
1 slice	306	24	26	10	10	17	10	—	—
1 slice	250	20	25	10	8	17	10	—	—
1 slice	325	25	30	13	10	17	10	—	—
1 slice	352	31	35	13	10	17	10	—	—
1 slice	295	26	30	13	9	17	10	—	—
1 slice	224	9	10	6	12	19	10	—	—
1 slice	251	15	15	6	12	19	10	—	—
1 slice	193	12	15	6	10	19	10	—	—
1 slice	313	23	30	13	8	17	8	—	—
1 slice	399	37	30	13	8	17	8	—	—
1 slice	282	26	30	13	8	17	8	—	—
1 slice	321	23	20	14	12	18	7	—	—
1 slice	347	35	25	14	12	18	8	—	—
1 slice	297	25	20	15	8	18	8	—	—
1 slice	253	15	15	8	8	17	7	—	—
1 slice	280	28	15	8	8	17	8	—	—
1 slice	230	17	15	9	8	16	8	—	—
1 slice	335	25	20	14	12	26	9	—	—
1 slice	362	38	25	11	12	26	9	—	—
1 slice	320	29	20	15	8	25	9	—	—
1 slice	213	14	20	7	8	2	6	—	—

FOOD NAME

pork hand tossed medium pizza

pan medium pizza

thin 'n crispy medium pizza

supreme hand tossed medium pizza

pan medium pizza

personal pan small pizza

thin 'n crispy medium pizza

veggie lovers hand tossed medium pizza

pan medium pizza

thin 'n crispy medium pizza

FAST FOOD, WENDY'S *baked potato bacon & cheese*

broccoli & cheese

cheese

plain

sour cream & chives

barbecue sauce

cheeseburger junior

w/ bacon junior

chicken nuggets

chicken sandwich breaded

club

grilled

chili small

Serving Size	Calories	Fat (%DV)	Sat. Fat (%DV)	Cholesterol (%DV)	Fiber (%DV)	Calcium (%DV)	Vitamin A (%DV)	Vitamin C (%DV)	Folic Acid (%DV)
1 slice	270	17	15	8	12	18	8	—	—
1 slice	296	29	15	8	12	18	8	—	—
1 slice	240	18	15	8	8	17	8	—	—
1 slice	289	18	15	10	12	19	8	—	—
1 slice	315	25	15	10	12	19	8	—	—
1	647	54	60	18	36	—	—	—	—
1 slice	262	22	15	10	12	18	8	—	—
1 slice	222	11	15	6	12	17	8	—	—
1 slice	249	23	15	6	12	17	8	—	—
1 slice	192	12	15	6	12	17	8	—	—
1	510	26	20	5	—	10	10	60	—
1	450	22	10	*	—	10	20	100	—
1	550	37	40	10	—	30	15	60	—
1	300	*	*	*	—	4	*	60	—
1	370	9	20	5	—	8	35	80	—
1	50	*	*	*	—	*	6	*	—
1	320	20	25	15	—	15	6	4	—
1	440	38	40	22	—	20	6	15	—
1 serv.	280	31	25	17	—	4	*	*	—
1	450	31	20	20	—	10	2	10	—
1	520	38	30	25	—	10	2	15	—
1	290	11	5	20	—	10	2	10	—
1	190	9	10	13	—	8	10	10	—

FOOD NAME

fish sandwich

french fries medium

hamburger big classic

junior

plain

w/ everything

steak sandwich

FAVA BEAN *canned* (Progresso)

FENNEL *bulb, raw*

FETTUCCINE see PASTA

FIG

FIG, CANNED *in heavy syrup*

in light syrup

in water

FIG, DRIED *raw*

cooked

FILBERT *dried*

dry roasted

oil roasted

FISH see also specific listings

FISH, FROZEN *cakes* (Mrs. Paul's)

fillet (Mrs. Paul's Healthy Treasures)

batter dipped (Gorton's)

Serving Size	Calories	Fat (%DV)	Sat. Fat (%DV)	Cholesterol (%DV)	Fiber (%DV)	Calcium (%DV)	Vitamin A (%DV)	Vitamin C (%DV)	Folic Acid (%DV)
1	460	38	30	18	—	10	*	2	—
1	360	26	20	*	—	2	*	15	—
1	480	35	35	25	—	15	6	20	—
1	170	14	15	12	—	10	2	4	—
1	350	23	30	23	—	10	*	*	—
1	440	35	35	25	—	10	6	15	—
1	460	40	35	12	—	10	*	*	—
½ cup	90	*	*	*	48	6	*	8	—
1 bulb	73	*	*	*	—	11	6	47	16
1 fruit	37	*	*	*	8	2	*	2	—
½ cup	114	*	*	*	12	4	*	2	—
½ cup	87	*	*	*	8	3	*	2	—
½ cup	66	*	*	*	12	3	*	2	—
½ cup	255	2	*	*	36	14	3	*	2
½ cup	140	*	*	*	24	8	4	10	*
1 oz.	179	27	7	*	8	5	*	*	5
1 oz.	188	29	7	*	—	6	*	*	5
1 oz.	187	28	7	*	8	6	*	*	5
4 oz.	190	11	5	7	*	2	*	*	—
3 oz.	130	5	5	7	*	2	*	*	—
1 fillet	190	18	15	7	—	*	*	*	—

FISH, FROZEN

FOOD NAME

(Mrs. Paul's)

battered (Van de Kamp's)

breaded (Van de Kamp's)

minced (Mrs. Paul's Budget Line)

crisp & healthy (Van de Kamp's)

crispy batter (Gorton's)

crispy crunchy (Mrs. Paul's)

crunchy (Gorton's)

crunchy batter (Mrs. Paul's)

large (Mrs. Paul's Healthy Treasures)

microwave (Van de Kamp's)

potato crisp (Gorton's)

nuggets battered (Van de Kamp's)

sticks (generic)

(Mrs. Paul's Healthy Treasures)

battered (Van de Kamp's)

minced (Mrs. Paul's Budget Line)

breaded (Van de Kamp's)

minced (Mrs. Paul's Budget Line)

mini (Van de Kamp's)

crisp & healthy (Van de Kamp's)

crispy batter (Gorton's)

crispy crunchy (Mrs. Paul's)

Serving Size	Calories	Fat (%DV)	Sat. Fat (%DV)	Cholesterol (%DV)	Fiber (%DV)	Calcium (%DV)	Vitamin A (%DV)	Vitamin C (%DV)	Folic Acid (%DV)
6 oz.	400	35	35	13	*	4	*	*	—
2 fillets	340	31	20	13	*	*	*	*	—
2 fillets	280	28	15	12	*	*	*	*	—
3 oz.	140	11	5	5	*	2	*	*	—
2 fillets	150	5	3	8	*	*	*	*	—
2 fillets	290	29	25	12	—	*	*	*	—
4 oz.	230	15	10	12	*	4	*	*	—
2 fillets	230	17	15	13	—	2	*	*	—
4½ oz.	280	22	15	8	*	2	*	*	—
4 oz.	180	5	5	8	*	4	*	15	—
2 fillets	280	28	20	10	*	*	*	*	—
2 fillets	300	31	30	10	—	*	*	*	—
4	130	14	5	3	*	*	2	*	—
1	76	5	5	10	*	*	*	*	*
2¼ oz.	110	5	5	5	*	2	*	2	—
4	160	14	10	7	*	*	*	*	—
3½ oz.	210	18	10	8	*	*	*	*	—
4	200	18	10	7	*	*	*	*	—
3 oz.	140	11	5	5	*	2	*	*	—
10	180	15	10	7	*	*	*	*	—
4	120	3	3	5	*	*	*	*	—
4	260	28	30	8	—	*	*	*	—
2¾ oz.	170	12	10	7	*	2	*	*	—

FISH DINNER, FROZEN

FOOD NAME

crunchy (Gorton's)

crunchy, microwave (Gorton's)

microwave (Van de Kamp's)

minis (Mrs. Paul's Frozen Sea Pals)

potato crisp (Gorton's)

value pack (Gorton's)

FISH DINNER, FROZEN fish 'n' chips (Swanson)

lemon pepper (Healthy Choice)

sticks (Swanson)

w/ mashed potatoes & carrots (Morton)

FISH ENTREE, FROZEN fillet (Healthy Choice Quick Meals) 1 fillet

(Weight Watchers Entree)

fillet of fish divan (Stouffer's Lean Cuisine)

fillet of fish florentine (Stouffer's Lean Cuisine)

fish 'n' chips (Swanson Entree)

w/ macaroni & cheese (Stouffer's Entrees)

FLAN see PUDDING

FLOUNDER broiled/baked

FLOUNDER, FROZEN fillet (Gorton's Fishmarket)

(Mrs. Paul's Light)

(Van de Kamp's)

breaded, crunchy (Gorton's Select)

crispy batter (Gorton's)

Serving Size	Calories	Fat (%DV)	Sat. Fat (%DV)	Cholesterol (%DV)	Fiber (%DV)	Calcium (%DV)	Vitamin A (%DV)	Vitamin C (%DV)	Folic Acid (%DV)
4	200	18	15	10	—	*	*	*	—
6	360	34	30	10	—	4	*	*	—
4	175	14	8	7	*	*	*	*	—
3 oz.	190	14	10	5	*	2	*	*	—
4	220	22	20	8	—	*	*	*	—
4	190	18	15	7	—	*	*	*	—
10 oz.	500	32	—	—	—	6	8	4	—
10¾ oz.	300	8	5	13	—	4	8	80	—
7½ oz.	270	18	—	—	—	4	40	6	—
9¼ oz.	350	18	—	22	—	2	90	*	—
3½ oz.	160	8	3	10	—	*	*	*	—
7¾ oz.	230	12	13	8	8	2	4	*	—
10⅝ oz.	210	8	10	22	—	15	2	45	—
9⅝ oz.	220	11	15	22	—	15	50	2	—
5½ oz.	300	17	—	—	—	2	*	16	—
9 oz.	430	32	25	23	8	15	2	*	—
1 fillet	149	3	3	29	*	2	*	*	*
5 oz.	110	2	—	—	*	*	*	*	—
4¼ oz.	240	15	10	17	*	4	2	*	—
4 oz.	100	3	*	12	*	*	*	*	—
1 fillet	190	14	10	10	—	*	*	*	—
2 fillets	280	29	40	12	—	*	*	*	—

FOOD NAME

crispy batter dipped (Gorton's)

crunchy batter (Mrs. Paul's)

light (Van de Kamp's)

FLOUR see specific grain

FRANKFURTER see HOT DOG

FRENCH BEAN see GREEN BEAN

FRENCH BREAD see BREAD

FRENCH TOAST, FROZEN (Aunt Jemima)

(Van de Kamp's)

FROSTING, READY-TO-EAT *butter fudge* (Pillsbury Supreme)
¹/₁₂ container

buttercream (Duncan Hines)

caramel (Duncan Hines)

chocolate (Betty Crocker Creamy Deluxe) *amount for ¹/₁₂ cake*

(Duncan Hines)

light (Betty Crocker Creamy Deluxe) *amount for ¹/₁₂ cake*

sugar-free (generic)

chocolate buttercream (Duncan Hines)

chocolate chip (Betty Crocker Creamy Deluxe) *amount for ¹/₁₂ cake*

(Pillsbury Supreme) *¹/₁₂ container*

chocolate fudge (Pillsbury Lovin' Lites) *¹/₁₂ container*

coconut pecan (Betty Crocker Creamy Deluxe) *amount for ¹/₁₂ cake*

(Pillsbury Supreme) *¹/₁₂ container*

Serving Size	Calories	Fat (%DV)	Sat. Fat (%DV)	Cholesterol (%DV)	Fiber (%DV)	Calcium (%DV)	Vitamin A (%DV)	Vitamin C (%DV)	Folic Acid (%DV)
2 fillets	300	32	25	7	—	*	*	*	—
4 oz.	220	14	10	13	*	2	*	*	—
1 fillet	260	18	10	15	—	4	*	*	—
2 pcs.	240	10	8	27	6	10	2	—	—
2 pcs.	260	9	5	17	*	12	*	*	—
	140	9	10	*	*	*	*	*	*
2 tbsp.	140	8	8	*	*	*	*	*	*
2 tbsp.	140	8	8	*	*	*	*	*	*
	160	11	10	*	*	*	*	*	*
2 tbsp.	130	8	8	*	*	*	*	*	*
	130	3	5	*	*	*	*	*	*
1/12 mix	151	10	11	*	—	*	*	*	*
2 tbsp.	130	8	8	*	*	*	*	*	*
	170	11	15	*	*	*	*	*	*
	150	6	5	*	*	*	*	*	*
	130	3	3	*	4	*	*	*	*
	160	14	15	*	*	*	*	*	*
	160	14	20	*	*	*	*	*	*

FOOD NAME

cream cheese (Betty Crocker Creamy Deluxe) *amount for* 1/12 *cake*

   (Duncan Hines)

lemon (Betty Crocker Creamy Deluxe) *amount for* 1/12 *cake*

   (Pillsbury Supreme) 1/12 *container*

milk chocolate (Betty Crocker Creamy Deluxe) *amount for* 1/12 *cake*

   (Pillsbury Supreme) 1/12 *container*

   light (Betty Crocker Creamy Deluxe) *amount for* 1/12 *cake*

sour cream (generic)

sour cream chocolate (Betty Crocker Creamy Deluxe) *amount for* 1/12 cake

vanilla (Betty Crocker Creamy Deluxe) *amount for* 1/12 *cake*

   (Pillsbury Lovin' Lites) 1/12 *container*

   (Pillsbury Supreme) 1/12 *container*

   light (Betty Crocker Creamy Deluxe) *amount for* 1/12 *cake*

   w/ fudge swirl (Pillsbury Supreme) 1/12 *container*

FROSTING, FROM MIX *chocolate made w/ butter* (generic)

   made w/ margarine (generic)

  coconut pecan (Betty Crocker Creamy Deluxe) *amount for* 1/12 *cake*

   (Betty Crocker Creamy Deluxe) *amount for* 1/12 *cake*

 vanilla made w/ butter (generic)

   made w/ margarine (generic)

  sugar-free (generic)

white fluffy (Betty Crocker Creamy Deluxe) *amount for* 1/12 *cake*

Serving Size	Calories	Fat (%DV)	Sat. Fat (%DV)	Cholesterol (%DV)	Fiber (%DV)	Calcium (%DV)	Vitamin A (%DV)	Vitamin C (%DV)	Folic Acid (%DV)
	170	11	10	*	*	*	*	*	*
2 tbsp.	140	8	8	*	*	*	*	*	*
	170	9	10	*	*	*	*	*	*
	160	9	10	*	*	*	*	*	*
	160	9	10	*	*	*	*	*	*
	150	9	10	*	*	*	*	*	*
	140	3	5	*	*	*	*	*	*
1/12 mix	157	10	10	*	—	*	3	*	*
	160	9	10	*	*	*	*	*	*
	160	9	10	*	*	*	*	*	*
	130	3	3	*	*	*	*	*	*
	160	9	10	*	*	*	*	*	*
	140	3	5	*	*	*	*	*	*
	150	9	10	*	*	*	*	*	*
1/12 mix	160	8	12	3	—	*	3	*	*
1/12 mix	161	8	4	*	—	*	3	*	*
	110	6	10	*	*	*	2	*	*
	110	6	10	*	*	*	2	*	*
1/12 mix	182	11	16	3	—	*	4	*	*
1/12 mix	182	11	7	*	—	*	4	*	*
1/12 mix	159	10	10	*	—	*	*	*	*
	150	3	5	*	*	*	2	*	*

FOOD NAME

FROZEN YOGURT *chocolate fudge brownie* (Breyer's)

Cherry Garcia (Ben & Jerry's)

chocolate (Häagen-Dazs)

soft serve (generic)

chocolate fudge brownie (Ben & Jerry's)

coffee almond (Ben & Jerry's)

peach (Häagen-Dazs)

strawberry (Häagen-Dazs)

vanilla (Häagen-Dazs)

natural (Breyer's)

soft serve (generic)

FROZEN YOGURT BAR *all flavors w/ sorbet* (Creamsicle)

cherry chocolate fudge (Häagen-Dazs)

orange passion (Häagen-Dazs)

piña colada (Häagen-Dazs)

FRUIT BAR *all flavors* (Crystal Light Bars)

(generic)

grape (Welch's) *1 bar*

(Welch's) *1 bar*

no sugar added (Welch's) *1 bar*

pineapple (Welch's) *1 bar*

raspberry (Welch's) *1 bar*

no sugar added (Welch's) *1 bar*

Serving Size	Calories	Fat (%DV)	Sat. Fat (%DV)	Cholesterol (%DV)	Fiber (%DV)	Calcium (%DV)	Vitamin A (%DV)	Vitamin C (%DV)	Folic Acid (%DV)
½ cup	170	8	15	7	4	8	2	*	—
½ cup	170	5	10	3	*	15	4	2	—
½ cup	170	6	10	13	*	15	2	*	—
½ cup	115	7	13	*	—	11	2	*	2
½ cup	190	6	10	3	8	15	4	2	—
½ cup	200	11	11	4	5	15	6	2	—
½ cup	170	6	10	13	*	15	*	*	—
½ cup	170	6	10	17	*	5	2	8	—
½ cup	170	6	10	17	*	20	*	*	—
½ cup	140	6	13	5	*	8	2	*	—
½ cup	114	6	13	*	*	10	3	*	*
1	60	*	*	*	*	2	*	*	—
1	230	18	35	12	*	15	2	*	—
1	100	2	3	7	*	6	*	6	
1	100	2	3	5	*	6	*	10	
1	14	*	*	*	*	*	*	*	—
1	63	*	*	*	—	*	*	12	*
1¾ oz.	45	*	*	*	*	*	*	15	*
1¾ oz.	45	*	*	*	*	*	*	15	—
1¾ oz.	45	*	*	*	*	*	*	15	*
1¾ oz.	45	*	*	*	*	*	*	15	*
1¾ oz.	45	*	*	*	*	*	*	15	*
1¾ oz.	25	*	*	*	*	*	*	15	—

FOOD NAME

strawberry (Welch's) *1 bar*

   no sugar added (Welch's) *1 bar*

FRUIT COCKTAIL, CANNED

  in extra light syrup (Del Monte)

  in fruit juice (Del Monte)

  in heavy syrup (Del Monte)

  in juice (generic)

    (Hunt's)

  in light syrup (generic)

  in water (generic)

FRUIT DRINK, BOTTLED *California style* (Sunny Delight)

  citrus flavor (generic)

  lemonade (Kool-Aid)

  natural breakfast juice (Knudsen)

  orange (Kool-Aid)

FRUIT DRINK, FROM MIX *citrus blend* (Crystal Light)

  tropical unsweetened (Kool-Aid) *8 fl. oz. prep. w/out sugar*

   sugar added (Kool-Aid) *8 fl. oz. prep. w/ sugar*

FRUIT, MIXED *canned in extra light syrup light* (Del Monte Snack Cups) *1 container*

   in fruit juice (Del Monte)

   in heavy syrup (Del Monte)

  dried (Del Monte Snap-E-Tom)

Serving Size	Calories	Fat (%DV)	Sat. Fat (%DV)	Cholesterol (%DV)	Fiber (%DV)	Calcium (%DV)	Vitamin A (%DV)	Vitamin C (%DV)	Folic Acid (%DV)
1¾ oz.	45	*	*	*	*	*	*	15	*
1¾ oz.	45	*	*	*	*	*	*	15	*
½ cup	60	*	*	*	4	*	4	4	—
½ cup	60	*	*	*	4	*	4	4	—
½ cup	100	*	*	*	4	*	4	4	—
½ cup	57	*	*	*	4	*	8	6	*
½ cup	90	*	*	*	*	*	*	2	—
½ cup	72	*	*	*	4	*	5	4	*
½ cup	39	*	*	*	4	*	6	4	*
8 fl. oz.	130	*	*	*	*	*	20	100	*
6 fl. oz.	82	*	*	*	*	2	*	80	*
8½ fl. oz.	125	*	*	*	*	*	*	10	*
8 fl. oz.	110	*	*	*	*	2	*	60	—
8½ fl. oz.	110	*	*	*	*	*	*	10	*
8 fl. oz.	4	*	*	*	*	*	*	10	*
	2	*	*	*	*	*	*	10	*
	100	*	*	*	*	*	*	10	*
	60	*	*	*	4	*	4	6	—
½ cup	60	*	*	*	4	*	4	4	—
½ cup	100	*	*	*	4	*	4	4	—
¼ cup	62	*	*	*	10	*	14	*	—

FOOD NAME

(generic)

(Sun-Maid)

dried, w/ nuts (Fisher)

FRUIT PUNCH, BOTTLED (Mott's)

(Ocean Spray Crantastic)

(Sunkist)

(Tropicana)

citrus punch w/ calcium (Sunny Delight)

fruit flavors (Hawaiian Punch)

harvest punch from concentrate (Welch's)

tropical punch from concentrate (Knudsen)

FRUIT PUNCH, FROM CONCENTRATE *orchard fruit harvest* (Welch's)

FRUIT PUNCH, FROM MIX (Crystal Light)

mountain berry sugar-free (Kool-Aid)

tropical (Kool-Aid)

FRUIT SPREAD see JAM, JELLY, & PRESERVES

FUDGE see CANDY

FUDGE TOPPING *hot* (Kraft)

(Smucker's)

hot, light (Smucker's)

GARBANZO BEAN see CHICK PEA

GARLIC *raw*

pureed (Progresso)

Serving Size	Calories	Fat (%DV)	Sat. Fat (%DV)	Cholesterol (%DV)	Fiber (%DV)	Calcium (%DV)	Vitamin A (%DV)	Vitamin C (%DV)	Folic Acid (%DV)
3½ oz.	243	*	*	*	—	4	49	6	*
2 oz.	160	*	*	*	—	2	15	2	—
1 oz.	140	12	5	*	8	2	*	*	—
10 fl. oz.	170	*	*	*	*	*	*	2	*
8 fl. oz.	150	*	*	*	*	*	*	100	*
8 fl. oz.	130	*	*	*	*	*	*	*	*
6 fl. oz.	90	*	*	*	—	2	*	2	*
8 fl. oz.	130	*	*	*	*	30	20	100	*
8 fl. oz.	110	*	*	*	*	15	*	100	*
6 fl. oz.	100	*	*	*	*	*	*	*	*
8 fl. oz.	120	*	*	*	*	2	2	8	*
6 fl. oz.	100	*	*	*	*	*	*	*	*
8 fl. oz.	4	*	*	*	*	*	*	10	*
8 fl. oz.	4	*	*	*	*	*	*	10	*
8 fl. oz.	70	*	*	*	*	*	*	10	*
2 tbsp.	140	6	10	*	*	*	*	*	—
2 tbsp.	110	6	—	*	*	*	*	*	*
2 tbsp.	70	*	*	*	*	8	*	*	*
3 cloves	13	*	*	*	*	2	*	5	*
1 tbsp.	4	*	*	*	*	*	*	*	—

FOOD NAME

GEFILTEFISH, SWEET

GELATIN DESSERT, FROM MIX *all flavors low-calorie* (D-Zerta)

    sugar-free (generic)

    w/ added fruit (generic)

  banana sugar-free (Jell-O)

  cherry (Jell-O)

    sugar-free (Jell-O)

  lemon (Jell-O)

    sugar-free (Jell-O)

  orange sugar-free (Jell-O)

  other flavors (Jell-O)

    sugar-free (Jell-O)

  raspberry sugar-free (Jell-O)

  strawberry sugar-free (Jell-O)

GELATIN DESSERT, READY-TO-EAT *blueberry* (Del Monte Snack Cups) *1 container*

  orange (Del Monte Snack Cups) *1 container*

  strawberry (Del Monte Snack Cups) *1 container*

GELATIN POP *all flavors* (Jell-O)

GINGER ROOT *raw*

GINGERBREAD *from mix* (Betty Crocker Classic)

  (Pillsbury)

  no cholesterol recipe (Betty Crocker Classic)

Serving Size	Calories	Fat (%DV)	Sat. Fat (%DV)	Cholesterol (%DV)	Fiber (%DV)	Calcium (%DV)	Vitamin A (%DV)	Vitamin C (%DV)	Folic Acid (%DV)
1 piece	35	*	*	4	*	*	*	*	*
½ cup	8	*	*	*	*	*	*	*	—
½ cup	8	*	*	*	*	*	*	*	*
½ cup	73	*	*	*	—	*	*	7	*
½ cup	8	*	*	*	*	*	*	*	*
½ cup	80	*	*	*	*	*	*	*	*
½ cup	8	*	*	*	*	*	*	*	*
½ cup	80	*	*	*	*	*	*	*	*
½ cup	8	*	*	*	*	*	*	*	*
½ cup	8	*	*	*	*	*	*	*	*
½ cup	80	*	*	*	*	*	*	*	*
½ cup	8	*	*	*	*	*	*	*	*
½ cup	8	*	*	*	*	*	*	*	*
½ cup	8	*	*	*	*	*	*	*	*
	70	*	*	*	2	*	*	*	—
	70	*	*	*	2	*	*	*	—
	70	*	*	*	2	*	*	*	—
1 bar	35	*	*	*	*	*	*	*	—
5 slices	8	*	*	*	*	*	*	*	*
⅛ cake	220	11	10	10	—	2	*	*	—
⅛ cake	180	8	5	*	—	*	*	*	—
⅛ cake	210	9	10	*	—	2	*	*	—

GINKGO NUT

FOOD NAME

GINKGO NUT *canned (14 medium kernels)*

GOOSE *liver paté canned*

  meat w/out skin roasted

  meat w/ skin roasted

GOOSEBERRY *fresh*

  canned in light syrup

GOURD, DISHCLOTH *boiled*

GOURD, WHITEFLOWER *boiled*

GRAIN BEVERAGE *mix original* (Postum)

GRANOLA see CEREAL, COLD

GRANOLA BAR *apple* (Nutri-Grain)

  blueberry (Nutri-Grain)

  blueberry apple (Health Valley)

  chocolate chip (generic)

    fat free (Health Valley)

  cinnamon (Nature Valley)

  honey graham (Nature Valley)

  oat bran (Nature Valley)

  peanut (generic)

  peanut butter (Nature Valley)

    chewy (generic) *bar*

  plain (generic) *bar*

    chewy (generic) *bar*

Serving Size	Calories	Fat (%DV)	Sat. Fat (%DV)	Cholesterol (%DV)	Fiber (%DV)	Calcium (%DV)	Vitamin A (%DV)	Vitamin C (%DV)	Folic Acid (%DV)
1 oz.	32	*	*	*	12	*	2	4	2
1 oz.	129	19	20	14	*	2	19	*	4
3 oz.	202	17	20	27	*	*	*	*	3
3 oz.	259	29	29	26	*	*	*	*	*
½ cup	66	*	*	*	24	4	9	69	—
½ cup	92	*	*	*	12	2	3	21	*
½ cup	50	*	*	*	—	*	5	8	3
½ cup	11	*	*	*	—	2	*	10	*
6 fl. oz.	12	*	*	*	*	*	*	*	—
1	150	8	5	*	4	*	15	*	25
1	150	8	5	*	4	*	15	*	25
1	140	*	*	*	12	2	*	*	—
1	103	6	14	*	4	2	*	*	*
1	140	*	*	*	12	2	*	*	—
1	120	8	5	*	—	*	*	*	—
1	110	6	3	*	—	*	*	*	—
1	110	6	3	*	—	*	*	*	—
1	113	8	3	*	—	*	*	*	*
1	120	9	5	*	—	*	*	*	—
1 oz.	121	7	5	*	4	3	*	*	2
1 oz.	134	9	4	*	8	2	*	*	2
1 oz.	126	8	11	*	4	3	*	*	2

FOOD NAME

raisin (Health Valley)

  fat free (Health Valley)

raspberry (Nutri-Grain)

strawberry (Nutri-Grain)

GRAPE *adherent skin (European)*

  10 grapes

  slip skin (American)

  10 grapes

GRAPE, CANNED *Thompson in heavy syrup*

  in water

GRAPE DRINK (Tang)

  (Welch's)

GRAPE DRINK, FROM CONCENTRATE (Mott's Fruit Basket)

GRAPE JUICE, BOTTLED/CANNED *red* (Knudsen)

  (Welch's)

  organic (Knudsen)

  sparkling (Welch's)

  white (Welch's)

  aseptic pack (Welch's Orchard) (1 box)

  sparkling (Welch's)

GRAPE JUICE, FROM CONCENTRATE *red sweetened* (Welch's)

  white (Welch's)

GRAPE JUICE COCKTAIL *from concentrate* (Welch's)

Serving Size	Calories	Fat (%DV)	Sat. Fat (%DV)	Cholesterol (%DV)	Fiber (%DV)	Calcium (%DV)	Vitamin A (%DV)	Vitamin C (%DV)	Folic Acid (%DV)
1	140	*	*	*	12	2	*	*	—
1	140	*	*	*	12	2	*	*	—
1	150	8	5	*	4	*	15	*	25
1	150	8	5	*	4	*	15	*	25
½ cup	57	*	*	*	4	*	*	14	*
	36	*	*	*	4	*	*	9	*
½ cup	29	*	*	*	*	*	*	3	*
	15	*	*	*	*	*	*	2	*
½ cup	93	*	*	*	4	*	2	2	*
½ cup	49	*	*	*	4	*	2	2	*
8½ fl. oz.	130	*	*	*	*	*	*	100	20
6 fl. oz.	110	*	*	*	*	*	*	*	*
8 fl. oz.	130	*	*	*	*	2	*	25	—
8 fl. oz.	150	*	*	*	*	2	*	4	2
6 fl. oz.	120	*	*	*	*	*	*	45	2
8 fl. oz.	160	*	*	*	*	2	*	8	—
6 fl. oz.	130	*	*	*	*	*	*	*	—
6 fl. oz.	110	*	*	*	*	*	*	45	—
8½ oz.	160	*	*	*	*	*	*	60	*
6 fl. oz.	110	*	*	*	*	*	*	*	—
6 fl. oz.	100	*	*	*	*	*	*	45	*
6 fl. oz.	100	*	*	*	*	*	*	45	*
6 fl. oz.	120	*	*	*	*	*	*	100	*

FOOD NAME

light (Welch's)
GRAPE-APPLE DRINK (Mott's)
from concentrate (Welch's)
GRAPE-APPLE JUICE (Welch's)
GRAPE-CRANBERRY DRINK (Ocean Spray Cran-Grape)
low calorie (Lightstyle)
GRAPE-CRANBERRY JUICE (Welch's)
GRAPEFRUIT *pink/red*
sections
white
GRAPEFRUIT, CANNED *in juice*
in light syrup
in water
GRAPEFRUIT JUICE, FRESH *pink/red*
white
GRAPEFRUIT JUICE, BOTTLED/CANNED (Del Monte)
pink (Knudsen)
red (Tropicana)
yellow (Mott's)
(Tropicana)
organic (Knudsen)
sweetened (generic)

Serving Size	Calories	Fat (%DV)	Sat. Fat (%DV)	Cholesterol (%DV)	Fiber (%DV)	Calcium (%DV)	Vitamin A (%DV)	Vitamin C (%DV)	Folic Acid (%DV)
6 fl. oz.	40	*	*	*	*	*	*	*	*
10 fl. oz.	170	*	*	*	*	*	*	*	—
6 fl. oz.	110	*	*	*	*	*	*	*	—
6 fl. oz.	100	*	*	*	*	*	*	*	—
8 fl. oz.	170	*	*	*	*	*	*	100	—
8 fl. oz.	40	*	*	*	*	*	*	100	—
6 fl. oz.	110	*	*	*	*	*	*	*	—
½ fruit	37	*	*	*	4	2	6	76	3
½ fruit	37	*	*	*	—	*	6	78	4
½ cup	35	*	*	*	—	*	6	73	3
½ fruit	39	*	*	*	4	*	*	65	3
½ cup	46	*	*	*	*	2	*	70	3
½ cup	76	*	*	*	4	2	*	45	3
½ cup	44	*	*	*	*	2	*	44	3
6 fl. oz.	73	*	*	*	—	2	16	118	5
6 fl. oz.	73	*	*	*	*	2	*	118	5
8 fl. oz.	100	*	*	*	5	4	6	120	—
8 fl. oz.	100	*	*	*	*	4	*	90	—
6 fl. oz.	70	*	*	*	—	2	6	70	—
10 fl. oz.	120	*	*	*	*	*	*	130	—
6 fl. oz.	70	*	*	*	—	2	*	60	—
8 fl. oz.	100	*	*	*	*	4	*	90	—
8 fl. oz.	115	*	*	*	*	2	*	112	6

FOOD NAME

unsweetened (generic)

GRAPEFRUIT JUICE, FROM CONCENTRATE *organic* (Knudsen)

GRAPEFRUIT JUICE COCKTAIL *pink* (Ocean Spray)

light (Tropicana Twister)

low calorie (Lightstyle)

GRAPEFRUIT-TANGERINE DRINK (Ocean Spray)

GREAT NORTHERN BEAN *cooked*

GREAT NORTHERN BEAN, CANNED (Bush Bros)

(generic)

w/ pork (Bush Bros)

GREEN BEAN *raw*

cooked

GREEN BEAN, CANNED (generic)

cut (Bush Bros)

(Del Monte)

(Green Giant)

50% less salt (Green Giant)

no salt added (Del Monte)

french cut (Del Monte)

(Green Giant)

no salt added (Del Monte)

seasoned (Del Monte)

Italian (Del Monte)

Serving Size	Calories	Fat (%DV)	Sat. Fat (%DV)	Cholesterol (%DV)	Fiber (%DV)	Calcium (%DV)	Vitamin A (%DV)	Vitamin C (%DV)	Folic Acid (%DV)
8 fl. oz.	94	*	*	*	*	2	*	120	6
8 fl. oz.	100	*	*	*	*	4	*	90	—
8 fl. oz.	110	*	*	*	*	*	*	100	—
6 fl. oz.	30	*	*	*	—	2	2	100	—
8 fl. oz.	40	*	*	*	*	*	*	100	—
8 fl. oz.	130	*	*	*	*	*	*	100	—
½ cup	104	*	*	*	24	6	*	2	22
½ cup	110	*	*	*	28	4	*	*	—
½ cup	149	*	*	*	24	7	*	3	27
½ cup	110	2	3	—	24	4	*	*	—
½ cup	123	*	*	*	2	3	*	7	14
½ cup	111	*	*	*	—	5	*	2	16
½ cup	18	*	*	*	4	3	2	8	5
½ cup	25	*	*	*	8	2	10	2	—
½ cup	20	*	*	*	6	2	6	8	—
½ cup	16	*	*	*	4	2	6	4	—
½ cup	16	*	*	*	4	2	8	2	—
½ cup	20	*	*	*	6	2	6	8	—
½ cup	20	*	*	*	6	2	6	8	—
½ cup	16	*	*	*	4	2	6	4	—
½ cup	20	*	*	*	6	2	6	8	—
½ cup	20	*	*	*	6	2	6	8	—
½ cup	30	*	*	*	12	2	4	15	—

FOOD NAME

seasoned (generic)

w/ ham flavor (Bush Bros)

whole (Del Monte)

GREEN BEAN, FROZEN (Bird's Eye Deluxe)

boiled (generic)

cut (Green Giant)

microwave (Green Giant)

cut, in butter sauce (Green Giant)

french cut (Bird's Eye)

in butter sauce (Green Giant One Serving)

GREEN BEAN COMBINATION, CANNED *almondine* (Green Giant)

green beans w/ ham flavor & potatoes (Bush Bros)

green & shelley beans (Bush Bros)

GREENS see specific green

GROUPER *broiled/baked*

GUACAMOLE (Kraft)

GUACAMOLE SEASONING MIX (Old El Paso)

GUAVA

GUAVA DRINK (Mauna La'i)

from concentrate (Welch's)

HADDOCK *broiled/baked*

smoked

Serving Size	Calories	Fat (%DV)	Sat. Fat (%DV)	Cholesterol (%DV)	Fiber (%DV)	Calcium (%DV)	Vitamin A (%DV)	Vitamin C (%DV)	Folic Acid (%DV)
½ cup	18	*	*	*	—	3	12	6	5
½ cup	35	*	*	*	8	2	10	2	—
½ cup	20	*	*	*	6	2	6	8	—
3 oz.	25	*	*	*	—	4	10	15	2
½ cup	19	*	*	*	8	3	5	5	4
½ cup	14	*	*	*	4	2	2	4	—
½ cup	12	*	*	*	4	2	10	*	—
½ cup	30	2	3	2	6	2	4	4	—
3 oz.	25	*	*	*	4	4	8	15	2
5½ oz.	60	3	5	2	12	4	6	8	
½ cup	45	5	*	*	8	2	6	*	—
½ cup	40	*	*	*	12	2	8	10	—
½ cup	45	*	*	*	12	4	4	*	—
1 fillet	238	4	3	32	*	4	7	*	*
2 tbsp.	50	6	10	*	*	*	*	*	—
⅐ pkg.	7	*	*	*	*	*	2	15	—
1 fruit	46	*	*	*	20	2	14	275	—
½ cup	42	*	*	*	16	2	13	254	—
8 fl. oz.	130	*	*	*	*	*	*	100	—
6 fl. oz.	100	*	*	*	*	*	*	*	*
1 fillet	168	2	*	37	*	6	2	*	*
3 oz.	99	*	*	22	*	4	*	*	*

FOOD NAME

HADDOCK, FROZEN *battered* (Van de Kamp's)
breaded (Van de Kamp's)
crispy batter dipped (Gorton's)
crunchy batter (Mrs. Paul's)
light (Mrs. Paul's Light)
(Van de Kamp's)
HALIBUT *broiled/baked*
HALIBUT, FROZEN *battered* (Van de Kamp's)
HAM, FRESH *center slice lean only raw*
chopped
minced
patty
rump lean only roasted
shank lean only roasted
steak (Oscar Mayer)
extra lean unheated
w/ natural juices (Oscar Mayer)
whole leg lean only roasted
HAM, CURED *extra lean roasted*
unheated
lean only roasted
unheated

Serving Size	Calories	Fat (%DV)	Sat. Fat (%DV)	Cholesterol (%DV)	Fiber (%DV)	Calcium (%DV)	Vitamin A (%DV)	Vitamin C (%DV)	Folic Acid (%DV)
2 fillets	250	23	15	10	*	4	*	*	—
2 fillets	270	25	15	8	*	*	*	*	—
2 fillets	300	32	25	7	—	*	*	*	—
4½ oz.	190	8	5	8	*	*	*	*	—
4¼ oz.	220	14	5	15	*	2	*	*	—
1 fillet	240	17	10	12	—	2	*	*	—
½ fillet	223	7	4	22	*	10	6	*	*
2 fillets	150	9	5	3	*	2	*	*	—
3 oz.	166	11	12	20	*	*	*	*	*
1 oz.	65	8	8	5	*	*	*	9	*
3 oz.	224	27	31	20	*	*	*	42	*
1 patty	205	28	33	15	*	*	*	*	*
3 oz.	175	11	12	27	*	*	*	*	*
3 oz.	183	14	16	26	*	*	*	*	*
1 slice	55	3	4	10	*	*	*	*	—
3 oz.	104	6	6	13	*	*	*	46	*
1 slice	35	2	3	5	*	*	*	*	—
3 oz.	179	12	14	27	*	*	*	*	3
3 oz.	123	7	8	15	*	*	*	30	*
3 oz.	111	6	7	13	*	*	*	37	*
3 oz.	134	7	*	*	*	*	*	*	*
3 oz.	125	8	*	*	*	*	*	*	*

FOOD NAME

HAM, CANNED (Hormel Cure 81)

  boneless (Bryan Centerpiece)

    baked (Bryan Southern Supreme)

    honey (Bryan Southern Supreme)

  chopped (Black Label)

  chunk (Hormel)

  extra lean pre-sliced (Bryan)

    roasted (generic)

  jubilee (Oscar Mayer)

    boneless (Oscar Mayer)

  roasted (generic) *diced*

HAM, COLD CUTS (Oscar Mayer Healthy Favorites)

  baked (Bryan Thin Sliced)

    w/ natural juices (Oscar Mayer)

  boiled w/ natural juices (Oscar Mayer)

    (Oscar Mayer Healthy Favorites)

  breakfast (Oscar Mayer Healthy Favorites)

  chopped (Bryan)

    (generic)

    w/ natural juices (Oscar Mayer)

  cooked (Bryan)

    (Bryan Thin Sliced)

    (Hormel)

Serving Size	Calories	Fat (%DV)	Sat. Fat (%DV)	Cholesterol (%DV)	Fiber (%DV)	Calcium (%DV)	Vitamin A (%DV)	Vitamin C (%DV)	Folic Acid (%DV)
3 oz.	96	6	9	15	*	*	*	27	—
3 oz.	120	14	→	15	*	—	—	—	—
3 oz.	120	5	—	15	*	—	—	—	—
3 oz.	90	9	—	15	*	—	—	—	—
3 oz.	210	27	30	15	*	*	*	30	—
3 oz.	132	13	15	15	*	*	*	32	—
3 oz.	90	5	—	15	*	—	—	—	—
3 oz.	116	6	7	8	*	*	*	39	*
1 slice	31	2	2	5	*	*	*	*	—
1 slice	43	4	4	5	*	*	*	*	*
1 cup	316	33	36	29	*	*	*	33	2
1 slice	14	*	*	2	*	*	*	*	—
1 slice	30	2	—	5	*	—	—	—	—
1 slice	21	*	*	4	*	*	*	*	—
1 slice	22	*	*	4	*	*	*	*	—
1 slice	13	*	*	2	*	*	*	*	—
1 slice	30	*	2	5	*	*	*	*	—
1 slice	50	5	—	5	*	—	—	—	—
1 slice	65	8	8	4	*	*	*	9	*
1 slice	35	4	4	4	*	*	*	*	—
1 slice	30	2	—	5	*	—	—	—	—
1 slice	30	2	—	5	*	—	—	—	—
1 slice	29	2	3	4	*	*	*	13	—

FOOD NAME

dinner (Oscar Mayer)

extra lean (generic)

ham & cheese loaf (Bryan)

  (Oscar Mayer)

honey (Bryan)

  (Bryan Thin Sliced)

  (Thorn Apple Valley)

  w/ natural juices (Oscar Mayer)

lower salt (Bryan)

mesquite (Bryan)

sliced (Thorn Apple Valley)

smoked (Bryan Thin Sliced)

  (Oscar Mayer)

  (Oscar Mayer Healthy Favorites)

  (Oscar Mayer Healthy Favorites)

HAM SALAD (generic)

canned (Libby's)

HAM SPREAD *deviled* (Underwood)

deviled, light (Underwood)

HAM, TURKEY see TURKEY, COLD CUTS

HAM ENTREE, FROZEN *glazed* (Morton Entree)

w/ asparagus au gratin (Budget Gourmet Light & Healthy)

w/ asparagus bake (Stouffer's Entrees)

Serving Size	Calories	Fat (%DV)	Sat. Fat (%DV)	Cholesterol (%DV)	Fiber (%DV)	Calcium (%DV)	Vitamin A (%DV)	Vitamin C (%DV)	Folic Acid (%DV)
1 slice	28	2	2	5	*	*	*	*	—
1 slice	37	2	3	4	*	*	*	12	*
1 slice	80	9	—	7	*	—	—	—	—
1 slice	66	8	11	6	*	2	*	*	*
1 slice	30	2	—	5	*	—	—	—	—
1 slice	30	2	—	5	*	—	—	—	—
1 slice	35	2	—	—	*	—	*	*	—
1 slice	14	*	*	2	*	*	*	*	—
1 slice	30	2	—	5	*	—	—	—	—
1 slice	30	2	—	5	*	—	—	—	—
1 slice	35	2	—	5	*	—	*	*	—
1 slice	30	2	—	5	*	—	—	—	—
1 slice	27	*	*	5	*	*	*	*	—
1 slice	23	*	*	4	*	*	*	*	—
1 slice	22	*	*	3	*	*	*	*	—
2 oz.	61	7	7	3	*	*	*	3	*
2 oz.	70	5	5	3	*	*	*	*	*
2⅛ oz.	220	29	30	17	*	*	*	*	—
2⅛ oz.	120	12	5	12	*	*	*	15	—
8 oz.	230	5	—	12	—	2	50	100	—
8¾ oz.	300	22	35	17	—	15	2	25	—
9½ oz.	520	55	70	25	8	20	6	40	—

FOOD NAME

w/ cheddar pretzel sandwich (Weight Watchers Entree)

w/ cheese sandwich (Weight Watchers Entree)

HAMBURGER ENTREE, FROM MIX *beef noodle* (Hamburger Helper)

cheddar'n bacon (Hamburger Helper)

cheeseburger macaroni (Hamburger Helper)

hamburger stew (Hamburger Helper)

hash (Hamburger Helper)

mushroom & wild rice (Hamburger Helper)

potatoes au gratin (Hamburger Helper)

stroganoff (Hamburger Helper)

taco (Hamburger Helper)

teriyaki (Hamburger Helper)

zesty Italian (Hamburger Helper)

HAMBURGER ENTREE, FROZEN *bacon cheeseburger* (Hormel Quickmeal)

beef patty w/ gravy, charbroiled (Morton Entree)

cheeseburger (Hormel Quickmeal) 1

hamburger (Hormel Quickmeal) 1

HAMBURGER ROLL see ROLL

HEAD CHEESE *pork* (generic) *slice*

(Oscar Mayer)

HEART OF PALM see PALM

HERRING, ATLANTIC *broiled/baked*

Serving Size	Calories	Fat (%DV)	Sat. Fat (%DV)	Cholesterol (%DV)	Fiber (%DV)	Calcium (%DV)	Vitamin A (%DV)	Vitamin C (%DV)	Folic Acid (%DV)
4 oz.	260	12	15	3	12	10	2	2	—
5 oz.	240	11	13	3	20	10	4	6	—
1 cup	330	23	—	—	—	*	*	*	—
1 cup	400	31	—	—	—	10	2	* —	—
1 cup	370	29	—	—	—	6	4	*	—
1 cup	300	20	—	—	—	4	15	*	—
1 cup	320	23	—	—	—	2	*	2	—
1 cup	380	25	—	—	—	8	6	*	—
1 cup	350	28	—	—	—	8	2	*	—
1 cup	390	29	—	—	—	10	6	*	—
1 cup	330	22	—	—	—	2	6	*	—
1 cup	360	22	—	—	—	2	8	*	—
1 cup	350	22	—	—	—	2	2	*	—
5 oz.	440	37	45	27	—	10	4	2	—
9 oz.	270	18	—	10	—	4	2	*	—
4¾ oz.	400	31	40	25	—	10	4	*	—
4¼ oz.	350	25	30	20	—	4	*	*	—
1 oz.	60	7	7	8	*	*	*	10	*
1 slice	53	6	7	8	*	*	*	*	*
1 fillet	290	26	19	37	*	11	3	2	*

FOOD NAME

kippered

pickled

HERRING, PACIFIC broiled/baked

HERRING, CANNED see SARDINE

HERRING, LAKE see CISCO

HICKORY NUT dried (generic)

HOLLANDAISE SAUCE from mix prep. w/ butter (generic)

microwave (Knorr)

HOMESTYLE GRAVY from mix (Pillsbury)

HOMINY, CANNED golden (Bush Bros)

white (Bush Bros)

w/ peppers (Bush Bros)

HONEY (generic)

HONEY BUN glazed (Hostess)

plain (Rich's)

HONEY LOAF LUNCHEON MEAT pork (generic) slice

pork & beef (generic) slice

(Oscar Mayer)

HONEYDEW MELON cubed

1/10 fruit

HORSERADISH LEAF boiled chopped

HORSERADISH POD raw

boiled slices

Serving Size	Calories	Fat (%DV)	Sat. Fat (%DV)	Cholesterol (%DV)	Fiber (%DV)	Calcium (%DV)	Vitamin A (%DV)	Vitamin C (%DV)	Folic Acid (%DV)
1 fillet	87	8	6	11	*	3	*	*	*
1 piece	39	4	2	*	*	*	3	*	*
1 fillet	360	39	30	47	*	15	3	*	*
1 oz.	187	28	10	*	8	2	*	*	3
¼ cup	63	8	—	—	*	3	4	*	2
¼ cup	120	16	—	6	—	4	50	60	*
¼ cup	16	*	*	*	*	*	*	*	*
½ cup	60	*	*	*	12	*	4	*	—
½ cup	70	2	*	*	18	*	*	*	—
½ cup	80	2	*	*	16	*	*	*	—
1 tbsp.	64	*	*	*	*	*	*	*	*
1 bun	30	32	50	5	3	15	*	*	—
1 bun	270	25	20	2	4	6	*	*	—
1 oz.	52	5	6	5	*	*	*	8	*
1 oz.	36	2	2	3	*	*	*	10	*
1 slice	33	2	2	5	*	*	*	17	*
1 cup	60	*	*	*	4	*	*	70	—
	45	*	*	*	4	*	*	53	—
½ cup	13	*	*	*	*	3	29	11	*
2 pods	8	*	*	*	4	*	*	52	2
½ cup	21	*	*	*	8	*	*	95	5

FOOD NAME

HORSERADISH, PREPARED (Kraft)

HORSERADISH SAUCE (Kraft)

HOT CHOCOLATE see COCOA DRINK

HOT DOG *beef* (Armour)

(Bryan)

(Hebrew National)

(Hormel Wranglers)

(Hygrade)

(Kahn's)

(Nathan's)

bun size (Bryan)

lowfat (Hebrew National)

bunsize (Healthy Choice)

beef & pork (Hormel Wranglers) *1 hot dog*

cheese jumbo (Bryan)

chicken (generic)

(Wampler-Longacre)

hot dinner frank (Bryan)

juicy jumbo (Bryan)

light (Bryan)

light weiner lower sodium (Bryan)

meat frank bun size (Bryan)

meat weiner (Bryan)

Serving Size	Calories	Fat (%DV)	Sat. Fat (%DV)	Cholesterol (%DV)	Fiber (%DV)	Calcium (%DV)	Vitamin A (%DV)	Vitamin C (%DV)	Folic Acid (%DV)
1 tbsp.	10	*	*	*	*	*	*	2	—
1 tbsp.	12	2	*	*	*	*	*	*	—
1	150	20	25	8	*	*	*	*	—
1	110	8	—	7	*	—	—	—	—
1	150	20	25	10	*	*	*	*	*
1	170	23	30	13	—	*	*	24	—
1	180	26	34	11	*	*	*	*	—
1	150	21	32	10	*	4	*	*	—
1	160	23	30	10	*	*	*	*	—
1	180	26	—	10	*	—	—	—	—
1	120	15	20	8	*	*	*	*	—
1	70	2	3	7	*	2	*	6	—
(2 oz.)	180	25	30	13	—	*	*	25	—
1	190	26	—	12	*	—	—	—	—
1	116	14	13	15	*	4	*	*	*
1	120	17	15	20	4	8	*	*	—
1	180	26	—	10	*	—	—	—	—
1	180	25	—	10	*	—	—	—	—
1	110	14	—	13	*	—	—	—	—
1	70	8	—	7	*	—	—	—	—
1	180	26	—	10	*	—	—	—	—
1	110	8	—	7	*	—	—	—	—

HOT DOG ROLL

FOOD NAME

smoked jumbo (Bryan)

turkey (Oscar Mayer)

(Wampler-Longacre)

turkey cheese (Oscar Mayer)

HOT DOG ROLL see ROLL

HOT DOG SAUCE (Gebhardt)

(Just Rite)

HOT SAUCE (Gebhardt)

tabasco (generic)

HUBBARD SQUASH see SQUASH

HUMMUS (generic)

HUNTER SAUCE *mix* (Knorr)

HYACINTH BEAN *boiled*

ICE CREAM *chocolate* (generic)

(Häagen-Dazs)

coffee (Häagen-Dazs)

cookie dough (Weight Watchers)

deep dark chocolate (Ben & Jerry's)

french vanilla soft serve (generic)

mint cookies in cream reduced fat (Breyer's)

rocky road (Weight Watchers)

strawberry (generic)

(Häagen-Dazs)

Serving Size	Calories	Fat (%DV)	Sat. Fat (%DV)	Cholesterol (%DV)	Fiber (%DV)	Calcium (%DV)	Vitamin A (%DV)	Vitamin C (%DV)	Folic Acid (%DV)
1	180	26	—	10	*	—	—	—	—
1	85	10	10	11	*	5	*	*	—
1	90	12	13	12	8	4	*	*	—
1	89	10	11	13	*	6	2	*	—
3 tbsp.	25	2	2	*	*	*	*	*	—
¼ cup	60	5	6	2	*	*	*	2	—
¼ tsp.	0	*	*	*	*	*	*	*	*
¼ tsp.	0	*	*	*	*	*	*	*	*
⅓ cup	140	11	5	*	16	4	*	11	12
¼ oz.	25	2	—	*	—	*	*	*	*
½ cup	22	*	*	*	—	2	*	4	5
½ cup	143	11	23	7	—	7	5	*	3
½ cup	270	26	40	40	*	10	10	*	—
½ cup	270	26	40	40	*	10	10	*	—
½ cup	140	5	10	2	4	20	*	*	—
½ cup	250	23	45	18	8	10	10	*	—
½ cup	185	17	32	26	—	11	9	*	2
½ cup	140	8	12	10	2	10	4	*	—
½ cup	140	5	8	2	4	20	2	*	—
½ cup	127	8	—	6	—	8	4	8	2
½ cup	250	23	40	32	*	10	10	*	—

FOOD NAME

triple chocolate (Weight Watchers)

vanilla (Ben & Jerry's)

(Sealtest)

(Weight Watchers)

fat free (Sealtest)

light (Breyer's)

natural (Breyer's)

ICE CREAM, IMITATION *brownie parfait* (Weight Watchers)

butter pecan crunch (Healthy Choice)

chocolate chip (Healthy Choice)

chocolate mousse (Weight Watchers)

coffee toffee (Healthy Choice)

fudge brownie (Healthy Choice)

neapolitan (Healthy Choice)

praline toffee crunch parfait (Weight Watchers)

rocky road (Healthy Choice)

vanilla (Healthy Choice)

ICE CREAM BAR *caramel almond crunch* (Häagen-Dazs)

caramel/pecan (Dove)

chocolate w/ milk chocolate coating (Dove)

chocolate eclair (Good Humor)

chocolate fudge (Fudgsicle)

chocolate/dark chocolate (Häagen-Dazs)

Serving Size	Calories	Fat (%DV)	Sat. Fat (%DV)	Cholesterol (%DV)	Fiber (%DV)	Calcium (%DV)	Vitamin A (%DV)	Vitamin C (%DV)	Folic Acid (%DV)
½ cup	150	5	8	2	4	20	2	*	—
½ cup	230	26	50	32	*	10	15	*	—
½ cup	140	11	25	10	*	8	4	*	—
½ cup	120	4	8	2	4	20	2	*	—
½ cup	100	*	*	*	*	8	8	*	—
½ cup	130	7	15	12	*	10	4	*	—
½ cup	150	12	30	12	*	10	6	*	—
5⅓ oz.	190	4	10	2	8	20	*	*	—
½ cup	140	3	5	2	—	10	*	2	—
½ cup	130	3	5	2	—	10	*	2	—
2¾ oz.	190	6	8	2	12	6	*	*	—
½ cup	130	3	5	2	—	10	*	2	—
½ cup	140	3	5	2	—	10	*	*	—
½ cup	120	3	5	2	—	10	*	*	—
5 oz.	190	5	10	2	8	20	*	*	—
½ cup	160	3	5	2	—	10	*	*	—
½ cup	120	3	5	2	—	15	*	*	—
1 bar	240	28	35	13	*	8	6	*	—
3⅔ oz.	350	35	60	12	*	10	8	*	—
3¾ oz.	340	32	63	13	*	10	8	*	—
1 bar	170	14	13	3	5	4	6	*	—
1 bar	35	2	—	—	—	6	*	*	—
1 bar	380	42	75	28	*	10	10	*	—

ICE CREAM BAR, IMITATION

FOOD NAME

coffee almond crunch (Häagen-Dazs)

coffee/cashew (Dove)

crunchy cookie (Dove)

fudge (Häagen-Dazs)

orange & cream (Häagen-Dazs)

peanut (Dove)

vanilla w/ chocolate coating (Klondike)

  w/ dark chocolate coating (Dove)

  (Häagen-Dazs)

  w/ milk chocolate coating (Dove)

vanilla & almonds (Häagen-Dazs)

vanilla crisp (Häagen-Dazs)

ICE CREAM BAR, IMITATION *arctic d'lites* (Weight Watchers)

chocolate almond crunch (Weight Watchers)

chocolate fudge (Crystal Light cool 'n creamy)

chocolate mousse (Light 'N Lively)

chocolate treat (Weight Watchers)

chocolate w/ fudge (Sealtest)

cool 'n creamy bars orange vanilla (Crystal Light)

orange vanilla (Light 'N Lively)

  (Weight Watchers)

strawberry (Light 'N Lively)

toffee crunch (Weight Watchers)

Serving Size	Calories	Fat (%DV)	Sat. Fat (%DV)	Cholesterol (%DV)	Fiber (%DV)	Calcium (%DV)	Vitamin A (%DV)	Vitamin C (%DV)	Folic Acid (%DV)
1 bar	360	40	75	33	*	15	15	*	—
3⅔ oz.	335	34	63	12	*	8	8	*	—
3¾ oz.	340	32	63	13	*	15	8	*	—
1 bar	210	22	35	25	*	10	10	*	—
1 bar	130	9	15	13	*	6	6	10	—
3¾ oz.	380	38	65	13	*	15	8	*	—
1 bar	290	31	70	5	0	10	6	*	—
3¾ oz.	340	34	65	15	*	10	10	*	—
1 bar	380	42	75	30	*	10	10	*	—
3¾ oz.	340	32	63	13	*	15	8	*	—
1 bar	370	42	70	30	*	15	15	*	—
1 bar	220	25	30	13	*	8	6	*	—
1 bar	130	11	10	2	*	15	*	*	—
1 bar	130	11	10	2	4	8	*	*	—
1 bar	50	3	—	*	*	2	*	*	—
1 bar	50	*	*	*	*	4	*	*	—
1 bar	100	2	*	3	4	15	*	*	—
1 bar	80	*	*	*	*	6	*	*	—
1 bar	50	3	—	*	*	2	*	*	—
1 bar	40	*	*	*	*	*	*	*	—
1 bar	70	2	3	*	12	10	*	2	—
1 bar	80	*	*	*	*	4	*	*	—
1 bar	120	11	15	2	4	8	*	*	—

ICE DESSERT

FOOD NAME

vanilla w/ chocolate coating (Klondike Lite)

vanilla sandwich (Weight Watchers)

vanilla w/ strawberry (Sealtest)

ICE DESSERT *lime* (generic)

pineapple-coconut (generic)

ICE MILK *vanilla* (generic)

soft serve (generic)

ICE POP *all flavors* (Popsicle)

sugar free (Popsicle)

ICING see FROSTING

ITALIAN BREAD see BREAD

ITALIAN SAUSAGE *cooked mild* (generic)

spicy (generic)

sliced (Oscar Mayer)

JACKFRUIT

JALAPENO DIP (Kraft)

JAM, JELLY, & PRESERVES *all-fruit spread all flavors* (Polaner)

(Smucker's Simply Fruit)

apricot (Sorrell Ridge)

(Welch's Totally Fruit)

blueberry (Welch's Totally Fruit)

grape (Welch's Totally Fruit)

orange marmalade (Welch's Totally Fruit)

Serving Size	Calories	Fat (%DV)	Sat. Fat (%DV)	Cholesterol (%DV)	Fiber (%DV)	Calcium (%DV)	Vitamin A (%DV)	Vitamin C (%DV)	Folic Acid (%DV)
1 bar	110	8	20	2	3	10	4	*	—
1 bar	160	5	10	2	4	10	*	*	—
1 bar	70	*	*	*	*	4	*	4	—
½ cup	75	*	*	*	*	*	*	2	*
½ cup	108	4	—	*	—	*	*	21	*
½ cup	92	4	9	3	*	9	2	*	*
½ cup	111	4	7	4	*	14	2	*	*
1 pop	45	*	*	*	*	*	*	*	—
1 pop	15	*	*	*	*	*	*	*	—
1 link	220	27	31	18	*	2	*	2	*
1 link	220	27	31	18	*	2	*	2	*
1 slice	249	34	38	19	*	2	*	*	—
3½ oz.	94	*	*	*	8	3	6	11	—
2 tbsp.	50	6	10	*	*	*	*	4	—
1 tbsp.	42	*	*	*	—	*	*	*	*
1 tbsp.	16	*	*	*	*	*	*	*	*
1 tbsp.	35	*	*	*	*	*	*	*	*
1 tbsp.	21	*	*	*	*	*	*	*	—
1 tbsp.	21	*	*	*	*	*	*	*	—
1 tbsp.	42	*	*	*	*	*	*	*	—
1 tbsp.	21	*	*	*	*	*	*	*	—

FOOD NAME

raspberry (Sorrell Ridge)

(Welch's)

strawberry (Welch's)

diet spread all flavors low sugar (Slenderella)

reduced calorie (Slenderella)

reduced calorie (Smucker's)

grape (Weight Watchers)

raspberry (Weight Watchers)

jam all flavors (generic)

(Kraft)

(Smucker's)

grape (Welch's)

jelly all flavors (Kraft)

(Smucker's)

grape (Welch's)

reduced calorie (Kraft)

marmalade orange (generic)

(Smucker's)

preserves all flavors (generic)

(Kraft)

(Smucker's)

JAVA-PLUM

Serving Size	Calories	Fat (%DV)	Sat. Fat (%DV)	Cholesterol (%DV)	Fiber (%DV)	Calcium (%DV)	Vitamin A (%DV)	Vitamin C (%DV)	Folic Acid (%DV)
1 tbsp.	35	*	*	*	*	*	*	*	*
1 tbsp.	52	*	*	*	*	*	*	*	—
1 tbsp.	52	*	*	*	*	*	*	*	—
1 tbsp.	8	*	*	*	*	*	*	*	*
1 tbsp.	7	*	*	*	*	*	*	*	*
1 tbsp.	7	*	*	*	*	*	*	*	*
1 tsp.	8	*	*	*	*	*	*	*	—
1 tsp.	8	*	*	*	*	*	*	*	—
1 tbsp.	48	*	*	*	*	*	*	3	2
1 tsp.	17	*	*	*	*	*	*	*	—
1 tbsp.	18	*	*	*	*	*	*	*	*
1 tbsp.	52	*	*	*	*	*	*	*	—
1 tsp.	17	*	*	*	*	*	*	*	—
1 tbsp.	18	*	*	*	*	*	*	*	*
1 tbsp.	52	*	*	*	*	*	*	*	—
1 tsp.	6	*	*	*	*	*	*	*	—
1 tbsp.	49	*	*	*	*	*	*	2	2
1 tbsp.	18	*	*	*	*	*	*	*	*
1 tbsp.	48	*	*	*	*	*	*	3	2
1 tsp.	17	*	*	*	*	*	*	*	—
1 tbsp.	18	*	*	*	*	*	*	*	*
½ cup	41	*	*	*	—	*	*	16	—
6 fruits	11	*	*	*	—	*	*	4	—

FOOD NAME

JELLY see JAM, JELLY, & PRESERVES

JERUSALEM ARTICHOKE *raw slices*

JUICE DRINK *guanabana* (Knudsen Tropical Blend)

  harvest blend (Welch's) (1 box)

  mixed fruit (Tang)

  tropical cruz, organic (Santa Cruz Natural)

  vitamin fortified (Knudsen Vita Juice)

JUICE DRINK, FROM CONCENTRATE *natural breakfast juice* (Knudsen)

  tropical (Mott's Fruit Basket)

KALE *boiled, chopped*

  canned (Bush Bros)

  frozen boiled chopped

KELP see SEAWEED

KETCHUP (Del Monte)

    (Heinz)

  no salt added (Hunt's)

    natural (Hain)

KIDNEY see specific meats

KIDNEY BEAN *all types cooked*

  red cooked

  red California cooked

KIDNEY BEAN, CANNED *dark red* (Bush Bros)

    (Hain)

Serving Size	Calories	Fat (%DV)	Sat. Fat (%DV)	Cholesterol (%DV)	Fiber (%DV)	Calcium (%DV)	Vitamin A (%DV)	Vitamin C (%DV)	Folic Acid (%DV)
½ cup	57	*	*	*	4	*	*	5	3
8 fl. oz.	120	*	*	*	*	2	2	8	*
8½ oz.	150	*	*	*	*	*	*	*	*
8½ fl. oz.	140	*	*	*	*	*	*	100	20
8 fl. oz.	110	*	*	*	*	4	2	4	*
8 fl. oz.	110	*	*	*	*	6	100	100	*
8 fl. oz.	110	*	*	*	*	2	*	60	*
8 fl. oz.	120	*	*	*	*	2	*	25	*
½ cup	21	*	*	*	4	5	96	44	2
½ cup	30	*	*	*	8	10	70	15	—
½ cup	20	*	*	*	—	9	83	27	2
1 tbsp.	15	*	*	*	*	*	2	2	*
1 tbsp.	15	*	*	*	*	*	*	*	*
1 tbsp.	20	*	*	*	*	*	*	2	*
1 tbsp.	16	*	*	*	*	*	*	*	*
½ cup	112	*	*	*	24	2	*	2	29
½ cup	112	*	*	*	28	2	*	2	29
½ cup	109	*	*	*	—	6	*	2	16
½ cup	130	2	3	*	28	8	*	*	—
½ cup	60	*	*	*	28	2	*	*	—

FOOD NAME

light red (Bush Bros)

red (generic)

(Hunt's)

(Progresso)

baked (B&M)

w/ pork (Friends)

KIDNEY BEAN SPROUT *boiled*

KIELBASA (Bryan)

(generic)

(Oscar Mayer)

bun size (Bryan)

KIWIFRUIT

KNACKWURST *pork & beef* (generic)

KNOCKWURST *beef* (Hebrew National)

KOHLRABI *boiled slices*

KUMQUAT

LAMB *arm lean only braised*

broiled

blade lean only broiled

roasted

cubed broiled

ground broiled

kidney braised

Serving Size	Calories	Fat (%DV)	Sat. Fat (%DV)	Cholesterol (%DV)	Fiber (%DV)	Calcium (%DV)	Vitamin A (%DV)	Vitamin C (%DV)	Folic Acid (%DV)
½ cup	110	*	*	*	28	8	*	*	—
½ cup	104	*	*	*	—	3	*	3	16
½ cup	100	*	*	*	20	3	*	1	—
½ cup	100	*	*	*	28	4	*	*	—
4 oz.	150	3	3	*	20	4	*	*	—
4 oz.	140	2	3	*	20	4	*	*	—
3 oz.	28	*	*	*	—	2	*	50	10
1 oz.	90	12	—	7	*	—	—	—	—
1 oz.	88	12	14	6	*	*	*	10	*
1 slice	290	40	50	18	*	2	*	*	—
2 oz.	180	26	—	13	*	—	—	—	—
1 fruit	46	*	*	*	12	2	3	124	—
1 oz.	87	12	15	5	*	*	*	13	*
1	260	38	45	18	*	*	*	*	—
½ cup	24	*	*	*	4	2	*	74	2
1 fruit	12	*	*	*	4	*	*	12	—
3 oz.	236	18	22	35	*	2	*	*	5
3 oz.	170	12	15	26	*	2	*	*	5
3 oz.	179	15	17	26	*	2	*	*	5
3 oz.	177	15	19	25	*	2	*	*	5
3 oz.	158	10	11	26	*	*	*	*	5
3 oz.	240	26	35	27	*	2	*	*	4
3 oz.	116	5	5	160	*	2	8	17	17

FOOD NAME

leg lean only cooked

liver braised

  fried

loin lean only broiled

  roasted

rib lean only broiled

  roasted

shank lean only cooked

shoulder lean only braised

  broiled

  roasted

sweetbreads pancreas braised

  spleen braised

LAMB'S-QUARTER raw

 boiled chopped

LASAGNA see PASTA ENTREE

LEBANON BOLOGNA see BOLOGNA

LEEK raw chopped

 boiled chopped

 1 medium

LEMON w/out peel

LEMON JUICE fresh

 bottled

Serving Size	Calories	Fat (%DV)	Sat. Fat (%DV)	Cholesterol (%DV)	Fiber (%DV)	Calcium (%DV)	Vitamin A (%DV)	Vitamin C (%DV)	Folic Acid (%DV)
3 oz.	173	12	14	26	*	*	*	*	5
3 oz.	187	11	15	142	*	*	423	6	16
3 oz.	202	17	21	140	*	*	441	18	85
3 oz.	183	13	15	27	*	2	*	*	5
3 oz.	171	13	16	25	*	2	*	*	5
3 oz.	200	17	20	26	*	2	*	*	5
3 oz.	197	17	20	25	*	2	*	*	5
3 oz.	152	9	11	25	*	*	*	*	5
3 oz.	240	21	26	33	*	2	*	*	5
3 oz.	178	14	17	26	*	2	*	*	5
3 oz.	173	14	17	25	*	2	*	*	5
3 oz.	198	20	29	113	*	*	*	29	3
3 oz.	132	6	7	109	*	*	*	37	*
3 oz.	37	*	*	*	12	26	197	113	6
½ cup	29	*	*	*	8	23	175	55	3
½ cup	32	*	*	*	4	3	*	10	8
½ cup	16	*	*	*	—	2	*	4	3
	38	*	*	*	—	4	*	9	8
1 fruit	17	*	*	*	8	2	*	51	2
1 tbsp.	4	*	*	*	*	*	*	12	*
1 tbsp.	3	*	*	*	*	*	*	6	*

FOOD NAME

LEMONADE *bottled w/ cranberry juice* (Ocean Spray)

  cherry organic (Santa Cruz Natural)

  cranberry (Heinke's)

  from concentrate natural (Knudsen)

    organic (Knudsen)

    pink (generic)

    white (Mott's)

  from mix pink (Country Time)

    sugar-free (Country Time)

    yellow (Country Time)

    sugar-free (Crystal Light)

  organic (Santa Cruz Natural)

  white (Ocean Spray)

    (Tropicana)

LEMON BUTTER SAUCE (Weight Watchers)

LEMON DILL SAUCE *from mix* (Knorr)

LEMON-LIME DRINK *from mix sugar-free* (Crystal Light)

LENTIL *cooked*

LENTIL SPROUT *raw*

  stir-fried

LETTUCE *butterhead raw leaves*

  cos raw, shredded

  iceberg raw

Serving Size	Calories	Fat (%DV)	Sat. Fat (%DV)	Cholesterol (%DV)	Fiber (%DV)	Calcium (%DV)	Vitamin A (%DV)	Vitamin C (%DV)	Folic Acid (%DV)
8 fl. oz.	110	*	*	*	*	*	*	100	*
8 fl. oz.	120	*	*	*	*	*	*	8	*
8 fl. oz.	120	*	*	*	*	*	*	8	*
8 fl. oz.	120	*	*	*	*	*	*	8	*
8 fl. oz.	120	*	*	*	*	*	*	8	*
8 fl. oz.	99	*	*	*	*	*	*	16	*
10 fl. oz.	160	*	*	*	*	2	*	12	*
8 fl. oz.	70	*	*	*	*	*	*	10	*
8 fl. oz.	4	*	*	*	*	*	*	10	*
8 fl. oz.	70	*	*	*	*	*	*	10	*
8 fl. oz.	4	*	*	*	*	*	*	10	*
8 fl. oz.	120	*	*	*	*	*	*	8	*
8 fl. oz.	110	*	*	*	*	*	*	100	*
6 fl. oz.	100	*	*	*	*	2	*	4	*
1 tbsp.	7	*	*	—	—	*	*	*	—
¼ oz.	120	14	—	2	—	4	6	*	*
8 fl. oz.	4	*	*	*	*	*	*	10	*
½ cup	115	*	*	*	32	2	*	2	45
½ cup	40	*	*	*	—	*	*	10	10
3 oz.	86	*	*	*	—	*	*	18	14
2	2	*	*	*	*	*	3	2	3
½ cup	4	*	*	*	4	*	15	11	10
1 leaf	3	*	*	*	*	*	*	*	3

FOOD NAME

looseleaf raw, shredded

romaine raw, shredded

LICORICE see CANDY

LIMA BEAN *baby cooked*

large cooked

LIMA BEAN, CANNED *green* (Del Monte)

medium (Bush Bros)

small (Bush Bros)

large (generic)

low salt (generic)

LIMA BEAN, FROZEN *baby* (Green Giant Harvest Fresh)

in butter sauce (Green Giant).

LIME

LIME DRINK *lime cruz, organic* (Santa Cruz Natural)

LIME JUICE *fresh*

bottled

LIMEADE *from concentrate* (generic)

LING *broiled/baked*

LINGUINE see PASTA

LIVER see specific meats

LIVER CHEESE *pork* (generic) *slice*

pork fat wrapped (Oscar Mayer)

LIVER LOAF (Bryan)

Serving Size	Calories	Fat (%DV)	Sat. Fat (%DV)	Cholesterol (%DV)	Fiber (%DV)	Calcium (%DV)	Vitamin A (%DV)	Vitamin C (%DV)	Folic Acid (%DV)
½ cup	5	*	*	*	4	2	11	8	3
½ cup	4	*	*	*	4	*	15	11	10
½ cup	115	*	*	*	28	3	*	*	34
½ cup	108	*	*	*	28	2	*	*	20
½ cup	80	*	*	*	16	2	2	15	—
½ cup	110	2	*	*	20	2	*	2	—
½ cup	100	2	*	*	20	2	2	10	—
½ cup	95	*	*	*	24	3	*	*	15
½ cup	93	*	*	*	16	3	4	18	5
½ cup	80	*	*	*	16	2	*	4	—
½ cup	100	5	5	2	18	*	2	6	—
1 fruit	20	*	*	*	8	2	*	32	*
8 fl. oz.	110	*	*	*	*	4	*	4	*
1 tbsp.	4	*	*	*	*	*	*	8	*
1 tbsp.	3	*	*	*	*	*	*	2	*
1 cup	101	*	*	*	*	*	*	11	*
1 fillet	168	2	—	26	*	7	3	*	*
1 oz.	86	11	13	16	*	*	99	*	7
1 slice	116	15	18	27	*	*	172	2	11
1½ oz.	150	20	—	23	*	—	—	—	—

FOOD NAME

LIVER PATÉ (generic)

LIVERWURST see also BRAUNSCHWEIGER *sausage* (generic) *slice*

  spread (Underwood)

LOBSTER, NORTHERN *steamed/poached*

LOBSTER, SPINY *steamed/poached*

LOGANBERRY *frozen*

LUNCHEON LOAF *plain* (Bryan)

  spiced (Oscar Mayer)

LUNCHEON MEAT see also specific meats *beef* (generic) *slice*

  pork (generic) *slice*

LUNCHEON SAUSAGE (generic) *slice*

LYCHEE *fresh*

MACADAMIA NUT *dried* (generic)

  oil roasted (generic)

  salted (Blue Diamond)

MACARONI see PASTA

MACKEREL, ATLANTIC *broiled/baked*

MACKEREL, JACK *canned*

MACKEREL, KING *broiled/baked*

MACKEREL, PACIFIC & JACK *broiled/baked*

MACKEREL, SPANISH *broiled/baked*

MALTED MILK *chocolate* (Kraft) *3 tsp. + 1 cup milk*

Serving Size	Calories	Fat (%DV)	Sat. Fat (%DV)	Cholesterol (%DV)	Fiber (%DV)	Calcium (%DV)	Vitamin A (%DV)	Vitamin C (%DV)	Folic Acid (%DV)
1 oz.	90	12	14	24	*	2	19	*	4
1 oz.	92	12	15	15	*	*	157	*	2
2⅛ oz.	190	25	—	—	*	*	180	*	—
½ cup	71	*	*	9	*	2	*	*	*
1	233	5	3	49	*	10	*	6	*
½ cup	81	*	*	*	28	4	*	37	10
¾ oz.	60	8	—	5	*	—	—	—	—
1 slice	66	7	8	6	*	3	*	*	—
1 oz.	50	2	3	4	*	*	*	7	*
1 oz.	95	13	16	6	*	*	*	*	*
1 oz.	74	9	11	6	*	*	*	9	*
1 fruit	6	*	*	*	*	*	*	11	—
1 oz.	199	32	16	*	12	2	*	*	*
1 oz.	204	33	17	*	12	*	*	*	*
1 oz.	190	28	10	*	12	2	*	*	*
1 fillet	230	24	19	22	*	*	3	*	*
½ can	231	9	9	24	*	22	8	*	*
½ fillet	206	6	4	35	*	6	26	4	*
1 fillet	354	27	26	35	*	5	2	6	*
1 fillet	231	14	13	35	*	2	3	4	*
	211	9	—	—	*	31	*	4	—

MANDARIN ORANGE-PAPAYA JUICE

FOOD NAME

fortified (Ovaltine) ¾ *oz.* + *1 cup milk*

natural (generic) ¾ *oz. powder* + *1 cup milk*

(Kraft) *3 tsp.* + *1 cup milk*

MANDARIN ORANGE-PAPAYA JUICE (Tropicana Twister)

MANGO

slices

MANGO DRINK (Sunny Delight)

from mix (Tang)

MANGO-PEACH JUICE (Knudsen Tropical Blend)

MAPLE SYRUP

MARGARINE *extra light* (Mazola)

spread (Weight Watchers)

unsalted (Weight Watchers)

imitation nucanola spread soft (Smartbeat)

safflower (Hollywood)

unsalted (Hollywood)

soft (Chiffon)

reduced calorie (Parkay)

unsalted (Chiffon)

spread squeeze (Parkay)

touch of butter 40% fat (Kraft)

stick (Land O'Lakes)

(Parkay)

Serving Size	Calories	Fat (%DV)	Sat. Fat (%DV)	Cholesterol (%DV)	Fiber (%DV)	Calcium (%DV)	Vitamin A (%DV)	Vitamin C (%DV)	Folic Acid (%DV)
	216	8	15	6	*	43	49	50	22
	236	15	30	12	*	36	7	5	5
	211	10	—	—	*	36	*	6	—
6 fl. oz.	90	*	*	*	—	2	*	20	—
1 fruit	135	*	*	*	16	2	161	96	—
½ cup	54	*	*	*	4	*	65	38	—
8 fl. oz.	110	*	*	*	*	*	20	100	*
6 fl. oz.	80	*	*	*	*	*	10	100	20
8 fl. oz.	120	*	*	*	*	2	50	4	—
1 tbsp.	52	*	*	*	*	*	*	*	*
1 tbsp.	50	9	5	*	*	*	10	*	*
1 tbsp.	45	6	5	*	*	*	10	*	*
1 tbsp.	45	6	5	*	*	*	10	*	*
1 tbsp.	70	11	3	*	*	*	10	*	*
1 tbsp.	100	17	10	*	*	*	*	10	*
1 tbsp.	100	17	10	*	*	*	10	*	*
1 tbsp.	90	15	5	*	*	*	6	*	*
1 tbsp.	50	9	5	*	*	*	10	*	*
1 tbsp.	90	15	10	*	*	*	6	*	*
1 tbsp.	90	15	10	*	*	*	10	*	*
1 tbsp.	50	9	5	*	*	*	10	*	*
1 tbsp.	100	17	10	*	*	*	10	*	*
1 tbsp.	100	17	10	*	*	*	10	*	*

FOOD NAME

light (Weight Watchers)

tub (Land O'Lakes)

unsalted (Mazola)

MARINARA SAUCE see PASTA SAUCE

MARMALADE see JAM, JELLY, & PRESERVES

MAYONNAISE (Hellman's Best)

(Kraft)

canola (Hain)

reduced calorie (Hain)

eggless, no salt added (Hain)

fat free (Smartbeat)

light low sodium (Hain)

w/ canola oil (Smartbeat)

reduced calorie (Hellman's Best)

safflower (Hollywood)

sandwich spread (Hellman's Best)

MAYONNAISE, IMITATION *cholesterol free* (Hellman's Best)

coleslaw dressing (Miracle Whip)

mayonnaise dressing (Weight Watchers)

nonfat (Kraft Free)

(Miracle Whip Free)

reduced calorie (Hellman's Best)

(Miracle Whip Light)

Serving Size	Calories	Fat (%DV)	Sat. Fat (%DV)	Cholesterol (%DV)	Fiber (%DV)	Calcium (%DV)	Vitamin A (%DV)	Vitamin C (%DV)	Folic Acid (%DV)
1 tbsp.	60	11	5	*	*	*	10	*	*
1 tbsp.	100	17	10	*	*	*	10	*	*
1 tbsp.	100	17	10	*	*	*	10	*	*
1 tbsp.	100	17	10	2	*	*	35	*	*
1 tbsp.	100	18	10	2	*	*	*	*	*
1 tbsp.	100	17	5	2	*	*	35	*	*
1 tbsp.	60	8	*	*	*	*	35	*	*
1 tbsp.	110	18	10	*	*	*	35	*	*
1 tbsp.	10	*	*	*	*	*	*	*	*
1 tbsp.	60	9	5	3	*	*	35	*	*
1 tbsp.	40	6	3	*	*	*	*	*	*
1 tbsp.	50	8	5	2	*	*	*	*	*
1 tbsp.	110	18	5	2	*	*	*	*	*
1 tbsp.	50	8	5	2	*	*	*	*	*
1 tbsp.	40	5	5	*	*	*	*	*	*
1 tbsp.	70	9	5	2	*	*	*	*	*
1 tbsp.	10	*	*	*	*	*	*	*	*
1 tbsp.	12	*	*	*	*	*	*	*	*
1 tbsp.	20	*	*	*	*	*	*	*	*
1 tbsp.	50	8	5	2	*	*	*	*	*
1 tbsp.	45	6	5	*	*	*	*	*	*

FOOD NAME

salad dressing (Miracle Whip)

MEAT LOAF DINNER, FROZEN (Armour Classics)

(Healthy Choice)

(Swanson)

MEAT LOAF ENTREE, FROM MIX (Hamburger Helper)

MEAT LOAF ENTREE, FROZEN w/ tomato sauce (Morton Entree)

w/ whipped potatoes (Stouffer's Entrees)

MEAT & POULTRY COATINGS country mild (Shake & Bake)

for chicken (Shake & Bake)

for fish (Shake & Bake)

for pork (Shake & Bake)

extra crispy (oven fry)

Italian herb (Shake & Bake)

MEAT see specific listings

MEAT SPREAD deviled (Libby's)

potted meat (Hormel)

MEATBALL DINNER, FROZEN Swedish meatballs (Armour Classics)

MEATBALL ENTREE, CANNED stew microwave (Dinty Moore)

MEATBALL ENTREE, FROZEN Swedish meatballs (Light & Elegant Entree)

(Weight Watchers Entree)

in cream sauce (Swanson Entree)

in gravy w/ pasta (Stouffer's Lean Cuisine)

Serving Size	Calories	Fat (%DV)	Sat. Fat (%DV)	Cholesterol (%DV)	Fiber (%DV)	Calcium (%DV)	Vitamin A (%DV)	Vitamin C (%DV)	Folic Acid (%DV)
1 tbsp.	70	11	5	2	*	*	*	*	*
11¼ oz.	360	26	—	22	—	6	6	15	—
12 oz.	340	12	15	13	—	4	15	20	—
9¼ oz.	320	26	—	—	—	4	4	80	—
1 cup	360	34	—	—	—	4	2	*	—
9 oz.	280	25	—	15	—	4	80	*	—
9⅞ oz.	380	37	40	27	12	4	2	2	—
¼ pouch	80	6	—	*	—	*	8	*	—
¼ pouch	80	3	—	*	—	*	6	*	—
¼ pouch	70	2	—	*	—	*	2	*	—
⅛ pouch	40	2	—	*	—	*	*	*	—
¼ pouch	60	2	—	*	—	*	*	*	—
¼ pouch	80	2	—	*	—	4	2	*	—
1 can	160	20	25	30	*	4	*	*	—
2 oz.	53	6	10	8	—	1	*	*	—
11¼ oz.	330	28	—	27	—	10	50	15	—
7½ oz.	240	25	35	10	—	3	23	2	—
9 oz.	280	15	—	18	—	8	*	*	—
9 oz.	280	12	15	10	12	10	15	6	—
8½ oz.	350	29	—	—	—	8	6	*	—
9⅛ oz.	290	12	15	18	—	6	2	*	—

FOOD NAME

in gravy w/ parsley noodles (Stouffer's Entrees)

w/ noodles (Budget Gourmet Entrees)

MENUDO MIX (Gebhardt)

MEXICAN STYLE DINNER, FROZEN (Patio)

combination (Swanson)

MEXICAN STYLE ENTREE, FROZEN *chili gravy w/ beef enchilada & tamale* (Morton Entree)

MILK *lowfat, 1%*

lowfat, 2% protein fortified

skim no vitamin A added

protein fortified

w/ vitamin A

whole low sodium

whole, 3.3%

MILK, BUTTER see BUTTERMILK

MILK, DRY *nonfat w/ vitamin A added*

MILK, EVAPORATED (Carnation)

light skimmed (Pet)

lowfat (Carnation)

whole w/ vitamin A (generic)

MILK, INSTANT *nonfat* (Carnation) *dry*

MINTS see CANDY

MILKFISH *broiled/baked*

Serving Size	Calories	Fat (%DV)	Sat. Fat (%DV)	Cholesterol (%DV)	Fiber (%DV)	Calcium (%DV)	Vitamin A (%DV)	Vitamin C (%DV)	Folic Acid (%DV)
9¼ oz.	440	35	40	28	12	4	2	*	—
10 oz.	590	58	—	48	—	10	20	6	—
1 tsp.	5	*	*	*	*	*	*	*	—
13¼ oz.	650	38	—	15	—	15	30	6	—
11 oz.	410	29	—	—	—	15	30	20	—
10 oz.	300	15	—	7	—	8	30	6	—
1 cup	102	4	8	3	*	30	10	4	3
1 cup	137	8	15	6	*	35	10	5	4
1 cup	86	*	*	*	*	30	*	4	3
1 cup	100	*	2	2	*	35	10	5	4
1 cup	86	*	*	*	*	30	10	4	3
1 cup	149	13	27	11	*	25	6	4	3
1 cup	150	12	26	11	*	29	6	4	3
1 cup	244	*	*	4	*	84	*	6	8
2 tbsp.	40	4	8	12	*	8	*	*	—
¼ cup	50	*	*	*	*	18	5	*	—
¼ cup	50	*	*	6	*	16	4	*	—
¼ cup	85	8	15	6	*	17	5	2	2
⅓ cup	80	*	*	2	*	30	10	2	2
3 oz.	162	11	—	19	*	6	2	*	*

FOOD NAME

MISO (generic)

MOLASSES *blackstrap* (generic)

  medium (generic)

MONKFISH *broiled/baked*

MORTADELLA *beef & pork* (generic) *slice*

MOTHBEAN *cooked*

MOUSSE *chocolate* (generic)

  milk chocolate from mix (Knorr)

  white chocolate from mix (Knorr)

MUFFIN *apple spice* (Health Valley)

  apple streusel 97% fat free (Hostess)

  banana (Health Valley) *1 muffin*

  banana nut (Weight Watchers) *1 muffin*

  blueberry (Pepperidge Farm Wholesome Choice) *1 muffin*

  bran'nola (Arnold) *1 muffin*

  cinnamon raisin (Pepperidge Farm) *1 muffin*

  corn (Pepperidge Farm Wholesome Choice) *1 muffin*

  English honey & oatmeal (Oatmeal Goodness) *1 muffin*

   oat bran (Thomas') *1 muffin*

   plain (Thomas') *1 muffin*

   (Wonder) *1 muffin*

   raisin (Thomas') *1 muffin*

   seven grain (Pepperidge Farm) *1 muffin*

Serving Size	Calories	Fat (%DV)	Sat. Fat (%DV)	Cholesterol (%DV)	Fiber (%DV)	Calcium (%DV)	Vitamin A (%DV)	Vitamin C (%DV)	Folic Acid (%DV)
2 tbsp.	71	3	2	*	7	2	*	*	3
1 tbsp.	47	*	*	*	—	17	*	*	*
1 tbsp.	53	*	*	*	*	4	*	*	*
3 oz.	82	3	—	9	*	*	*	*	*
1 oz.	88	11	14	5	*	*	*	12	*
½ cup	103	*	*	*	—	*	*	*	32
½ cup	446	51	93	100	—	20	23	2	8
½ cup	90	8	—	2	—	4	*	*	*
½ cup	80	15	—	2	—	6	*	*	*
1	130	*	*	*	20	2	10	2	—
1	100	2	3	*	4	12	*	*	—
	130	*	*	*	18	2	10	2	—
	170	8	5	3	16	2	2	2	—
	130	3	—	*	8	*	*	2	—
	160	2	*	*	8	6	*	*	—
	150	*	*	*	—	2	*	*	—
	150	5	—	*	4	*	*	*	—
	140	3	3	*	6	10	*	*	—
	120	2	*	*	12	6	*	*	—
	130	2	*	*	4	8	*	*	—
	120	2	3	*	6	20	*	*	—
	150	2	*	*	8	*	*	*	—
	150	2	*	*	8	6	*	*	—

FOOD NAME

honey bran (Weight Watchers) *1 muffin*

oat bran (Hostess) *1 muffin*

  w/ almonds & dates (Health Valley) *1 muffin*

raisin (Arnold) *1 muffin*

raisin bran (Pepperidge Farm Wholesome Choice) *1 muffin*

raisin spice (Health Valley) *1 muffin*

sourdough (Arnold) *1 muffin*

MUFFIN, FROM MIX *apple cinnamon* (Robin Hood) *1 muffin*

banana nut (Betty Crocker) *1 muffin*

  no cholesterol recipe (Betty Crocker) *1 muffin*

blueberry (Betty Crocker) *1 muffin*

  (Robin Hood) *1 muffin*

  bakery style (Duncan Hines) *1 muffin*

  no cholesterol recipe (Duncan Hines) *1 muffin*

  no cholesterol recipe (Betty Crocker) *1 muffin*

caramel (Robin Hood) *1 muffin*

cinnamon streusel (Betty Crocker) *1 muffin*

cinnamon swirl bakery style (Duncan Hines) *1 muffin*

  no cholesterol recipe (Duncan Hines) *1 muffin*

corn (Robin Hood) *1 muffin*

honey bran (Robin Hood) *1 muffin*

oat bran (Betty Crocker) *1 muffin*

  no cholesterol recipe (Betty Crocker) *1 muffin*

Serving Size	Calories	Fat (%DV)	Sat. Fat (%DV)	Cholesterol (%DV)	Fiber (%DV)	Calcium (%DV)	Vitamin A (%DV)	Vitamin C (%DV)	Folic Acid (%DV)
	160	6	5	2	40	2	*	*	—
	160	11	5	*	6	2	*	*	—
	150	*	*	*	33	2	10	8	—
	160	2	*	*	8	4	*	*	—
	140	3	—	*	16	4	*	2	—
	140	*	*	*	20	2	10	2	—
	130	2	*	*	4	*	*	*	—
	170	11	10	12	—	2	*	*	—
	120	6	5	7	—	2	*	*	—
	120	6	5	*	—	2	*	*	—
	120	6	5	7	—	*	*	*	—
	170	9	—	—	—	2	*	*	—
	190	9	8	5	2	*	*	*	—
	180	8	8	*	2	*	*	*	—
	110	5	5	*	—	*	*	*	—
	170	11	5	12	—	2	*	*	—
	200	14	10	8	—	6	*	*	—
	200	9	8	7	2	*	*	*	—
	200	9	8	*	2	*	*	*	—
	180	11	—	—	—	2	4	*	—
	170	8	—	—	—	4	*	*	—
	180	11	10	12	—	8	*	*	—
	170	9	5	*	—	8	*	*	—

FOOD NAME

MUFFIN, FROZEN *apple spice* (Healthy Choice) *1 muffin*

   banana nut (Healthy Choice) *1 muffin*

   blueberry (Healthy Choice) *1 muffin*

MULBERRY

MULLET, STRIPED *broiled/baked*

MUNG BEAN *cooked*

MUNG BEAN SPROUT *raw*

   stir-fried

MUSHROOM *enoki raw*

   white raw pieces

4 mushrooms

   shitake cooked pieces

   white boiled pieces

4 mushrooms

MUSHROOM, CANNED *straw* (Green Giant)

   white pieces & stems, sliced (B in B)

     sliced w/ garlic (B in B)

MUSHROOM GRAVY *canned* (Franco-American)

     (generic)

     w/ wine (Pepperidge Farm)

MUSHROOM SAUCE *from mix* (generic)

     (Knorr)

MUSSEL, BLUE *steamed/poached*

Serving Size	Calories	Fat (%DV)	Sat. Fat (%DV)	Cholesterol (%DV)	Fiber (%DV)	Calcium (%DV)	Vitamin A (%DV)	Vitamin C (%DV)	Folic Acid (%DV)
	190	6	5	*	—	10	*	8	—
	180	9	5	*	—	10	*	*	—
	190	6	5	*	—	10	*	6	—
½ cup	30	*	*	*	4	3	*	42	—
1 fillet	140	7	7	20	*	3	3	2	*
½ cup	106	*	*	*	32	3	*	2	40
½ cup	16	*	*	*	4	*	*	11	8
½ cup	31	*	*	*	—	*	*	17	11
5 large	9	*	*	*	—	*	*	5	2
½ cup	5	*	*	*	*	*	*	*	*
	18	*	*	*	4	*	*	4	4
½ cup	20	*	*	*	3	*	*	*	2
½ cup	10	*	*	*	4	*	*	3	2
	13	*	*	*	4	*	*	3	2
¼ cup	12	*	*	*	4	*	*	*	—
¼ cup	12	*	*	*	4	*	*	*	—
¼ cup	12	*	*	*	4	*	*	*	—
¼ cup	25	2	—	—	*	*	*	*	—
¼ cup	32	3	—	—	4	*	*	*	2
¼ cup	30	2	—	—	—	*	*	*	—
¼ cup	20	*	—	—	—	*	*	*	*
¼ oz.	60	5	—	3	—	8	*	*	*
3 oz.	146	6	4	16	*	3	5	19	*

FOOD NAME

MUSTARD *brown* (Gulden's)

no salt added (Hain)

w/ horseradish (Kraft)

yellow (French's)

MUSTARD GREENS *boiled, chopped*

canned (Bush Bros)

frozen boiled, chopped

MUSTARD SPINACH *boiled, chopped*

NAVY BEAN *canned* (Bush Bros)

cooked, salted (generic)

NAVY BEAN SPROUT *boiled*

NECTARINE

sections

NEWBURG SAUCE *from mix* (Knorr)

NEW ZEALAND SPINACH *raw, chopped*

boiled, chopped

NON-DAIRY CREAMER see COFFEE CREAMER

NOPALES *raw, sliced*

cooked

NUT, MIXED (Planter's)

glazed w/ cashews (Fisher)

peanuts & cashews (Fisher)

reduced salt (Fisher)

Serving Size	Calories	Fat (%DV)	Sat. Fat (%DV)	Cholesterol (%DV)	Fiber (%DV)	Calcium (%DV)	Vitamin A (%DV)	Vitamin C (%DV)	Folic Acid (%DV)
1 tbsp.	15	*	*	*	*	*	*	*	*
1 tbsp.	14	2	—	*	*	*	*	*	*
1 tbsp.	14	2	*	*	*	*	*	*	—
1 tbsp.	15	*	*	*	*	*	*	*	*
½ cup	11	*	*	*	4	5	42	30	13
½ cup	25	*	*	*	8	10	60	15	—
½ cup	14	*	*	*	—	8	67	17	13
½ cup	14	*	*	*	—	14	148	97	16
½ cup	110	*	*	*	24	4	*	*	—
½ cup	129	*	*	*	—	6	*	*	32
3 oz.	66	*	*	*	—	*	*	24	23
1 fruit	67	*	*	*	8	*	20	12	*
½ cup	34	*	*	*	4	*	10	6	*
¼ cup	100	14	—	2	—	4	6	*	*
½ cup	4	*	*	*	—	2	25	14	*
½ cup	11	*	*	*	—	4	65	24	2
½ cup	7	*	*	*	4	7	4	10	*
1 pad	4	*	*	*	4	5	3	3	*
1 oz.	170	24	11	*	9	4	*	*	10
1 oz.	170	18	10	*	2	*	*	*	=
1 oz.	170	20	10	*	4	*	*	*	—
1 oz.	180	25	13	*	8	2	*	*	—

FOOD NAME

regular (Fisher)

w/out peanuts oil roasted w/ salt (generic)

roasted (generic)

w/ peanuts dry roasted (generic)

w/ salt (generic)

oil roasted (generic)

w/ salt (generic)

NUT TOPPING (Fisher)

(generic)

OATS see CEREAL, HOT

OATMEAL BREAD see BREAD

OCTOPUS *steamed/poached*

OHELOBERRY

20 berries

OIL see specific listings

OKRA *boiled, slices*

OKRA, CANNED *cut* (Bush Bros)

OKRA, FROZEN *boiled, slices*

OKRA COMBINATION, CANNED *cut okra & tomatoes* (Bush Bros)

OLD FASHIONED LOAF (Oscar Mayer)

OLIVE *early California chopped ripe* (Vlasic)

pitted ripe (Vlasic)

Serving Size	Calories	Fat (%DV)	Sat. Fat (%DV)	Cholesterol (%DV)	Fiber (%DV)	Calcium (%DV)	Vitamin A (%DV)	Vitamin C (%DV)	Folic Acid (%DV)
1 oz.	180	25	13	*	8	2	*	*	—
1 oz.	175	25	13	*	8	3	*	*	4
1 oz.	175	25	13	*	—	3	*	*	4
1 oz.	169	22	10	*	12	2	*	*	4
1 oz.	169	22	10	*	12	2	*	*	4
1 oz.	175	25	13	*	12	3	*	*	6
1 oz.	175	25	13	*	12	3	*	*	6
1 oz.	170	23	13	*	8	2	*	*	—
2 tbsp.	167	14	4	*	4	2	*	*	2
3 oz.	139	3	2	27	*	9	5	11	*
½ cup	20	*	*	*	—	*	12	7	—
	6	*	*	*	—	*	4	2	—
½ cup	26	*	*	*	8	5	9	22	9
8 pods	27	*	*	*	8	5	10	23	10
½ cup	25	*	*	*	12	6	2	*	—
½ cup	34	*	*	*	12	9	9	19	34
½ cup	25	*	*	*	12	6	15	*	—
1 slice	64	7	8	6	*	3	*	*	—
½ oz.	18	3	*	*	—	*	*	*	—
½ oz.	16	3	*	*	*	*	*	*	—

FOOD NAME
whole ripe (Vlasic)
early California enticing pitted ripe (Vlasic)
sliced ripe (Vlasic)
Manzanilla stuffed (Vlasic)
oil cured (Progresso)
ripe chopped (Vlasic)
w/ jalapeños (Vlasic)
jumbo (generic)
sliced w/ jalapeños (Vlasic)
whole (Vlasic)
Spanish cocktail, petite (Vlasic)
salad sliced (Vlasic)
stuffed queens thrown (Vlasic)
OLIVE LOAF (Bryan) *slice*
(generic) *slice*
(Oscar Mayer)
OLIVE OIL (generic)
OLIVE SALAD *bottled* (Progresso)
ONION *raw, chopped*
boiled, chopped
ONION, CANNED *cocktail* (Vlasic)
ONION, FROZEN *chopped boiled, chopped*
in cream sauce (Bird's Eye)

Serving Size	Calories	Fat (%DV)	Sat. Fat (%DV)	Cholesterol (%DV)	Fiber (%DV)	Calcium (%DV)	Vitamin A (%DV)	Vitamin C (%DV)	Folic Acid (%DV)
½ oz.	18	3	*	*	*	*	*	*	—
½ oz.	18	3	*	*	*	*	*	*	—
½ oz.	18	3	*	*	*	*	*	*	—
½ oz.	14	*	*	*	*	*	*	*	—
5	60	8	*	*	2	*	*	*	—
½ oz.	18	3	*	*	*	*	*	*	—
½ oz.	18	3	*	*	*	*	*	*	—
1 fruit	7	*	*	*	—	*	*	*	*
½ oz.	18	3	*	*	*	*	*	*	—
½ oz.	18	3	*	*	*	*	*	*	—
½ oz.	14	*	*	*	*	*	*	*	—
½ oz.	14	*	*	*	*	*	*	*	—
½ oz.	14	*	*	*	*	*	*	*	—
1 oz.	50	6	—	5	*	—	—	—	—
1 oz.	67	7	9	4	*	3	*	4	*
1 slice	60	6	7	4	*	4	*	*	
1 tbsp.	119	22	9	*	*	*	*	*	*
½ cup	130	22	10	*	8	2	2	35	—
½ cup	30	*	*	*	4	2	*	9	4
½ cup	46	*	*	*	4	2	*	9	4
1 oz.	4	*	*	*	*	*	*	*	—
½ cup	29	*	*	*	8	2	*	5	3
½ cup	60	3	5	2	8	6	*	8	—

FOOD NAME
whole boiled
ONION DIP *creamy* (Kraft)
French (Frito-Lay)
(Kraft)
green onion (Kraft)
w/ chives (Knorr)
ONION GRAVY *from mix*
ONION RING *frozen* (Mrs. Paul's)
oven heated (generic)
ONION, SPRING (SCALLION) *raw, chopped*
ORANGE *all types*
sections
California navel
sections
Florida
sections
ORANGE, CANNED *in light syrup mandarin* (Del Monte)
ORANGE DRINK (Hawaiian Punch)
(Tropicana)
aseptic pack (Tang)
from mix (Kool-Aid)
sugar free (Tang)
unsweetened (Kool-Aid) *8 fl. oz. prep. w/out sugar*

Serving Size	Calories	Fat (%DV)	Sat. Fat (%DV)	Cholesterol (%DV)	Fiber (%DV)	Calcium (%DV)	Vitamin A (%DV)	Vitamin C (%DV)	Folic Acid (%DV)
3 oz.	24	*	*	*	8	2	*	7	3
2 tbsp.	45	6	10	3	*	2	2	*	—
2 tbsp.	60	8	15	5	*	—	—	—	—
2 tbsp.	60	6	10	*	*	*	4	*	—
2 tbsp.	60	6	10	*	*	*	*	*	—
1 tbsp.	50	8	—	3	—	*	*	*	*
¼ cup	193	3	—	—	18	17	*	7	2
2 oz.	150	15	5	—	—	*	*	*	—
4 rings	326	33	35	*	—	2	4	2	3
½ cup	16	*	*	*	4	4	4	16	8
1 fruit	62	*	*	*	12	5	5	116	10
½ cup	42	*	*	*	8	4	4	80	7
1 fruit	64	*	*	*	—	6	5	134	12
½ cup	38	*	*	*	—	3	3	79	7
1 fruit	69	*	*	*	16	6	6	113	6
½ cup	38	*	*	*	8	4	3	62	4
½ cup	80	*	*	*	2	*	*	20	—
8 fl. oz.	110	*	*	*	*	15	*	100	*
6 fl. oz.	90	*	*	*	—	2	*	4	—
8½ fl. oz.	150	*	*	*	*	*	*	100	20
8 fl. oz.	70	*	*	*	*	*	*	10	*
6 fl. oz.	6	*	*	*	*	*	10	100	20
	2	*	*	*	*	*	*	10	*

FOOD NAME

sugar added (Kool-Aid) *8 fl. oz. prep. w/ sugar*

ORANGE JUICE *fresh*

(Del Monte)

(generic)

(Tropicana)

from concentrate (Tropicana)

organic (Knudsen)

tropical (Farmer's Market)

ORANGE-CRANBERRY DRINK (Ocean Spray Refreshers)

light (Tropicana Twister)

ORANGE-CRANBERRY JUICE (Tropicana Twister)

organic (Santa Cruz Natural)

ORANGE-GRAPEFRUIT JUICE (generic)

ORANGE-KIWI-PASSION JUICE (Tropicana)

ORANGE-MANGO JUICE (Tropicana Twister)

ORANGE-PINEAPPLE JUICE (Tropicana)

ORANGE-PINEAPPLE-APPLE DRINK (Welch's)

from concentrate (Welch's)

ORANGE-RASPBERRY JUICE (Tropicana Twister)

light (Tropicana Twister)

ORGAN MEATS see specific meat

OYSTER, EASTERN *farmed raw 6 medium oysters*

wild raw 6 medium oysters

Serving Size	Calories	Fat (%DV)	Sat. Fat (%DV)	Cholesterol (%DV)	Fiber (%DV)	Calcium (%DV)	Vitamin A (%DV)	Vitamin C (%DV)	Folic Acid (%DV)
	100	*	*	*	*	*	*	10	*
8 fl. oz.	110	*	*	*	*	2	4	136	11
8 fl. oz.	110	*	*	*	3	4	4	120	—
8 fl. oz.	105	*	*	*	*	2	9	143	11
6 fl. oz.	80	*	*	*	—	2	2	100	—
6 fl. oz.	80	*	*	*	—	2	2	110	—
8 fl. oz.	100	*	*	*	*	4	*	150	—
8 fl. oz.	120	*	*	*	*	*	*	2	—
8 fl. oz.	130	*	*	*	*	*	*	100	—
6 fl. oz.	25	*	*	*	—	2	*	100	—
6 fl. oz.	100	*	*	*	—	2	*	*	—
8 fl. oz.	110	*	*	*	*	4	*	4	—
8 fl. oz.	106	*	*	*	*	2	6	120	9
6 fl. oz.	80	*	*	*	—	2	2	40	—
6 fl. oz.	90	*	*	*	—	2	6	20	—
6 fl. oz.	80	*	*	*	—	2	2	60	—
6 fl. oz.	110	*	*	*	*	*	*	15	*
6 fl. oz.	110	*	*	*	*	*	*	15	*
6 fl. oz.	80	*	*	*	—	2	*	*	—
6 fl. oz.	30	*	*	*	—	2	*	100	—
	50	2	2	7	*	*	*	7	*
	57	3	3	15	*	4	2	5	*

FOOD NAME

breaded & fried 6 medium oysters

canned

wild broiled/baked 6 medium oysters

steamed/poached 6 medium oysters

OYSTER, PACIFIC steamed/poached 6 medium oysters

PALM HEART, CANNED

PANCAKE frozen (Aunt Jemima) 2 pancakes

(Downyflake) 3 pancakes

pourable batter apple cinnamon (Bisquick Shake 'N Pour) 3 4-inch
pancakes

PANCAKE SYRUP (Golden Griddle)

(Hungry Jack)

(Log Cabin)

butter flavored (Country Kitchen)

lite (Hungry Jack)

(Log Cabin Lite)

butter flavor (Aunt Jemima)

PANCAKE & WAFFLE MIX buttermilk (Betty Crocker) 3 4-inch pancakes

(Robin Hood)

no cholesterol recipe (Hungry Jack) 3 4-inch pancakes

buttermilk complete (Hungry Jack) 3 4-inch pancakes

extra lights (Hungry Jack) 3 4-inch pancakes

no cholesterol recipe (Hungry Jack) 3 4-inch pancakes

Serving Size	Calories	Fat (%DV)	Sat. Fat (%DV)	Cholesterol (%DV)	Fiber (%DV)	Calcium (%DV)	Vitamin A (%DV)	Vitamin C (%DV)	Folic Acid (%DV)
	173	17	14	24	—	5	5	6	*
½ cup	86	2	2	11	*	3	4	5	*
	42	2	*	10	*	*	*	4	*
	116	3	3	15	*	4	2	4	*
	246	12	*	48	*	*	12	30	*
1 heart	9	*	*	*	4	2	*	4	3
	200	5	3	6	8	2	—	—	—
	280	14	—	—	—	6	*	*	—
	240	5	—	*	—	10	*	*	—
¼ cup	200	*	*	*	*	*	*	*	*
¼ cup	200	*	*	*	*	*	*	*	*
¼ cup	200	*	*	*	*	*	*	*	*
¼ cup	200	*	*	*	*	*	*	*	*
¼ cup	100	*	*	*	*	*	*	*	*
¼ cup	100	*	*	*	*	*	*	*	*
¼ cup	100	*	*	*	2	*	*	*	*
	280	15	—	—	—	—	—	—	—
⅛ mix	110	5	—	—	—	6	2	*	—
	200	11	5	*	2	6	*	*	—
	180	2	3	2	4	15	*	*	—
	190	9	5	18	2	15	4	*	—
	170	6	3	*	2	15	2	*	—

FOOD NAME

reduced fat (Bisquick)

regular (Bisquick)

PAPAYA

   slices

PAPAYA DRINK *organic* (Santa Cruz Natural)

PAPAYA JUICE (Farmer's Market)

  creamed from concentrate (Knudsen Tropical Blend)

PAPAYA NECTAR (Knudsen Tropical Blend)

PARMA ROSA SAUCE *from mix* (Knorr)

PARMESANO SAUCE *microwave* (Knorr)

PARSLEY *raw, chopped*

PARSNIP *boiled, slices*

PASSIONFRUIT *purple*

PASSIONFRUIT DRINK (Sunny Delight)

   (Welch's Orchard) (1 box)

PASSIONFRUIT-MANGO JUICE (Heinke's)

PASTA *all shapes* (Mueller's) *cooked*

   (Ronzoni)

angel's hair (Contadina Fresh)

cholesterol free noodles (Mueller's) *cooked*

chow mein noodles narrow (La Choy)

   wide (La Choy)

egg noodles (America's Choice)

Serving Size	Calories	Fat (%DV)	Sat. Fat (%DV)	Cholesterol (%DV)	Fiber (%DV)	Calcium (%DV)	Vitamin A (%DV)	Vitamin C (%DV)	Folic Acid (%DV)
1 cup	210	6	5	*	—	6	*	*	—
1 cup	240	12	10	*	—	8	*	*	—
1 fruit	119	*	*	*	20	7	17	313	2
½ cup	27	*	*	*	4	2	4	72	*
8 fl. oz.	110	*	*	*	*	4	2	4	—
8 fl. oz.	130	*	*	*	*	*	*	30	—
8 fl. oz.	40	*	*	*	*	*	40	60	—
8 fl. oz.	130	*	*	*	*	2	10	45	*
¼ cup	90	9	—	4	—	10	8	15	*
¼ cup	190	8	—	23	—	4	2	*	*
½ cup	11	*	*	*	4	4	31	66	11
½ cup	63	*	*	*	12	3	*	17	11
1 fruit	17	*	*	*	8	*	3	9	*
8 fl. oz.	130	*	*	*	*	*	20	50	*
8½ oz.	140	*	*	*	*	*	*	*	*
8 fl. oz.	130	*	*	*	*	2	15	2	*
6 oz.	210	2	*	*	*	*	*	*	—
6 oz.	210	2	*	*	8	*	*	*	—
1¼ cup	240	5	4	30	9	2	*	*	—
6 oz.	210	2	*	*	*	2	*	*	—
1 cup	150	12	6	*	*	*	*	*	—
1 cup	150	12	6	*	*	*	*	*	—
6 oz.	220	4	4	18	4	*	*	*	—

FOOD NAME

(Mueller's) *cooked*

(Pennsylvania Dutch)

fettuccine (Contadina Fresh)

cholesterol free (Contadina Fresh)

ravioli cheese (Contadina Fresh)

cheese, light (Contadina Fresh)

chicken & rosemary (Contadina Fresh)

vegetable (Contadina Fresh)

rice noodles (La Choy)

tagliatelle spinach (Contadina Fresh)

tortellini cheese (Contadina Fresh)

chicken & vegetable (Contadina Fresh)

PASTA DINNER, FROZEN *cacciatore chicken* (Healthy Choice Homestyle)

Italiano (Healthy Choice Homestyle)

meat sauce (Swanson)

rigatoni chicken & vegetable (Healthy Choice Homestyle)

shells w/ tomato sauce (Healthy Choice Homestyle)

shrimp & vegetables (Healthy Choice Homestyle)

spaghetti meat sauce (Top Shelf)

meatballs (Swanson)

teriyaki chicken (Healthy Choice Homestyle)

turkey & vegetables (Swanson)

Serving Size	Calories	Fat (%DV)	Sat. Fat (%DV)	Cholesterol (%DV)	Fiber (%DV)	Calcium (%DV)	Vitamin A (%DV)	Vitamin C (%DV)	Folic Acid (%DV)
6 oz.	220	5	*	18	*	2	*	*	—
6 oz.	220	4	4	18	4	*	*	*	—
1¼ cup	250	5	4	31	9	2	*	*	—
1 cup	240	3	2	*	9	*	*	*	—
1 cup	280	18	31	27	9	20	*	*	—
1 cup	240	7	10	18	9	10	*	*	—
1¼ cup	330	19	16	27	12	6	*	*	—
1¼ cup	290	9	15	21	11	15	15	*	—
1 cup	130	8	*	*	*	*	*	*	—
1¼ cup	270	6	5	34	14	6	4	*	—
¾ cup	260	9	13	14	10	15	*	*	—
¾ cup	260	10	8	14	9	2	4	*	—
12½ oz.	310	5	3	12	—	4	10	10	—
12 oz.	350	8	10	10	—	6	6	*	—
11 oz.	340	17	—	—	—	15	25	50	—
12½ oz.	360	6	10	20	—	10	6	15	—
12 oz.	330	5	10	12	—	40	10	*	—
12½ oz.	270	6	10	17	—	6	10	15	—
10 oz.	260	9	10	7	—	6	10	4	—
12½ oz.	280	17	—	—	—	4	35	50	—
12⅔ oz.	350	5	5	15	—	6	10	10	—
11¼ oz.	310	14	—	—	—	20	150	60	—

PASTA ENTREE, CANNED

FOOD NAME

vegetable Italiano (Healthy Choice Quick Meals)

ziti in meat sauce (Swanson)

PASTA ENTREE, CANNED *beef ravioli in sauce* (Libby's)

beefaroni (Chef Boyardee)

cannelloni mini (Chef Boyardee)

cheese ravioli (Chef Boyardee Sir Chomps)

chicken (Chef Boyardee)

lasagna meat sauce (Libby's)

   microwave (Healthy Choice)

macaroni & beef in sauce (Libby's)

macaroni & cheese (Chef Boyardee)

   (Franco-American)

   (Libby's)

ravioli (Chef Boyardee)

rigatoni (Chef Boyardee Special Recipe)

shells in meat sauce (Chef Boyardee)

spaghetti (Bush Bros)

spaghetti & beef in tomato sauce (Chef Boyardee)

spaghetti & cheese (Franco-American)

spaghetti & meat sauce microwave (Healthy Choice)

spaghetti & meatballs (Franco-American)

   (Libby's)

spaghetti Os in tomato & cheese sauce (Franco-American)

Serving Size	Calories	Fat (%DV)	Sat. Fat (%DV)	Cholesterol (%DV)	Fiber (%DV)	Calcium (%DV)	Vitamin A (%DV)	Vitamin C (%DV)	Folic Acid (%DV)
10 oz.	220	2	3	*	—	4	25	*	—
11 oz.	340	17	—	—	—	15	25	50	—
7¾ oz.	230	14	18	5	28	10	*	*	—
7½ oz.	220	12	—	6	—	*	6	*	—
7½ oz.	230	11	5	5	20	2	6	*	—
7½ oz.	170	2	3	2	24	4	4	6	—
7½ oz.	180	3	3	5	4	2	22	*	—
7¾ oz.	200	11	18	5	12	10	4	2	—
7½ oz.	220	8	—	8	—	8	30	8	—
7¾ oz.	220	14	20	7	20	6	*	*	—
7½ oz.	170	3	3	8	8	6	8	*	—
7⅓ oz.	160	9	—	—	—	10	10	8	—
7¾ oz.	320	31	35	10	8	25	10	*	—
7½ oz.	180	6	—	4	—	6	2	*	—
7½ oz.	210	9	10	7	16	2	10	6	—
7½ oz.	190	9	5	2	16	2	15	6	—
1 cup	180	5	5	*	8	2	40	*	—
7½ oz.	240	14	—	6	—	*	6	*	—
7⅓ oz.	180	3	—	—	—	4	8	*	—
7½ oz.	150	5	—	7	—	8	10	8	—
7⅓ oz.	220	12	—	—	—	2	10	*	—
7¾ oz.	190	8	10	7	8	6	4	*	—
7½ oz.	160	3	—	—	—	2	10	*	—

FOOD NAME

spirals & chicken (Libby's)

PASTA ENTRÉE, FROM MIX *chicken w/ herbs* (Kraft)

fettuccine Alfredo (Chicken Helper)

(Kraft)

lasagne (Hamburger Helper)

macaroni & cheese (Kraft)

Parmesan (Kraft)

shells & cheese (Velveeta)

spaghetti (Hamburger Helper)

Italian (Kraft)

PASTA ENTRÉE, FROZEN *angel hair pasta* (Stouffer's Lean Cuisine)

(Weight Watchers Entree)

cannelloni cheese (Light & Elegant Entree)

tomato sauce (Stouffer's Lean Cuisine)

fettuccine primavera (Green Giant Garden Gourmet) *1 package*

Alfredo (Healthy Choice Quick Meals)

(Light & Elegant Entree)

(Stouffer's Entrees)

w/ broccoli (Weight Watchers Entree)

beef & broccoli (Healthy Choice Homestyle)

chicken (Weight Watchers Entree)

primavera (Stouffer's Lean Cuisine)

Florentine (Green Giant Garden Gourmet) *1 package*

Serving Size	Calories	Fat (%DV)	Sat. Fat (%DV)	Cholesterol (%DV)	Fiber (%DV)	Calcium (%DV)	Vitamin A (%DV)	Vitamin C (%DV)	Folic Acid (%DV)
7¾ oz.	130	6	5	5	16	*	8	*	—
½ cup	170	11	10	8	—	4	4	*	—
7½ oz.	320	18	20	23	—	10	6	*	—
½ cup	180	14	15	10	—	10	4	*	—
1 cup	340	22	—	—	—	2	4	*	—
¾ cup	290	20	15	2	—	8	10	—	—
½ cup	180	12	10	10	—	10	4	*	—
¾ cup	315	18	30	10	—	20	8	—	—
1 cup	330	22	—	—	—	10	2	*	—
¾ cup	233	9	8	*	—	6	15	12	—
10 oz.	240	8	5	3	—	10	25	10	—
8½ oz.	150	2	*	*	20	10	10	15	—
9 oz.	310	14	—	23	—	35	15	8	—
9⅛ oz.	270	12	20	8	—	30	6	35	—
9½ oz.	230	12	15	8	24	15	15	20	—
8 oz.	240	11	10	15	—	10	*	*	—
9 oz.	290	18	—	12	—	20	6	35	—
10 oz.	480	45	85	33	12	40	2	*	—
8½ oz.	220	9	13	5	24	25	6	2	—
12 oz.	290	5	5	7	—	2	15	45	—
8¼ oz.	280	14	15	13	8	20	4	*	—
10 oz.	260	11	10	7	—	30	50	20	—
9½ oz.	230	14	25	8	16	30	190	10	—

FOOD NAME

lasagna cheese (Light & Elegant Entree)

Florentine (Weight Watchers Entree)

four cheese (Stouffer's Entrees)

garden (Weight Watchers Entree)

Italian sausage (Budget Gourmet Entrees)

meat sauce (Healthy Choice Entree)

(Stouffer's Lean Cuisine)

(Swanson Entree)

microwave (Hormel Micro Cup)

vegetable (Stouffer's Entrees)

zucchini (Healthy Choice Quick Meals)

linguine clam sauce (Stouffer's Lean Cuisine)

scallops & clams (Budget Gourmet Light & Healthy)

macaroni & beef (Healthy Choice Quick Meals)

cheese (Swanson Entree)

in tomato sauce (Stouffer's Lean Cuisine)

macaroni & cheese (Green Giant One Serving)

(Swanson)

(Weight Watchers Entree)

casserole (Banquet Entree)

cheddar & parmesan (Budget Gourmet Light & Healthy)

microwave (Hormel Micro Cup)

manicotti cheese (Budget Gourmet Entrees)

Serving Size	Calories	Fat (%DV)	Sat. Fat (%DV)	Cholesterol (%DV)	Fiber (%DV)	Calcium (%DV)	Vitamin A (%DV)	Vitamin C (%DV)	Folic Acid (%DV)
9 oz.	260	9	—	10	—	30	40	10	—
10 oz.	190	2	3	3	20	35	20	25	—
10¾ oz.	410	29	50	18	12	50	20	20	—
11 oz.	230	8	5	2	24	35	20	15	—
10 oz.	430	35	—	15	—	30	100	20	—
10 oz.	260	8	10	7	—	10	15	4	—
10¼ oz.	280	9	15	8	—	15	10	10	—
10 oz.	410	23	—	—	—	45	10	10	—
7½ oz.	250	20	30	8	—	5	10	3	—
10½ oz.	370	29	25	12	12	45	30	2	—
11½ oz.	250	5	10	5	—	25	35	10	—
9⅝ oz.	280	12	10	22	—	4	*	*	—
9½ oz.	280	15	25	15	—	10	4	15	—
8½ oz.	200	5	5	5	—	4	20	25	—
9 oz.	260	14	—	—	—	15	8	40	—
10 oz.	250	9	5	8	—	6	10	6	—
5¾ oz.	220	12	25	8	6	15	10	*	—
12¼ oz.	340	18	—	—	—	20	50	30	—
9 oz.	260	9	10	7	28	25	10	*	—
6½ oz.	290	22	—	—	—	15	8	*	—
10½ oz.	330	12	20	10	—	35	6	2	—
7½ oz.	260	17	30	15	—	10	8	10	—
10 oz.	440	37	—	25	—	35	190	10	—

FOOD NAME

(Healthy Choice Entree)

(Stouffer's Entrees)

noodles & chicken (Swanson)

   microwave (Hormel Micro Cup)

noodles Romanoff (Stouffer's Entrees)

penne sun-dried tomatoes (Weight Watchers Entree)

   Italian sausage (Budget Gourmet Light & Healthy)

portafino (Weight Watchers Entree)

ravioli beef (Stouffer's Entrees)

   cheese (Healthy Choice Entree)

   (Weight Watchers Entree)

   tomato sauce (Stouffer's Entrees)

rigatoni broccoli & chicken (Budget Gourmet Light & Healthy)

   meat sauce (Healthy Choice Quick Meals)

   meat sauce & cheese (Stouffer's Lean Cuisine)

rotini three cheese (Weight Watchers Entree)

rotini cheddar (Green Giant Garden Gourmet) *1 package*

shells tomato sauce (Stouffer's Entrees)

spaghetti (Light & Elegant Entree)

   chunky tomato & meat sauce (Budget Gourmet Light & Healthy)

   meat sauce (Morton Entree)

   (Stouffer's Lean Cuisine)

   (Weight Watchers Entree)

Serving Size	Calories	Fat (%DV)	Sat. Fat (%DV)	Cholesterol (%DV)	Fiber (%DV)	Calcium (%DV)	Vitamin A (%DV)	Vitamin C (%DV)	Folic Acid (%DV)
9¼ oz.	220	5	10	10	—	15	25	10	—
9 oz.	150	25	35	17	28	40	10	20	—
10½ oz.	250	17	—	—	—	6	30	45	—
7½ oz.	174	11	10	10	—	4	27	14	—
12 oz.	460	38	30	20	16	15	5	*	—
10 oz.	290	14	13	5	32	15	4	4	—
10 oz.	320	14	10	2	—	8	15	25	—
9½ oz.	150	2	*	*	16	10	25	25	—
9½ oz.	370	22	20	27	20	8	10	10	—
9 oz.	250	3	5	7	—	25	50	8	—
9 oz.	280	9	10	5	20	35	20	8	—
9½ oz.	360	22	25	28	16	25	8	10	—
10¾ oz.	290	11	15	10	—	25	8	2	—
9½ oz.	260	9	10	10	—	15	20	4	—
9 oz.	210	6	5	8	—	10	15	10	—
9½ oz.	270	14	15	3	16	25	20	6	—
9½ oz.	230	15	25	7	18	15	220	50	—
9¼ oz.	340	25	35	17	20	45	15	10	—
9 oz.	220	12	—	7	—	8	20	20	—
10 oz.	300	12	10	12	—	6	8	15	—
8½ oz.	170	3	—	3	—	*	60	15	—
11½ oz.	290	9	10	7	—	6	10	10	—
10 oz.	240	11	8	2	32	6	15	15	—

FOOD NAME

meatballs (Hormel Micro Cup)
(Stouffer's Entrees)
tortellini cheese (Budget Gourmet Side Dish)
cheese w/ alfredo sauce (Stouffer's Entrees)
cheese w/ tomato sauce (Weight Watchers Entree)
Provencale (Green Giant Garden Gourmet) *1 package*
vegetable (Budget Gourmet Light & Healthy)
PASTA SAUCE see also tomato sauce
PASTA SAUCE *Alfredo* (Contadina Refrigerated)
light (Contadina Refrigerated)
mix (Knorr)
chunky (Hunt's)
light (Contadina Refrigerated)
clam red (Progresso)
white (Progresso)
crushed red pepper (Contadina Pasta Ready)
garden combination extra chunky (Prego)
garden vegetable light (Contadina Refrigerated)
garlic & onion (Del Monte)
homestyle plain (Hunt's)
w/ meat (Hunt's)
low sodium (Prego)
marinara (Contadina Refrigerated)

Serving Size	Calories	Fat (%DV)	Sat. Fat (%DV)	Cholesterol (%DV)	Fiber (%DV)	Calcium (%DV)	Vitamin A (%DV)	Vitamin C (%DV)	Folic Acid (%DV)
7½ oz.	210	11	15	7	—	4	14	6	—
12⅝ oz.	420	23	20	15	20	6	15	20	—
5½ oz.	200	12	—	7	—	10	90	8	—
8⅞ oz.	550	51	90	53	20	40	2	6	—
9 oz.	290	6	10	8	12	25	20	15	—
9½ oz.	260	9	10	5	12	20	150	2	—
10½ oz.	290	15	25	5	—	30	80	8	—
½ cup	400	58	89	26	1	20	*	*	—
½ cup	190	20	35	14	1	25	*	*	—
¼ oz.	80	8	—	3	—	6	2	*	*
½ cup	50	*	*	*	8	3	*	9	—
½ cup	45	*	*	*	9	6	35	*	—
½ cup	70	5	—	—	—	2	8	*	—
½ cup	110	12	—	—	*	*	*	4	—
½ cup	60	5	3	*	4	8	10	15	—
½ cup	80	3	—	—	*	4	20	40	—
½ cup	45	*	*	*	12	6	25	2	—
½ cup	70	*	*	*	3	4	15	40	—
½ cup	60	3	*	*	8	2	*	12	—
½ cup	60	3	*	*	8	2	*	18	—
½ cup	100	8	—	—	*	4	30	30	—
½ cup	80	5	2	*	8	4	15	*	—

(Hain)

FOOD NAME
(Hain)
(Progresso)
meat (Prego)
meat flavor (Del Monte)
(Progresso)
(Weight Watchers)
mushroom (Del Monte)
(Hunt's)
(Prego)
(Weight Watchers)
mushroom & green pepper extra chunky (Prego)
mushroom & onion extra chunky (Prego)
olive (Contadina Pasta Ready)
onion & garlic (Prego)
pesto mix (Knorr)
w/ sun dried tomatoes (Contadina Refrigerated)
plain (Contadina Pasta Ready)
(Prego)
(Progresso)
no sugar added (Del Monte)
primavera (Contadina Pasta Ready)
rock lobster (Progresso)

Serving Size	Calories	Fat (%DV)	Sat. Fat (%DV)	Cholesterol (%DV)	Fiber (%DV)	Calcium (%DV)	Vitamin A (%DV)	Vitamin C (%DV)	Folic Acid (%DV)
½ cup	40	2	*	*	12	2	45	25	—
½ cup	90	8	5	*	—	2	10	*	—
½ cup	120	6	—	—	*	4	20	25	—
½ cup	70	3	*	*	3	4	15	35	—
½ cup	110	8	5	2	—	4	6	*	—
½ cup	60	2	*	*	16	4	10	20	—
½ cup	80	2	*	*	3	4	10	30	—
½ cup	70	3	*	*	8	2	*	9	—
½ cup	120	6	—	—	*	4	20	25	—
½ cup	60	*	*	*	16	6	10	25	—
½ cup	90	5	—	—	*	2	15	20	—
½ cup	100	6	—	—	*	2	10	20	—
½ cup	60	5	3	*	4	8	10	15	—
½ cup	100	6	—	—	*	2	20	8	—
1½ oz.	130	22	—	—	—	2	20	6	*
½ cup	250	37	18	1	13	4	3	*	—
½ cup	50	3	*	*	4	6	10	25	—
½ cup	120	6	—	—	*	4	20	30	—
½ cup	110	8	5	*	—	4	15	4	—
½ cup	60	2	*	*	3	4	10	35	—
½ cup	50	2	3	*	4	6	15	15	—
½ cup	120	12	5	3	8	2	15	30	—

PASTA SIDE DISH, FROM MIX

FOOD NAME

sausage & green pepper extra chunky (Prego)

sausage & pepper spicy (Contadina Refrigerated)

three cheese (Contadina Pasta Ready)

(Prego)

tomato, onion, & garlic extra chunky (Prego)

traditional (Hunt's)

PASTA SIDE DISH, FROM MIX *Alfredo* (Lipton Noodles & Sauce)

broccoli & white cheddar (Uncle Ben's Country Inn)

butter & herb (Uncle Ben's Country Inn)

cheese (Lipton Noodles & Sauce)

cheesy noodles (Tuna Helper)

chicken broccoli (Lipton Noodles & Sauce)

creamy garlic (Uncle Ben's Country Inn)

creamy Parmesan (Hain)

fettuccine Alfredo (Uncle Ben's Country Inn)

herb linguine (Uncle Ben's Country Inn)

Italian herb (Hain)

mushroom fettuccine (Uncle Ben's Country Inn)

noodle & chicken (Kraft)

Parmesan (Lipton Noodles & Sauce)

primavera (Hain)

salad broccoli & vegetables (Kraft)

garden primavera (Kraft)

Serving Size	Calories	Fat (%DV)	Sat. Fat (%DV)	Cholesterol (%DV)	Fiber (%DV)	Calcium (%DV)	Vitamin A (%DV)	Vitamin C (%DV)	Folic Acid (%DV)
½ cup	160	12	—	—	*	4	20	30	—
½ cup	100	7	5	4	11	4	10	*	—
½ cup	70	6	*	—	—	10	10	15	—
½ cup	100	3	—	—	*	4	15	35	—
½ cup	100	8	—	—	*	2	10	20	—
½ cup	70	3	*	*	8	2	*	9	—
½ cup	200	15	—	—	—	8	6	*	—
½ cup	240	8	—	3	10	6	*	2	—
½ cup	230	9	—	3	4	3	*	24	—
½ cup	190	12	—	—	—	4	6	*	—
7¾ oz.	240	12	—	—	—	8	4	*	—
½ cup	190	14	—	—	—	6	6	4	—
½ cup	261	7	—	3	8	3	*	*	—
½ cup	80	6	5	2	6	3	2	*	—
½ cup	310	9	—	4	7	4	*	*	—
½ cup	240	5	—	2	9	3	*	6	—
½ cup	85	8	8	2	8	5	2	*	—
½ cup	250	9	—	4	9	3	*	*	—
½ cup	160	10	7	10	—	*	*	*	—
½ cup	210	17	—	—	—	8	8	*	—
½ cup	90	8	5	3	5	5	10	*	—
½ cup	210	25	10	3	—	2	8	*	—
½ cup	170	11	10	*	—	6	4	2	—

FOOD NAME

Italian (Kraft Light)

rancher's choice (Kraft Light)

stroganoff (Lipton Noodles & Sauce)

vegetable Alfredo (Uncle Ben's Country Inn)

PASTA SIDE DISH, FROZEN *Alfredo w/ broccoli* (Budget Gourmet Side Dish)

pasta Parmesan with sweet peas (Green Giant One Serving) *1 package*

ziti in marinara sauce (Budget Gourmet Side Dish)

PASTRAMI *beef* (generic)

(Thorn Apple Valley)

PASTRAMI, TURKEY see TURKEY, COLD CUTS

PASTRY see specific listing

PATÉ see specific meat

PEA, GREEN *raw* (generic)

boiled (generic)

PEA, GREEN, CANNED (generic)

early June (Bush Bros)

low salt (generic)

sweet (Bush Bros)

early (Del Monte)

low salt (Green Giant)

no salt added (Del Monte)

Serving Size	Calories	Fat (%DV)	Sat. Fat (%DV)	Cholesterol (%DV)	Fiber (%DV)	Calcium (%DV)	Vitamin A (%DV)	Vitamin C (%DV)	Folic Acid (%DV)
½ cup	130	5	20	*	—	6	4	2	—
½ cup	170	11	20	*	—	2	2	*	—
½ cup	180	12	—	—	—	4	8	*	—
½ cup	240	7	—	4	9	4	*	4	—
5½ oz.	210	15	—	10	—	20	8	8	
5½ oz.	160	8	16	4	10	16	4	*	—
6¼ oz.	200	14	—	3	—	8	50	8	—
2 slices	26	3	30	—	20	*	*	*	*
1 slice	25	*	*	5	*	—	*	*	—
½ cup	58	*	*	*	16	2	9	48	12
½ cup	67	*	*	*	16	2	10	19	13
½ cup	59	*	*	*	12	2	13	14	10
½ cup	80	2	*	*	16	2	6	15	—
½ cup	59	*	*	*	—	2	13	14	10
½ cup	90	2	*	*	20	2	6	6	—
½ cup	60	*	*	*	16	*	6	40	—
½ cup	50	*	*	*	12	2	6	10	—
½ cup	60	*	*	*	16	2	4	30	—

FOOD NAME

very young small sweet (Green Giant)

w/ pork (Friends)

PEA, GREEN, FROZEN (Bird's Eye)

baby early in butter sauce (Green Giant One Serving)

boiled (generic)

early green in butter sauce (Le Sueur)

sweet (Green Giant)

in butter sauce (Green Giant)

tender (Bird's Eye Deluxe)

PEA, POD *raw*

boiled

PEA, POD, FROZEN *boiled* (generic)

snap peas (Bird's Eye Deluxe)

snow (La Choy)

sugar snap (Green Giant Select)

PEA COMBINATION, CANNED *peas & carrots* (Bush Bros)

(Del Monte)

diet (generic)

PEA COMBINATION, FROZEN *Le Sueur peas & mushrooms* (Green Giant Select)

peas & onions boiled (generic)

PEA, SPLIT see SPLIT PEA

PEACH *slices*

Serving Size	Calories	Fat (%DV)	Sat. Fat (%DV)	Cholesterol (%DV)	Fiber (%DV)	Calcium (%DV)	Vitamin A (%DV)	Vitamin C (%DV)	Folic Acid (%DV)
½ cup	50	*	*	*	16	2	6	15	—
4 oz.	140	2	3	*	24	6	*	*	—
3⅓ oz.	80	*	*	*	16	2	15	30	15
4½ oz.	90	3	10	2	20	4	10	10	—
½ cup	62	*	*	*	16	2	11	13	12
½ cup	80	3	3	2	12	2	10	15	—
½ cup	50	*	*	*	16	*	6	15	—
½ cup	80	3	3	2	16	2	10	15	—
½ cup	60	*	*	*	22	*	15	30	—
½ cup	30	*	*	*	8	3	2	72	8
½ cup	34	*	*	*	8	3	2	64	6
½ cup	42	*	*	*	—	5	3	29	7
2½ oz.	45	*	*	*	—	6	8	35	*
3 oz.	35	*	*	*	—	4	4	30	—
½ cup	30	*	*	*	8	4	4	15	—
½ cup	60	2	*	*	12	2	100	10	—
½ cup	60	*	*	*	8	2	100	20	—
½ cup	49	*	*	*	16	3	148	14	6
½ cup	30	*	*	*	16	2	8	20	—
½ cup	41	*	*	*	12	*	6	10	5
½ cup	37	*	*	*	8	*	9	9	*

FOOD NAME

PEACH, CANNED *in extra light syrup* (Del Monte Snack Cups) *1 container*

  (generic)

 in heavy syrup (generic)

  halves melba (Del Monte)

  slices (Hunt's)

  freestone (Del Monte)

 in juice (generic)

  slices cling (Del Monte)

 in light syrup (generic)

 in water (generic)

PEACH, DRIED (Del Monte Snap-E-Tom)

 cooked w/out sugar halves

  w/ sugar halves

PEACH, FROZEN *sweetened slices*

PEACH BUTTER (Smucker's)

PEACH DRINK *from concentrate* (Mott's Fruit Basket)

PEACH GLAZE (Marie's)

PEACH JUICE (Farmer's Market)

  (Smucker's)

PEACH NECTAR (Knudsen Exotic Blends)

 vitamin C added (generic)

PEANUT *all types raw* (generic)

Serving Size	Calories	Fat (%DV)	Sat. Fat (%DV)	Cholesterol (%DV)	Fiber (%DV)	Calcium (%DV)	Vitamin A (%DV)	Vitamin C (%DV)	Folic Acid (%DV)
	60	*	*	*	4	*	6	8	*
½ cup	52	*	*	*	—	*	7	6	*
½ cup	95	*	*	*	4	*	8	6	*
½ cup	100	*	*	*	4	*	6	8	*
½ cup	90	*	*	*	*	*	*	3	*
½ cup	100	*	*	*	4	*	2	2	*
½ cup	55	*	*	*	4	*	9	7	*
½ cup	60	*	*	*	4	*	6	8	*
½ cup	68	*	*	*	4	*	9	5	*
½ cup	29	*	*	*	4	*	13	6	*
¼ cup	51	*	*	*	12	*	7	6	*
½ cup	99	*	*	*	12	*	5	8	*
½ cup	139	*	*	*	12	*	5	8	*
1 cup	235	*	*	*	16	*	14	392	*
1 tbsp.	15	*	*	*	*	*	*	*	*
8 fl. oz.	130	*	*	*	*	*	6	25	—
2⅓ oz.	90	*	*	*	*	*	*	*	—
8 fl. oz.	120	*	*	*	*	*	*	4	—
8 fl. oz.	120	*	*	*	*	*	10	10	*
8 fl. oz.	120	*	*	*	*	2	*	6	—
8 fl. oz.	134	*	*	*	—	*	13	111	*
1 oz.	161	22	10	*	10	3	*	*	17

FOOD NAME

Spanish raw (generic)

Valencia raw (generic)

all types dry roasted salted (generic)

   unsalted (generic)

barbecue (Fisher)

honey roasted (Fisher)

in shell salted (Fisher)

oil roasted (Fisher)

   salted (generic)

   unsalted (generic)

salted (Frito-Lay)

Spanish (Fisher)

   oil roasted salted (generic)

   unsalted (generic)

PEANUT BUTTER *crunchy* (Jif)

   (Skippy)

   all natural no salt added (Smucker's)

   reduced sugar/sodium (Jif)

   salted (generic)

   unsalted (generic)

  smooth (Jif)

   (Skippy)

   (Smucker's)

Serving Size	Calories	Fat (%DV)	Sat. Fat (%DV)	Cholesterol (%DV)	Fiber (%DV)	Calcium (%DV)	Vitamin A (%DV)	Vitamin C (%DV)	Folic Acid (%DV)
1 oz.	162	22	11	*	10	3	*	*	17
1 oz.	162	21	11	*	8	2	*	*	18
1 oz.	166	22	10	*	10	2	*	*	11
1 oz.	166	22	10	*	10	2	*	*	11
1 oz.	160	17	10	*	8	*	*	*	—
1 oz.	160	22	13	*	4	*	*	*	—
1 oz.	170	22	10	*	8	*	*	*	—
1 oz.	170	23	13	*	8	*	*	*	—
1 oz.	165	22	10	*	10	3	*	*	9
1 oz.	165	22	10	*	10	3	*	*	9
1 oz.	180	23	25	*	12	—	—	—	—
1 oz.	180	25	13	*	8	*	*	*	—
1 oz.	164	22	11	*	8	3	*	*	9
1 oz.	164	22	11	*	8	3	*	*	9
2 tbsp.	190	25	15	*	8	*	*	*	—
2 tbsp.	190	26	10	*	*	*	*	*	*
2 tbsp.	200	25	15	*	—	*	*	*	*
2 tbsp.	190	25	15	*	8	*	*	*	—
2 tbsp.	188	25	16	*	8	*	*	*	7
2 tbsp.	188	25	16	*	8	*	*	*	7
2 tbsp.	190	25	15	*	8	*	*	*	—
2 tbsp.	190	26	10	*	*	*	*	*	*
2 tbsp.	200	25	15	*	—	*	*	*	*

FOOD NAME

all natural no salt added (Smucker's)

honey sweetened (Smucker's)

reduced sugar/sodium (Jif)

salted (generic)

unsalted (generic)

PEANUT BUTTER CHIPS (Reese's)

PEANUT FLOUR *defatted* (generic)

PEANUT OIL (generic)

PEAR

slices

PEAR, CANNED *in extra light syrup slices* (Del Monte)

in fruit juice halves (Del Monte)

in heavy syrup (Del Monte Snack Cups) *1 container*

(generic)

halves (Hunt's)

slices (Del Monte)

in juice (generic)

in water (generic)

PEAR, DRIED *cooked w/out sugar halves*

w/ sugar halves

PEAR DRINK *pear cruz, organic* (Santa Cruz Natural)

PEAR JUICE *organic* (Knudsen)

vitamin C added (generic)

Serving Size	Calories	Fat (%DV)	Sat. Fat (%DV)	Cholesterol (%DV)	Fiber (%DV)	Calcium (%DV)	Vitamin A (%DV)	Vitamin C (%DV)	Folic Acid (%DV)
2 tbsp.	200	25	15	*	—	*	*	*	*
2 tbsp.	200	25	15	*	—	*	*	*	*
2 tbsp.	200	25	15	*	8	*	*	*	—
2 tbsp.	190	25	17	*	8	*	*	*	6
2 tbsp.	190	25	17	*	8	*	*	*	6
¼ cup	230	20	—	2	—	*	*	*	—
1 cup	196	*	*	*	—	8	*	*	37
1 tbsp.	119	22	12	*	*	*	*	*	*
1 fruit	98	*	*	*	16	2	*	11	3
½ cup	50	*	*	*	8	*	*	6	2
½ cup	60	*	*	*	4	*	*	4	—
½ cup	60	*	*	*	4	*	*	4	—
	90	*	*	*	4	*	*	4	—
½ cup	95	*	*	*	12	*	*	2	*
½ cup	90	*	*	*	*	*	*	1	—
½ cup	100	*	*	*	4	*	*	4	—
½ cup	62	*	*	*	8	*	*	3	*
½ cup	35	*	*	*	8	*	*	2	*
½ cup	163	*	*	*	32	2	*	9	—
½ cup	196	*	*	*	32	2	*	9	—
8 fl. oz.	125	*	*	*	*	4	*	40	—
8 fl. oz.	120	*	*	*	*	*	*	4	—
8 fl. oz.	150	*	*	*	—	*	*	112	*

FOOD NAME

PECAN *dry roasted*

  w/ salt

 oil roasted

  w/ salt

PECAN TOPPING *in syrup* (Smucker's)

PEPPER, BANANA *hot rings* (Vlasic)

 mild chunks (Vlasic)

 sweet rings (Vlasic)

PEPPER, BELL *all types raw, chopped*

  1 pepper

 red raw, chopped

 yellow raw, large pepper

 all types boiled, chopped

 red cooked

PEPPER, BELL, CANNED *fried* (Progresso)

 roasted (Progresso)

PEPPER, BELL, FROZEN *green boiled*

 red boiled

PEPPER, CHERRY *hot* (Progresso)

  (Vlasic)

 mild (Vlasic)

PEPPER, CHILI *fresh green raw* (generic), *chopped*

  red raw (generic), *chopped*

Serving Size	Calories	Fat (%DV)	Sat. Fat (%DV)	Cholesterol (%DV)	Fiber (%DV)	Calcium (%DV)	Vitamin A (%DV)	Vitamin C (%DV)	Folic Acid (%DV)
1 oz.	187	28	8	*	—	*	*	*	3
1 oz.	187	28	8	*	8	*	*	*	3
1 oz.	195	31	8	*	—	*	*	*	3
1 oz.	195	31	8	*	8	*	*	*	3
2 tbsp.	130	2	—	*	*	*	*	*	*
1 oz.	4	*	*	*	*	*	*	15	—
1 oz.	4	*	*	*	*	*	*	*	—
1 oz.	8	*	*	*	*	*	*	*	—
½ cup	14	*	*	*	4	*	6	74	3
	20	*	*	*	4	*	9	110	4
½ cup	14	*	*	*	4	*	57	158	3
1	50	*	*	*	—	2	9	569	12
½ cup	19	*	*	*	4	*	8	84	3
½ cup	19	*	*	*	4	*	51	194	3
½ jar	37	5	*	*	4	*	8	160	—
1 piece	20	*	*	*	*	—	—	—	—
3 oz.	15	*	*	*	—	*	5	58	2
3 oz.	15	*	*	*	—	*	57	58	2
¼ cup	95	15	*	*	2	*	14	100	—
1 oz.	8	*	*	*	*	*	2	10	—
1 oz.	8	*	*	*	*	*	2	10	—
2 tbsp.	8	*	*	*	*	*	3	76	*
2 tbsp.	8	*	*	*	*	*	41	76	*

FOOD NAME

canned (Del Monte)

green whole (Old El Paso)

sun-dried (generic)

PEPPER, JALAPEÑO *pickled chilpotle in spice sauce* (Del Monte)

sliced (Del Monte)

PEPPER, PEPPERONICI *canned* (Vlasic)

PEPPER, PICCALILLI *canned* (Progresso)

PEPPER SAUCE *bottled* (General Mills Recipe) 1/6 *jar*

from mix (Knorr)

PEPPER, TUSCAN *canned* (Progresso)

PEPPERONI (generic) *1 slice*

(Hormel)

(Oscar Mayer)

sliced (Hormel)

(Rosa Grande)

PERCH *fresh broiled/baked*

frozen battered (Van de Kamp's)

crispy batter (Gorton's)

PERSIMMON *Japanese*

native

PESTO see PASTA SAUCE

PICANTE SAUCE *hot* (Tostitos)

chunky (Rosarita)

Serving Size	Calories	Fat (%DV)	Sat. Fat (%DV)	Cholesterol (%DV)	Fiber (%DV)	Calcium (%DV)	Vitamin A (%DV)	Vitamin C (%DV)	Folic Acid (%DV)
1 oz.	10	*	*	*	2	*	*	45	—
2 tbsp.	8	*	*	*	*	6	*	20	—
10	17	*	*	*	8	*	29	3	*
2 tbsp.	20	*	*	*	4	*	20	6	—
2 tbsp.	5	*	*	*	3	*	2	10	—
1 oz.	4	*	*	*	*	*	*	*	—
2 tbsp.	48	8	*	*	*	*	10	60	—
4 oz.	45	2	3	*	—	*	*	*	—
¼ cup	20	2	—	*	—	*	4	*	*
¼ cup	10	*	*	*	2	*	9	65	—
1 oz.	141	19	23	7	*	*	*	*	*
1 oz.	138	20	25	10	—	1	2	*	—
1 slice	10	*	2	*	*	*	*	*	—
1 oz.	140	20	30	10	—	1	3	*	—
1 oz.	138	20	25	10	—	1	2	*	—
1 fillet	61	2	*	9	*	7	*	*	*
1 fillet	155	16	10	5	*	*	*	*	*
1 fillet	150	16	18	4	*	*	*	*	*
1 fruit	118	*	*	*	24	*	73	21	3
1 fruit	32	*	*	*	—	*	—	*	—
2 tbsp.	15	*	*	*	4	—	—	—	—
3 tbsp.	18	*	*	*	*	*	*	10	—

FOOD NAME

medium (Tostitos)
chunky (Old El Paso)
mild (Tostitos)
chunky (Rosarita)
PICKLE *bread & butter chips old fashioned* (Vlasic)
dill (generic)
baby zesty (Vlasic)
hamburger low salt (Vlasic)
kosher halves (Vlasic Hearty)
low salt (generic)
polish (Vlasic)
whole (Del Monte)
garlic halves (Vlasic Hearty)
kosher crunchy low salt (Vlasic)
dill gherkins (Vlasic)
sour (generic)
low salt (generic)
sweet (generic)
chips (Del Monte)
gherkins (Del Monte)
low salt (generic)
whole (Del Monte)
PICKLE LOAF (Bryan) *1 slice*

Serving Size	Calories	Fat (%DV)	Sat. Fat (%DV)	Cholesterol (%DV)	Fiber (%DV)	Calcium (%DV)	Vitamin A (%DV)	Vitamin C (%DV)	Folic Acid (%DV)
2 tbsp.	15	*	*	*	4	—	—	—	—
3 tbsp.	9	*	*	*	*	*	9	*	*
2 tbsp.	15	*	*	*	4	—	—	—	—
3 tbsp.	25	*	*	*	*	*	*	33	—
1 oz.	45	*	*	*	*	*	*	*	*
1 slice	1	*	*	*	*	*	*	*	*
1 oz.	4	*	*	*	*	*	*	*	*
1 oz.	4	*	*	*	*	*	*	*	*
1 oz.	4	*	*	*	*	*	*	*	*
1 slice	1	*	*	*	—	*	*	*	*
1 oz.	4	*	*	*	*	*	*	*	*
1 oz.	5	*	*	*	2	4	*	*	*
1 oz.	4	*	*	*	*	*	*	*	*
1 oz.	4	*	*	*	*	*	*	*	*
1 oz.	4	*	*	*	*	*	*	*	*
1 slice	1	*	*	*	*	*	*	*	*
1 slice	1	*	*	*	*	*	*	*	*
1 slice	7	*	*	*	*	*	*	*	*
1 oz.	40	*	*	*	3	*	*	*	*
1 oz.	40	*	*	*	3	*	*	*	*
1 slice	7	*	*	*	*	*	*	*	*
1 oz.	40	*	*	*	3	*	*	*	*
1 oz.	50	6	—	7	*	—	—	—	—

FOOD NAME

PICKLE & PIMIENTO LOAF (generic) *1 slice*

   (Oscar Mayer)

PICNIC LOAF *pork & beef* (generic) *1 slice*

PIE CRUST *from mix* (Betty Crocker)

  from refrigerated dough (Pillsbury)

  frozen (Oronque) *⅙ of 9" shell*

    (Pet-Ritz) *⅙ of 9" shell*

    deep dish (Pet-Ritz) *⅙ of 9" shell*

    graham cracker (Pet-Ritz) *⅙ of 9" shell*

  refrigerated (Oreo)

    (Oronoque)

PIE FILLING *canned apple (generic)*

   cherry (generic)

   pumpkin (generic)

   (Libby's)

  from mix coconut cream prep. w/ whole milk (Jell-O) *amount for ⅙ pie*

   lemon prep. w/ whole milk (Jell-O) *amount for ⅙ pie*

PIE, FROZEN *apple* (Banquet) (⅙ pie)

   (Mrs. Smith's) *⅙ of 8" pie*

  apple cranberry (Mrs. Smith's) *⅙ of 8" pie*

  banana cream (Banquet)

   (Pet-Ritz)

Serving Size	Calories	Fat (%DV)	Sat. Fat (%DV)	Cholesterol (%DV)	Fiber (%DV)	Calcium (%DV)	Vitamin A (%DV)	Vitamin C (%DV)	Folic Acid (%DV)
1 oz.	74	9	11	3	*	3	*	7	*
1 slice	62	6	7	4	*	5	*	*	—
1 oz.	66	7	9	4	*	*	*	9	*
⅛ mix	120	12	10	*	—	*	*	*	—
⅛ crust	240	23	30	—	—	*	*	*	—
	120	12	10	*	—	*	*	*	—
	120	12	10	*	*	*	*	*	—
	130	14	10	*	*	*	*	*	—
	110	9	—	2	*	*	*	*	—
¾ oz.	110	9	5	*	—	*	*	*	—
⅛ crust	90	9	7	*	*	—	—	—	—
⅛ can	75	*	*	*	4	*	*	*	*
⅛ can	85	*	*	*	*	*	3	4	*
½ cup	140	*	*	*	—	5	224	8	12
½ cup	100	*	*	23	8	2	160	2	—
	110	6	—	3	*	10	2	*	—
	170	3	—	30	*	*	*	*	—
3⅓ oz.	250	17	—	—	—	*	*	4	—
	270	17	10	*	4	—	—	—	—
	280	17	10	*	4	—	—	—	—
2⅓ oz.	180	15	—	—	—	2	*	*	—
⅙ pie	170	14	—	—	—	2	*	*	—

FOOD NAME

blackberry (Mrs. Smith's) *⅙ of 8" pie*

blueberry (Banquet) (⅙ pie)

(Mrs. Smith's) *⅙ of 8" pie*

Boston cream (Mrs. Smith's) *⅕ of 8" pie*

cherry (Banquet) (⅙ pie)

(Mrs. Smith's) *⅙ of 8" pie*

chocolate cream (Banquet)

(Pet-Ritz)

chocolate mocha (Weight Watchers)

coconut cream (Mrs. Smith's) *⅕ of 8" pie*

(Pet-Ritz)

coconut custard (Mrs. Smith's) *⅕ of 8" pie*

dutch apple (Mrs. Smith's) *⅙ of 8" pie*

lemon cream (Banquet)

(Mrs. Smith's) *⅙ of 8" pie*

lemon meringue (Mrs. Smith's) *⅕ of 8" pie*

mince (Banquet) (⅙ pie)

(Mrs. Smith's) *⅙ of 8" pie*

Mississippi mud (Weight Watchers)

peach (Banquet) (⅙ pie)

pecan (Mrs. Smith's) *⅙ of 8" pie*

pumpkin (Banquet) (⅙ pie)

(Mrs. Smith's) *⅕ of 8" pie*

Serving Size	Calories	Fat (%DV)	Sat. Fat (%DV)	Cholesterol (%DV)	Fiber (%DV)	Calcium (%DV)	Vitamin A (%DV)	Vitamin C (%DV)	Folic Acid (%DV)
	280	17	10	*	4	—	—	—	—
3⅓ oz.	270	17	—	—	—	*	*	4	—
	260	17	10	*	4	—	—	—	—
	170	8	8	8	*	—	—	—	—
3⅓ oz.	250	17	—	—	—	*	2	2	—
	270	17	10	*	4	—	—	—	—
2⅓ oz.	190	15	—	—	—	2	*	*	—
⅙ pie	190	12	—	—	—	2	*	*	—
2¾ oz.	160	6	5	2	8	8	*	*	—
	280	22	20	*	*	—	—	—	—
⅙ pie	190	12	—	—	—	2	*	*	—
	280	18	25	25	*	—	—	—	—
	310	20	13	*	4	—	—	—	—
2⅓ oz.	170	14	—	—	—	2	*	2	—
	320	20	13	*	4	—	—	—	—
	300	12	10	22	*	—	—	—	—
3⅓ oz.	260	17	—	—	—	*	*	*	—
	300	17	10	*	8	—	—	—	—
3½ oz.	180	8	8	2	8	6	*	*	—
3⅓ oz.	245	17	—	—	—	*	4	20	—
	520	35	20	*	4	—	—	—	—
3⅓ oz.	200	12	—	—	—	4	35	2	—
	270	12	10	15	4	—	—	—	—

FOOD NAME

raspberry (Mrs. Smith's) *⅙ of 8" pie*

strawberry rhubarb (Mrs. Smith's) *⅙ of 8" pie*

PIG'S FEET see PORK

PIGEON PEA *boiled*

PIKE, NORTHERN *broiled/baked*

PILAF see RICE DISH

PIMIENTO *canned*

PINE NUT *pignolia* (Progresso)

pinyon (generic)

PINEAPPLE *cubes*

PINEAPPLE, CANNED *in heavy syrup chunks* (Del Monte)

sliced (Del Monte)

in juice (generic)

sliced (Del Monte)

tidbits (Del Monte)

in light syrup (generic)

in water (generic)

PINEAPPLE DRINK (Sunny Delight)

PINEAPPLE JUICE (Del Monte)

(generic)

PINEAPPLE-GRAPEFRUIT DRINK (generic)

PINEAPPLE-GRAPEFRUIT JUICE (Tropicana)

Serving Size	Calories	Fat (%DV)	Sat. Fat (%DV)	Cholesterol (%DV)	Fiber (%DV)	Calcium (%DV)	Vitamin A (%DV)	Vitamin C (%DV)	Folic Acid (%DV)
	280	17	10	*	*	—	—	—	—
	280	17	10	*	*	—	—	—	—
½ cup	85	2	*	*	—	3	2	36	19
½ fillet	175	2	*	26	*	11	3	10	*
1 tbsp.	3	*	*	*	—	*	6	17	*
1 tbsp.	60	8	5	*	—	*	*	*	4
1 oz.	161	27	14	*	12	*	*	*	4
½ cup	37	*	*	*	4	*	*	19	2
1 slice	41	*	*	*	4	*	*	22	2
½ cup	90	*	*	*	4	*	*	20	*
½ cup	90	*	*	*	4	*	*	20	*
½ cup	75	*	*	*	4	2	*	20	*
½ cup	60	*	*	*	4	*	*	20	*
½ cup	70	*	*	*	4	*	*	20	*
½ cup	66	*	*	*	4	2	*	16	*
½ cup	39	*	*	*	4	2	*	16	*
8 fl. oz.	120	*	*	*	*	*	20	100	*
8 fl. oz.	110	*	*	*	*	2	*	100	—
8 fl. oz.	140	*	*	*	*	4	*	45	14
8 fl. oz.	118	*	*	*	*	2	2	192	7
6 fl. oz.	100	*	*	*	—	2	*	2	—

FOOD NAME

PINEAPPLE-ORANGE DRINK (generic)
(Mott's)
PINEAPPLE TOPPING (Kraft)
(Smucker's)
PINK BEAN *cooked*
PINTO BEAN *boiled*
PINTO BEAN, CANNED (Gebhardt)
(generic)
(Hain)
w/ bacon (Bush Bros)
w/ pork (Bush Bros)
PINTO BEAN SPROUT *boiled*
PISTACHIO NUT *dry roasted* (generic)
w/ salt (generic)
natural (Blue Diamond)
red (Blue Diamond)
PITA BREAD see BREAD
PIZZA *bacon cheddar* (Stouffer's)
bianca (Weight Watchers)
Canadian bacon (Jeno's) ½ pizza
(Totino's Party) ½ *pizza*
cheese (Jeno's) ½ *pizza*
(Mrs. Paterson's) *1 pie*

Serving Size	Calories	Fat (%DV)	Sat. Fat (%DV)	Cholesterol (%DV)	Fiber (%DV)	Calcium (%DV)	Vitamin A (%DV)	Vitamin C (%DV)	Folic Acid (%DV)
8 fl. oz.	125	*	*	*	*	*	27	94	7
10 fl. oz.	170	*	*	*	*	2	*	*	—
2 tbsp.	100	*	*	*	*	*	*	*	*
2 tbsp.	130	*	*	*	*	*	*	*	*
½ cup	125	*	*	*	16	4	*	*	35
½ cup	116	*	*	*	28	4	*	3	37
½ cup	100	*	*	*	20	4	*	2	—
½ cup	94	*	*	*	16	4	*	*	18
½ cup	70	2	*	*	24	4	*	*	—
½ cup	110	2	3	*	24	4	*	*	—
½ cup	120	4	5	*	24	4	*	*	—
3 oz.	19	*	*	*	—	*	*	9	6
1 oz.	172	23	10	*	12	2	*	3	4
1 oz.	172	23	10	*	12	2	*	3	4
1 oz.	140	18	10	*	12	2	*	*	—
1 oz.	140	18	10	*	12	2	*	*	—
11⅜ oz.	440	34	35	10	16	25	6	10	—
5¾ oz.	330	14	25	7	20	40	15	4	—
4 oz.	240	15	10	2	4	15	8	4	—
5⅓ oz.	330	20	10	3	12	20	2	*	—
3¾ oz.	240	15	15	3	4	20	6	4	—
5½ oz.	470	42	50	25	—	15	17	*	—

FOOD NAME

(Pepperidge Farm Croissant Crust)

(Stouffer's Lean Cuisine)

(Totino's Party) ½ *pizza*

French bread microwave (Pillsbury Oven Lovin') *1 piece*

microwave (Totino's) *1 pizza*

pan style (Totino's) ⅙ *pizza*

combination (Jeno's) ½ *pizza*

(Totino's Party) ½ *pizza*

(Weight Watchers)

microwave (Pillsbury Oven Lovin') ½ *pizza*

(Totino's) *1 pizza*

deluxe (Pepperidge Farm Croissant Crust)

(Stouffer's)

(Stouffer's Lean Cuisine)

French bread (Healthy Choice)

garden vegetable (Stouffer's)

Italian turkey sausage French bread (Healthy Choice)

pepperoni (Jeno's) ½ *pizza*

(Stouffer's)

(Totino's Party) ½ *pizza*

French bread (Healthy Choice)

French bread microwave (Pillsbury Oven Lovin') *1 piece*

microwave (Pillsbury Oven Lovin') ½ *pizza*

Serving Size	Calories	Fat (%DV)	Sat. Fat (%DV)	Cholesterol (%DV)	Fiber (%DV)	Calcium (%DV)	Vitamin A (%DV)	Vitamin C (%DV)	Folic Acid (%DV)
4⅓ oz.	430	35	—	—	—	35	6	4	—
5⅛ oz.	300	14	15	5	—	25	6	10	—
5 oz.	290	15	15	5	8	25	2	*	—
5¾ oz.	350	22	25	5	—	35	10	8	—
4 oz.	250	15	20	5	—	20	8	6	—
4 oz.	290	15	20	7	—	30	10	6	—
4 oz.	280	23	20	5	4	15	8	4	—
5⅓ oz.	370	26	20	7	12	20	2	*	—
7 oz.	330	12	20	8	24	40	10	4	—
4 oz.	310	28	35	7	—	25	8	6	—
4¼ oz.	290	20	15	5	—	15	10	8	—
5 oz.	440	35	—	—	—	30	4	2	—
12⅜ oz.	440	34	35	12	20	20	10	30	—
6⅛ oz.	350	17	20	10	—	25	8	10	—
6¼ oz.	330	12	—	12	—	25	8	*	—
12⅝ oz.	340	18	20	5	16	20	6	50	—
6½ oz.	320	11	—	10	—	25	6	*	—
3¾ oz.	280	23	20	5	4	15	8	4	—
11¼ oz.	420	31	30	12	12	25	10	10	—
5¼ oz.	380	29	20	5	12	20	2	*	—
6¼ oz.	320	12	—	10	—	20	15	*	—
6 oz.	410	32	40	12	—	30	10	8	—
3¾ oz.	300	26	30	8	—	25	8	6	—

FOOD NAME

pan style (Totino's) ⅙ *pizza*

traditional crust (Pappalo's) ¼ *of 12" pizza*

pepperoni & mushroom (Stouffer's)

sausage (Jeno's) ½ *pizza*

(Stouffer's)

(Stouffer's Lean Cuisine)

microwave (Pillsbury Oven Lovin') ½ *pizza*

(Totino's) *1 pizza*

pan style (Totino's) ⅙ *pizza*

traditional crust (Pappalo's) ⅓ *of 9" pizza*

sausage & pepperoni (Stouffer's)

pan style (Totino's) ⅙ *pizza*

traditional crust (Pappalo's) ⅓ *of 9" pizza*

supreme microwave (Pillsbury Oven Lovin') ½ *pizza*

pan style (Pappalo's) ¼ *pizza*

traditional crust (Pappalo's) ⅓ *of 9" pizza*

three cheese (Weight Watchers)

pan style (Pappalo's) ¼ *pizza*

traditional crust (Pappalo's) ¼ *of 12" pizza*

three cheese (Stouffer's Lean Cuisine)

vegetable deluxe (Stouffer's)

white (Stouffer's)

PIZZA SAUCE *original* (Contadina)

Serving Size	Calories	Fat (%DV)	Sat. Fat (%DV)	Cholesterol (%DV)	Fiber (%DV)	Calcium (%DV)	Vitamin A (%DV)	Vitamin C (%DV)	Folic Acid (%DV)
4⅓ oz.	330	23	30	10	—	25	10	6	—
5¼ oz.	350	17	25	15	16	30	15	8	—
12¼ oz.	430	32	30	10	12	25	8	15	—
4 oz.	280	23	15	3	4	15	8	4	—
12 oz.	420	31	25	12	16	25	8	10	—
6 oz.	350	15	20	12	—	25	6	10	—
4 oz.	290	25	35	5	—	20	8	6	—
4¼ oz.	280	20	15	3	—	15	8	8	—
4⅓ oz.	320	20	35	7	—	25	10	6	—
4 oz.	380	20	30	13	16	50	8	2	—
12½ oz.	460	38	35	13	16	20	8	10	—
4½ oz.	330	23	35	8	—	25	10	6	—
4 oz.	390	23	35	15	16	40	8	2	—
4⅓ oz.	310	28	35	7	—	25	10	100	—
6¾ oz.	340	18	30	15	12	30	15	80	—
4⅓ oz.	400	25	35	15	16	45	8	2	—
6 oz.	320	9	15	7	20	40	20	6	—
6 oz.	310	12	25	10	12	30	4	2	—
5 oz.	310	11	20	10	16	35	4	2	—
5½ oz.	330	15	15	7	—	40	6	10	—
12¾ oz.	380	26	30	8	20	30	25	4	—
10⅛ oz.	460	43	40	8	20	35	5	*	—
¼ cup	35	2	*	*	4	2	8	8	—

FOOD NAME

w/ Italian cheeses (Contadina)
PLANTAIN *cooked slices*
PLUM
slices
PLUM, CANNED *in heavy syrup*
in juice
in light syrup
in water
POI
POLISH SAUSAGE see KIELBASA
POLLOCK, ATLANTIC *broiled/baked*
POLLOCK, WALLEYE *broiled/baked*
POMEGRANATE
POMEGRANATE JUICE (Knudsen)
POMPANO *broiled/baked*
POPCORN *air popped* (Orville Redenbacher's)
white (generic)
butter (Smartfood)
butter toffee (Weight Watchers) *1 bag*
caramel (Slim-Fast)
caramel peanut (Health Valley)
cheddar (Smartfood)
cheese flavor (generic)

Serving Size	Calories	Fat (%DV)	Sat. Fat (%DV)	Cholesterol (%DV)	Fiber (%DV)	Calcium (%DV)	Vitamin A (%DV)	Vitamin C (%DV)	Folic Acid (%DV)
¼ cup	40	2	*	*	4	2	8	8	—
½ cup	89	*	*	*	8	*	14	14	5
1 fruit	36	*	*	*	4	*	4	10	*
½ cup	46	*	*	*	4	*	5	13	*
½ cup	115	*	*	*	4	*	7	*	*
½ cup	73	*	*	*	4	*	25	6	*
½ cup	79	*	*	*	4	*	7	*	*
½ cup	51	*	*	*	4	*	23	6	*
½ cup	134	*	*	*	*	2	*	8	6
½ fillet	178	3	*	46	*	12	*	*	*
1 fillet	68	*	*	19	*	*	*	*	*
1 fruit	105	*	*	*	4	*	*	16	—
8 fl. oz.	150	*	*	*	*	*	*	45	—
1 fillet	186	16	20	19	*	4	2	*	*
3 cups	40	*	*	*	12	*	*	*	—
1 cup	31	*	*	*	—	*	*	*	*
3 cups	150	14	10	2	4	—	—	—	—
(1 oz.)	110	4	5	*	4	*	*	*	—
1 oz.	110	3	—	*	12	10	10	10	10
1 oz.	100	*	*	*	—	*	2	*	—
3 cups	285	28	19	2	12	—	—	—	—
1 cup	58	6	4	*	4	*	*	*	*

FOOD NAME

microwave (Chester's)
(Weight Watchers) *1 bag*
butter flavor (Orville Redenbacher's)
(Pop Secret Pop Quiz)
light (Orville Redenbacher's)
salt free (Orville Redenbacher's)
salt free (Pop Secret)
cheddar cheese (Orville Redenbacher's)
natural flavor (Orville Redenbacher's)
(Pop Secret Light)
salt free (Orville Redenbacher's)
oil popped (generic)
plain (Slim-Fast)
(Smartfood)
w/ cheddar (Cape Cod)
POPCORN CAKES (generic)
butter flavor (Hain) *mini cakes*
mild cheddar flavor (Hain) *mini cakes*
plain (Hain) *mini cakes*
PORK *blade lean only broiled*
fried
roasted
center loin fried

Serving Size	Calories	Fat (%DV)	Sat. Fat (%DV)	Cholesterol (%DV)	Fiber (%DV)	Calcium (%DV)	Vitamin A (%DV)	Vitamin C (%DV)	Folic Acid (%DV)
3 cups	120	18	8	*	16	—	—	—	—
1 oz.	90	2	*	*	28	*	*	*	—
3 cups	100	9	7	*	12	*	*	*	—
2¾ cups	80	8	5	*	—	*	*	*	—
3 cups	70	5	3	*	12	*	*	*	—
3 cups	100	9	7	*	12	*	*	*	—
3 cups	120	12	10	*	—	*	*	*	—
3 cups	130	12	9	*	12	*	*	*	—
3 cups	100	9	7	*	12	*	*	*	—
3 cups	70	5	3	*	—	*	*	*	—
3 cups	100	9	7	*	12	*	*	*	—
1 cup	55	5	3	*	4	*	*	*	*
1 oz.	60	3	—	*	8	10	10	10	10
3 cups	150	17	8	*	4	—	—	—	—
1 oz.	170	18	13	3	8	6	2	*	—
2 cakes	77	*	*	*	4	*	*	*	*
5	60	3	—	*	—	*	*	*	*
5	60	3	—	*	—	*	*	*	*
5	60	2	—	*	—	*	*	*	*
3 oz.	199	18	22	24	*	2	*	*	*
3 oz.	291	36	43	24	*	3	*	*	*
3 oz.	210	19	23	26	*	2	*	*	*
3 oz.	236	22	26	26	*	2	*	*	*

FOOD NAME

center rib lean only braised
broiled
roasted
chitterlings cooked
cut loin lean only braised
feet pickled
simmered
ground cooked
kidneys braised
liver braised
loin lean only broiled
roasted
picnic lean only roasted
rib lean only roasted
shoulder lean only roasted
sirloin lean only broiled
roasted
sparerib cooked
tenderloin lean only broiled
roasted
tongue braised
top loin lean only broiled
fried

Serving Size	Calories	Fat (%DV)	Sat. Fat (%DV)	Cholesterol (%DV)	Fiber (%DV)	Calcium (%DV)	Vitamin A (%DV)	Vitamin C (%DV)	Folic Acid (%DV)
1 chop	138	10	13	16	*	*	*	*	*
1 chop	147	10	12	18	*	2	*	*	*
1 chop	154	12	15	16	*	2	*	*	*
3 oz.	258	38	43	40	*	2	*	*	*
1 chop	149	9	12	21	*	2	*	*	*
3 oz.	173	21	*	2	*	3	*	*	*
3 oz.	165	16	18	28	*	4	*	*	*
3 oz.	253	27	33	27	*	2	*	*	*
1 cup	211	10	11	224	*	2	7	25	14
3 oz.	140	6	6	101	*	*	306	33	35
1 chop	166	12	15	21	*	*	*	*	*
1 chop	169	12	14	22	*	*	*	*	*
3 oz.	194	16	19	27	*	*	*	*	*
3 oz.	210	19	23	26	*	2	*	*	*
3 oz.	196	18	21	25	*	2	*	*	*
1 chop	137	7	8	22	*	*	*	*	*
3 oz.	184	14	16	24	*	2	*	*	*
3 oz.	338	40	*	3	*	4	*	*	*
1 chop	137	7	8	23	*	*	*	*	*
3 oz.	139	6	7	22	*	*	*	*	*
3 oz.	230	24	8	*	*	2	*	2	*
1 chop	134	8	9	18	*	2	*	*	2
1 chop	142	10	12	16	*	*	*	*	*

FOOD NAME

roasted

PORK, CANNED *loin cajun style* (Bryan)

lemon pepper (Bryan)

southern style (Bryan)

tenderloin (Bryan)

PORK DINNER, FROZEN *loin* (Swanson)

PORK ENTREE, FROZEN *sweet & sour* (Chun King)

PORK GRAVY *canned* (Franco-American)

from mix (generic)

PORK SKINS (generic)

barbecue flavor (generic)

POTATO *flesh only raw, diced*

medium

flesh only baked

medium

boiled

medium

flesh & skin baked, medium

POTATO, CANNED *new* (Hunt's)

sliced (Del Monte)

white (Bush Bros)

POTATO, FROZEN *french fried strips*

Serving Size	Calories	Fat (%DV)	Sat. Fat (%DV)	Cholesterol (%DV)	Fiber (%DV)	Calcium (%DV)	Vitamin A (%DV)	Vitamin C (%DV)	Folic Acid (%DV)
3 oz.	165	9	11	22	*	*	*	*	2
3 oz.	160	15	—	17	*	—	—	—	—
3 oz.	160	15	—	17	*	—	—	—	—
3 oz.	160	15	—	17	*	—	—	—	—
3 oz.	110	6	—	17	*	—	—	—	—
10¾ oz.	270	15	—	—	—	4	80	10	—
13 oz.	400	8	—	8	—	2	30	20	—
2 oz.	40	5	—	—	*	*	*	*	—
1 cup	26	*	—	—	—	*	*	*	*
½ oz.	77	7	8	4	—	*	*	*	*
½ oz.	76	7	8	5	—	*	4	*	*
½ cup	59	*	*	*	4	*	*	25	2
1	88	*	*	*	8	*	*	37	4
½ cup	57	*	*	*	4	*	*	13	*
1	145	*	*	*	8	*	*	33	4
½ cup	67	*	*	*	4	*	*	10	2
1	116	*	*	*	8	*	*	17	3
1	220	*	*	*	20	2	*	43	6
½ cup	70	*	*	*	*	*	*	5	—
⅔ cup	60	*	*	*	8	2	*	20	—
½ cup	50	*	*	*	4	6	*	4	—
10	107	6	10	*	8	*	*	11	2

FOOD NAME

strips cooked in vegetable oil

crinkle-cut strips

salted strips

unsalted strips

hash browns cooked

whole boiled

POTATO, SKIN *baked skin from 1 potato*

microwaved skin from 1 potato

POTATO CHIPS & CRISPS *barbecue* (Lay's)

(Pringle's Right Crisp)

(Ruffles)

K.C. Masterpiece (Lay's)

cheddar & sour cream (Ruffles)

choice (Ruffles)

light (generic)

onion & garlic (Lay's)

plain (Lay's)

(Pringle's)

(Pringle's Right Crisp)

(Ruffles)

ranch (Lay's)

rippled (Pringle's)

salt & vinegar (Lay's)

Serving Size	Calories	Fat (%DV)	Sat. Fat (%DV)	Cholesterol (%DV)	Fiber (%DV)	Calcium (%DV)	Vitamin A (%DV)	Vitamin C (%DV)	Folic Acid (%DV)
10	158	13	13	*	8	*	*	9	4
10	99	6	9	*	—	*	*	9	2
10	100	6	3	*	8	*	*	8	2
10	100	6	3	*	8	*	*	8	2
½ cup	170	14	18	—	8	*	*	8	*
1 med.	131	*	*	*	—	*	*	32	4
	115	*	*	*	8	2	*	13	3
	77	*	*	*	—	3	*	15	2
2 oz.	300	30	20	*	8	—	—	—	—
2 oz.	280	22	20	*	8	2	2	12	—
2 oz.	300	28	30	*	8	—	—	—	—
2 oz.	300	28	26	*	8	—	—	—	—
2 oz.	320	30	26	*	8	—	—	—	—
2 oz.	260	18	10	*	8	—	—	—	—
2 oz.	267	18	12	*	—	*	—	24	4
2 oz.	300	28	26	*	8	—	—	—	—
1 oz.	150	15	13	*	4	—	—	—	—
2 oz.	320	34	26	*	8	*	*	12	—
2 oz.	280	22	20	*	8	*	*	12	—
1 oz.	150	15	15	*	4	—	—	—	—
2 oz.	300	28	26	*	8	—	—	—	—
2 oz.	320	34	30	*	8	*	*	12	—
2 oz.	300	30	26	*	8	—	—	—	—

FOOD NAME

salted (generic)

Saratoga style (Bachman)

sour cream & onion (Lay's)

  (Pringle's)

  (Pringle's Right Crisp)

  (Ruffles)

unsalted (generic)

  (Lay's)

POTATO FLOUR

POTATO SALAD

POTATO SIDE DISH, FROM MIX *American cheese* (General Mills Homestyle)

au gratin (General Mills)

  tangy (Pillsbury)

  w/ broccoli (Kraft)

bacon & cheddar (Twice Baked Potatoes)

cheddar & bacon (General Mills)

  (Pillsbury)

cheddar cheese (General Mills Homestyle)

hash browns (General Mills)

  no salt added (General Mills)

mashed flakes (generic)

  (Hungry Jack)

Serving Size	Calories	Fat (%DV)	Sat. Fat (%DV)	Cholesterol (%DV)	Fiber (%DV)	Calcium (%DV)	Vitamin A (%DV)	Vitamin C (%DV)	Folic Acid (%DV)
2 oz.	304	30	31	*	11	*	—	29	6
2 oz.	300	24	10	*	10	20	*	*	—
2 oz.	300	28	26	*	8	—	—	—	—
2 oz.	320	30	26	*	8	*	*	12	—
2 oz.	280	22	20	*	8	*	*	12	—
1 oz.	150	15	15	*	4	—	—	—	—
2 oz.	304	30	31	*	—	*	—	29	6
1 oz.	150	15	13	*	4	—	—	—	—
1 cup	628	2	2	*	44	6	*	57	23
½ cup	179	16	9	28	—	2	5	21	2
½ cup	150	9	—	—	—	6	4	*	—
½ cup	150	9	—	—	—	8	4	*	—
½ cup	140	9	15	5	4	6	4	2	—
½ cup	150	8	10	13	—	10	2	*	—
½ cup	200	15	—	—	—	6	6	*	—
½ cup	150	9	270	97	—	4	4	*	—
½ cup	140	9	15	5	4	6	2	2	—
½ cup	150	9	—	—	—	6	4	*	—
½ cup	160	9	—	—	—	*	4	*	—
½ cup	160	9	—	—	—	*	4	*	—
½ cup	119	9	18	5	8	5	4	17	2
½ cup	120	8	*	*	4	4	4	*	—

FOOD NAME

no salt added (Hungry Jack)

prep. w/ milk & margarine (generic)

pancakes (Pillsbury) *3" pancakes*

potato stroganoff (Hamburger Helper)

scalloped (General Mills)

(generic) *⅛ of 5½ oz. package, prep.*

(Kraft)

cheesy (Pillsbury)

w/ ham (General Mills)

sour cream & chives (Kraft)

(Twice Baked Potatoes)

POTATO SIDE DISH, FROZEN *au gratin* (Green Giant)

(Stouffer's Side Dishes)

baked broccoli & cheddar (Stouffer's Lean Cuisine)

broccoli & cheese (Budget Gourmet Light & Healthy)

(Weight Watchers)

cheddar cheese & bacon (Stouffer's Entrees)

vegetable primavera (Weight Watchers Entree)

casserole (Healthy Choice Quick Meals)

cheddared w/ broccoli (Budget Gourmet Side Dish)

puff (generic)

scalloped (Stouffer's Side Dishes)

w/ ham (Swanson Entree)

Serving Size	Calories	Fat (%DV)	Sat. Fat (%DV)	Cholesterol (%DV)	Fiber (%DV)	Calcium (%DV)	Vitamin A (%DV)	Vitamin C (%DV)	Folic Acid (%DV)
½ cup	120	8	*	*	4	4	4	*	—
½ cup	119	9	8	*	—	5	4	17	2
3	90	3	*	18	4	10	*	*	—
1 cup	330	25	—	—	—	6	*	*	—
½ cup	140	8	—	—	—	4	4	*	—
	127	9	18	—	8	5	4	8	3
½ cup	140	8	10	8	—	10	2	*	—
½ cup	150	9	15	5	4	4	2	2	—
½ cup	170	11	—	—	—	4	4	*	—
½ cup	150	8	10	3	—	10	2	*	—
½ cup	200	17	—	—	—	4	6	*	—
½ cup	120	8	10	2	6	4	6	*	—
11½ oz.	130	9	13	5	4	10	*	6	—
10⅜ oz.	290	14	20	7	—	40	8	80	—
10½ oz.	300	15	20	10	—	30	20	30	—
10 oz.	230	11	10	3	24	25	20	15	—
9⅜ oz.	380	34	40	13	20	30	2	10	—
10 oz.	220	11	15	2	24	25	15	20	—
9¼ oz.	180	6	10	7	—	25	20	25	—
5 oz.	150	11	—	7	—	15	10	25	—
½ cup	138	10	16	*	8	2	*	7	3
11½ oz.	130	9	5	2	8	10	*	8	—
9 oz.	300	22	—	—	—	25	4	15	—

FOOD NAME

microwave (Hormel Micro Cup)

three cheese (Budget Gourmet Side)

w/ broccoli in cheese-flavored sauce (Green Giant One Serving) *1 package*

(Healthy Choice Entree)

POTATO, SWEET see SWEET POTATO

POULTRY see specific listings

POULTRY SALAD SPREAD

POUT, OCEAN *broiled/baked*

PRESERVES see JAM, JELLY, & PRESERVES

PRETZEL *bits garlic* (Rold Gold)

dutch style (Mr. Salty)

fat free low sodium (Rold Gold)

hard chocolate-covered (generic) *pretzel*

salted (generic) *twists*

unsalted (generic) *twists*

whole wheat (generic)

mini (Mr. Salty)

nuggets oat bran (Weight Watchers) *1 bag*

sour dough (Rold Gold)

sticks (Rold Gold)

fat free (Rold Gold)

thin (Mr. Salty)

Serving Size	Calories	Fat (%DV)	Sat. Fat (%DV)	Cholesterol (%DV)	Fiber (%DV)	Calcium (%DV)	Vitamin A (%DV)	Vitamin C (%DV)	Folic Acid (%DV)
7½ oz.	260	25	30	11	—	4	*	19	—
5¾ oz.	220	17	—	10	—	15	6	10	—
5½ oz.	130	6	10	2	8	8	35	15	—
9½ oz.	240	8	10	5	—	10	*	25	—
1 oz.	56	6	5	3	*	*	*	*	*
½ fillet	140	2	3	31	*	2	*	*	*
1 oz.	140	12	5	*	4	—	—	—	—
1 oz.	110	2	3	*	—	*	*	*	—
1 oz.	110	*	*	*	4	—	—	—	—
1	50	3	4	*	—	*	*	*	*
10	229	3	3	*	8	2	*	*	13
10	229	3	3	*	8	2	*	*	13
1 oz.	103	*	*	*	—	*	*	*	4
1 oz.	110	2	3	*	—	*	*	*	—
½ oz.	170	4	*	*	12	*	*	*	—
1 oz.	90	2	*	*	4	—	—	—	—
1 oz.	110	2	*	*	4	—	—	—	—
1 oz.	110	*	*	*	4	—	—	—	—
1 oz.	110	2	3	*	—	*	*	*	—

PRETZEL CHIP

FOOD NAME

thin & light (Bachman)

twists thin (Rold Gold)

wheat (Bachman)

PRETZEL CHIP *lightly salted* (Mr. Phipps)

original (Slim-Fast)

plain (Rold Gold)

sesame (Mr. Phipps)

PRICKLY PEAR

PROVENÇALE SAUCE *from mix* (Knorr)

PRUNE *canned in heavy syrup*

dried

cooked w/out sugar

w/ sugar

pitted (Del Monte Snap-E-Tom)

unpitted (Del Monte Snap-E-Tom)

PRUNE JUICE (Del Monte)

(generic)

organic (Knudsen)

PUDDING, FROM MIX *banana prep w/ lowfat milk* (generic)

butterscotch prep. w/ skim milk (D-Zerta)

prep. w/ whole milk (Jell-O)

caramel custard prep. w/ lowfat milk (generic)

chocolate prep. w/ lowfat milk (generic)

Serving Size	Calories	Fat (%DV)	Sat. Fat (%DV)	Cholesterol (%DV)	Fiber (%DV)	Calcium (%DV)	Vitamin A (%DV)	Vitamin C (%DV)	Folic Acid (%DV)
1 oz.	120	2	1	*	5	*	*	*	—
1 oz.	110	2	*	*	4	—	—	—	—
1 oz.	110	1	*	*	4	*	*	*	—
1 oz.	60	2	3	*	—	2	*	*	—
1 oz.	100	2	—	*	16	10	10	10	10
1 oz.	110	2	*	*	4	—	—	—	—
1 oz.	60	3	3	*	—	2	*	*	—
1 fruit	42	*	*	*	16	6	*	24	—
3¾ oz.	200	8	—	23	—	2	*	*	*
½ cup	123	*	*	*	16	2	19	5	*
½ cup	194	*	*	*	24	4	32	4	*
½ cup	113	*	*	*	28	2	6	5	*
½ cup	148	*	*	*	20	2	7	5	*
¼ cup	120	*	*	*	11	*	10	4	*
¼ cup	62	*	*	*	6	*	6	2	*
8 fl. oz.	170	*	*	*	4	2	*	30	*
8 fl. oz.	182	*	*	*	12	3	*	17	*
8 fl. oz.	170	*	*	*	*	4	*	4	*
½ cup	143	4	8	3	—	15	5	2	*
½ cup	70	*	*	*	*	15	4	2	—
½ cup	170	6	—	5	*	15	2	*	—
½ cup	136	4	8	3	—	15	5	2	*
½ cup	206	6	10	3	—	16	6	2	2

FOOD NAME

prep. w/ lowfat milk sugar-free (Jell-O)
prep. w/ skim milk (D-Zerta)
prep. w/ whole milk (generic)
chocolate fudge prep. w/ whole milk (Jell-O)
coconut prep. w/ whole milk (Maizena)
coconut cream prep. w/ lowfat milk (generic)
egg custard prep. w/ lowfat milk (generic)
prep. w/ whole milk (Jell-O Americana)
flan prep. w/ lowfat milk (generic)
prep. w/ whole milk (Jell-O)
French vanilla prep. w/ whole milk (Jell-O)
lemon prep. w/ whole milk (generic)
(Maizena)
prep. w/ lowfat milk (generic)
pineapple prep. w/ whole milk (Maizena)
rice prep. w/ lowfat milk (generic)
prep. w/ whole milk (Jell-O Americana)
tapioca prep. w/ lowfat milk (generic)
prep. w/ whole milk (generic)
vanilla prep. w/ lowfat milk (generic)
sugar-free (Jell-O)
prep. w/ skim milk (D-Zerta)
prep. w/ whole milk (Maizena)

Serving Size	Calories	Fat (%DV)	Sat. Fat (%DV)	Cholesterol (%DV)	Fiber (%DV)	Calcium (%DV)	Vitamin A (%DV)	Vitamin C (%DV)	Folic Acid (%DV)
½ cup	90	5	—	3	*	15	4	*	—
½ cup	60	*	*	*	*	15	4	2	—
½ cup	221	9	16	6	—	15	4	2	2
½ cup	160	6	—	5	*	15	2	*	—
½ cup	170	6	—	*	—	15	2	*	*
½ cup	146	5	13	3	—	16	5	2	*
½ cup	162	8	15	27	—	19	4	2	3
½ cup	150	6	—	5	*	20	2	*	—
½ cup	136	4	8	3	—	15	5	2	*
½ cup	150	6	—	5	*	15	2	*	—
½ cup	170	6	—	5	*	15	2	*	—
½ cup	164	3	3	26	—	*	2	*	2
½ cup	170	6	—	7	—	15	2	*	*
½ cup	154	4	8	3	*	15	5	2	—
½ cup	170	6	—	7	—	15	2	*	*
½ cup	161	4	8	3	—	15	5	2	2
½ cup	170	6	—	5	*	15	2	*	—
½ cup	147	4	8	3	—	15	5	2	*
½ cup	161	6	13	6	—	15	3	2	*
½ cup	141	4	8	3	—	15	5	2	*
½ cup	80	3	—	3	*	15	4	*	—
½ cup	70	*	*	*	*	15	4	2	—
½ cup	170	6	—	7	—	15	2	*	*

FOOD NAME

vanilla tapioca prep. w/ whole milk (Jell-O Americana)

PUDDING, INSTANT banana prep. w/ lowfat milk (generic)

   sugar-free (Jell-O)

butterscotch prep. w/ lowfat milk sugar-free (Jell-O)

chocolate prep. w/ lowfat milk (generic)

   sugar-free (Jell-O)

   prep. w/ skim milk (Weight Watchers)

   prep. w/ whole milk (generic)

chocolate fudge prep. w/ lowfat milk sugar-free (Jell-O)

chocolate mousse prep. w/ skim milk (Weight Watchers)

coconut cream prep. w/ lowfat milk (generic)

   prep. w/ whole milk (Jell-O)

lemon prep. w/ whole milk (generic)

   (Jell-O)

pistachio prep. w/ lowfat milk sugar-free (Jell-O)

   prep. w/ whole milk (Jell-O)

vanilla prep. w/ lowfat milk (generic)

   sugar-free (Jell-O)

   prep. w/ skim milk (Weight Watchers)

   prep. w/ whole milk (generic)

white chocolate almond mousse prep. w/ skim milk (Weight Watchers)

PUDDING, READY-TO-EAT banana (Del Monte Snack Cups) 1 container

butterscotch (Rich's)

Serving Size	Calories	Fat (%DV)	Sat. Fat (%DV)	Cholesterol (%DV)	Fiber (%DV)	Calcium (%DV)	Vitamin A (%DV)	Vitamin C (%DV)	Folic Acid (%DV)
½ cup	150	6	—	5	*	15	2	*	—
½ cup	153	4	8	3	—	15	5	2	2
½ cup	90	3	—	3	*	15	4	*	—
½ cup	90	3	—	3	*	15	4	*	—
½ cup	150	4	8	3	—	15	5	2	2
½ cup	100	5	—	3	*	15	4	*	—
½ cup	90	2	*	2	4	25	6	*	—
½ cup	163	7	14	5	4	15	3	2	2
½ cup	100	5	—	3	*	15	4	*	—
½ cup	60	5	10	2	8	15	*	*	—
½ cup	157	5	10	3	—	15	5	2	2
½ cup	180	9	—	5	*	15	2	*	—
½ cup	169	7	13	5	—	15	3	2	2
½ cup	170	6	—	5	*	15	2	*	—
½ cup	90	5	—	3	*	15	4	*	—
½ cup	170	8	—	5	*	15	2	*	—
½ cup	148	4	7	3	—	15	5	2	*
½ cup	90	3	—	3	*	15	4	*	—
½ cup	90	*	*	2	4	25	6	*	—
½ cup	162	6	13	5	*	14	3	2	*
½ cup	70	5	5	—	4	15	*	*	—
	140	6	5	*	*	6	*	*	—
3 oz.	130	9	—	*	*	3	*	*	—

FOOD NAME

(Swiss Miss)

(Ultra Slim-Fast Plus)

chocolate (Hershey's)

(Jell-O Free)

(SnackPack)

(Ultra Slim-Fast)

light (Swiss Miss)

chocolate fudge (Jell-O Pudding Snacks)

light (Swiss Miss)

lemon (SnackPack)

rice (generic)

tapioca (Del Monte Snack Cups) *1 container*

(Swiss Miss)

light (SnackPack)

vanilla (Del Monte Snack Cups) *1 container*

(Jell-O Free)

(Rich's)

light (Del Monte Snack Cups) *1 container*

(Swiss Miss)

PUMMELO *raw*

sections

PUMPKIN *boiled, mashed*

PUMPKIN, CANNED (Libby's)

Serving Size	Calories	Fat (%DV)	Sat. Fat (%DV)	Cholesterol (%DV)	Fiber (%DV)	Calcium (%DV)	Vitamin A (%DV)	Vitamin C (%DV)	Folic Acid (%DV)
½ cup	180	9	6	2	*	10	*	*	—
4 oz.	100	—	—	*	8	10	10	10	10
4 oz.	160	8	—	*	—	9	*	—	—
4 oz.	100	*	*	*	*	10	2	*	—
4¼ oz.	170	9	7	*	*	6	*	*	—
4 oz.	100	—	—	*	8	10	10	10	10
½ cup	100	2	*	*	*	8	*	*	—
4 oz. cup	160	8	—	*	*	10	2	*	—
½ cup	100	2	*	*	*	8	*	*	—
4¼ oz.	150	6	4	*	*	*	*	*	—
1 can	231	16	9	*	—	7	3	*	*
	140	6	5	*	*	6	*	*	—
½ cup	160	8	5	2	*	10	*	*	—
4 oz.	100	3	2	*	*	6	*	*	—
	150	6	5	*	*	6	*	*	—
4 oz.	100	*	*	*	*	10	2	*	—
3 oz.	130	9	—	*	*	3	*	*	—
	90	2	*	*	*	6	*	*	—
½ cup	100	2	*	*	*	6	*	*	—
1 fruit	231	*	*	*	24	2	*	619	—
½ cup	32	*	*	*	4	*	*	86	—
½ cup	24	*	*	*	—	2	26	10	3
½ cup	60	*	*	*	16	2	350	8	—

FOOD NAME

cooked (generic)

PUMPKIN SEED *roasted* (85 seeds)

roasted w/ salt (85 seeds)

PUMPKIN BUTTER (Smucker's Autumn Harvest)

PUNCH see FRUIT PUNCH

QUAIL *breast*

meat w/out skin

meat w/ skin

QUINCE

RABBIT *domesticated roasted*

stewed

wild stewed

RADICCHIO *raw, shredded*

RADISH *raw*

slices

RADISH, DAIKON *raw slices*

boiled slices

RAISIN *golden* (Del Monte Snap-E-Tom)

(Sun-Maid)

regular (Del Monte Snap-E-Tom)

(Sun-Maid)

Serving Size	Calories	Fat (%DV)	Sat. Fat (%DV)	Cholesterol (%DV)	Fiber (%DV)	Calcium (%DV)	Vitamin A (%DV)	Vitamin C (%DV)	Folic Acid (%DV)
½ cup	41	*	*	*	12	3	538	9	4
1 oz.	127	8	5	*	—	2	*	*	*
1 oz.	127	8	5	*	—	2	*	*	*
1 tbsp.	12	*	*	*	*	*	*	*	*
1	69	3	3	11	*	*	*	5	*
1 quail	123	6	6	21	*	*	*	11	2
1 quail	209	20	19	28	*	*	5	11	2
1 fruit	52	*	*	*	8	*	*	23	—
3 oz.	175	14	10	23	*	*	*	*	*
3 oz.	175	15	10	24	*	*	*	*	*
3 oz.	149	6	5	39	*	*	*	*	—
½ cup	5	*	*	*	—	*	*	3	3
4 med.	7	*	*	*	—	*	*	4	5
10	8	*	*	*	4	*	*	17	3
½ cup	10	*	*	*	4	*	*	22	4
½ cup	8	*	*	*	4	*	*	16	3
1 large	61	*	*	*	20	9	*	124	24
½ cup	13	*	*	*	4	*	*	19	3
¼ cup	130	*	*	*	9	*	*	*	*
¼ cup	130	*	*	*	9	2	*	*	*
¼ cup	130	*	*	*	9	*	*	*	*
¼ cup	130	*	*	*	9	2	*	*	*

FOOD NAME

yogurt covered vanilla (Del Monte Snap-E-Tom)

RANCH DIP *cracked pepper from mix* (Knorr)

RASPBERRY DRINK *organic* (Santa Cruz Natural)

RASPBERRY JUICE (Farmer's Market)

    (Smucker's)

RASPBERRY-CRANBERRY DRINK (Ocean Spray)

  reduced calorie (Ocean Spray)

RASPBERRY-PEACH JUICE (Knudsen Exotic Blends)

RAVIOLI see PASTA

RED BEAN *canned* (Bush Bros)

    (Hunt's)

REFRIED BEAN see BEAN, REFRIED

RELISH *corn* (Nance's)

  cranberry-orange (generic)

  dill (Vlasic)

  hamburger (Del Monte)

  hot dog (Vlasic)

  jalapeño (Old El Paso)

  sweet (Del Monte)

    (Heinz)

RICE *basmati* (President's Choice)

  brown (Uncle Ben's)

    boil-in-bag (Success)

Serving Size	Calories	Fat (%DV)	Sat. Fat (%DV)	Cholesterol (%DV)	Fiber (%DV)	Calcium (%DV)	Vitamin A (%DV)	Vitamin C (%DV)	Folic Acid (%DV)
1 oz. bag	110	4	14	*	3	4	*	*	*
1 tbsp.	50	—	—	3	—	*	*	*	*
8 fl. oz.	100	*	*	*	*	4	*	*	*
8 fl. oz.	120	*	*	*	*	*	*	4	*
8 fl. oz.	120	*	*	*	*	2	2	20	*
8 fl. oz.	140	*	*	*	*	*	*	100	*
8 fl. oz.	50	*	*	*	*	*	*	100	*
8 fl. oz.	120	*	*	*	*	2	*	*	*
½ cup	110	*	*	*	24	4	*	*	—
½ cup	90	*	*	*	24	2	*	*	—
1 tbsp.	13	*	*	*	*	*	*	*	*
1 oz.	31	*	*	*	—	*	*	5	—
1 oz.	2	*	*	*	*	*	*	*	—
1 tbsp.	20	*	*	*	2	*	4	*	—
1 oz.	40	*	*	*	*	*	*	2	—
1 tbsp.	8	*	*	*	2	*	2	5	—
1 tbsp.	20	*	*	*	*	*	*	*	—
1 tbsp.	15	*	*	*	*	*	*	*	*
½ cup	100	*	*	*	—	*	*	*	—
½ cup	157	2	*	*	5	*	*	*	—
½ cup	103	*	*	*	—	*	*	*	—

FOOD NAME

instant (Minute)
long grain (Carolina)
long grain & wild (Minute)
white boil-in-bag (Minute)
converted (Uncle Ben's)
fast cooking (Uncle Ben's Rice in an Instant)
instant (Mahatma)
long grain (Carolina)
(Minute)
medium grain (River)
RICE DISH, CANNED *Spanish rice* (Bush Bros)
RICE DISH, FROM MIX *almond beef* (Mahatma)
basmati w/ tomato & fine herbs (Knorr Pilaf)
beef (Lipton Rice & Sauce)
beef & broccoli (Lipton Rice & Sauce)
beef Oriental (Success)
broccoli almandine (Uncle Ben's Country Inn)
broccoli au gratin (Uncle Ben's Country Inn)
broccoli & cheese (Success)
broccoli & white cheddar (Uncle Ben's Country Inn)
brown & wild (Success)
(Uncle Ben's Country Inn)
cajun style (Lipton Rice & Sauce)

Serving Size	Calories	Fat (%DV)	Sat. Fat (%DV)	Cholesterol (%DV)	Fiber (%DV)	Calcium (%DV)	Vitamin A (%DV)	Vitamin C (%DV)	Folic Acid (%DV)
½ cup	120	2	—	*	—	*	*	*	—
½ cup	110	*	*	*	—	*	—	—	—
½ cup	150	6	—	3	—	*	2	*	—
½ cup	90	*	*	*	—	*	*	*	—
½ cup	122	*	*	*	*	*	*	*	—
½ cup	111	*	*	*	2	*	*	*	—
½ cup	110	*	*	*	—	*	*	*	—
½ cup	100	*	*	*	—	*	*	*	—
½ cup	120	*	*	*	—	*	*	*	—
½ cup	100	*	*	*	—	*	*	*	—
1 cup	85	3	3	*	8	*	25	*	—
½ cup	100	*	*	—	—	*	*	*	—
½ cup	230	8	—	*	—	*	20	*	*
½ cup	150	5	—	—	—	*	6	*	—
½ cup	140	5	—	—	—	*	2	8	—
½ cup	100	*	*	—	—	*	10	*	—
½ cup	124	2	—	*	3	2	*	4	—
½ cup	116	3	—	*	4	4	*	5	—
½ cup	120	—	—	—	—	50	*	*	—
½ cup	131	4	—	*	3	4	*	2	—
½ cup	120	*	*	—	—	*	*	*	—
½ cup	120	*	*	*	6	*	*	3	—
½ cup	160	5	3	*	15	3	3	*	—

FOOD NAME

chicken (Lipton Rice & Sauce)

  (Success)

chicken & broccoli (Lipton Rice & Sauce)

chicken stock rice (Uncle Ben's Country Inn)

chicken w/ wild rice (Uncle Ben's Country Inn)

couscous (Knorr Pilaf)

  (Near East)

creamy chicken & mushrooms (Uncle Ben's Country Inn)

creamy chicken & wild rice (Uncle Ben's Country Inn)

drumstick mix (Minute)

Florentine (Uncle Ben's Country Inn)

fried (Minute)

  Chinese style (La Choy)

  w/ chicken (Chun King)

green bean almandine (Uncle Ben's Country Inn)

harvest medley (Knorr Pilaf)

herbed rice au gratin (Uncle Ben's Country Inn)

homestyle chicken & vegetable (Uncle Ben's Country Inn)

lemon herb jasmine (Knorr Pilaf)

long grain & wild fast cooking (Uncle Ben's Country Inn)

  original (Uncle Ben's Country Inn)

Mexican (Old El Paso)

onion herb risotto (Knorr)

Serving Size	Calories	Fat (%DV)	Sat. Fat (%DV)	Cholesterol (%DV)	Fiber (%DV)	Calcium (%DV)	Vitamin A (%DV)	Vitamin C (%DV)	Folic Acid (%DV)
½ cup	150	6	—	—	—	*	6	*	—
½ cup	100	*	*	—	—	*	2	*	—
½ cup	150	6	—	—	—	2	10	6	—
½ cup	123	2	—	*	2	2	*	2	—
½ cup	108	*	*	*	2	*	*	*	—
½ cup	160	2	—	*	—	4	*	*	*
½ cup	100	*	*	*	4	*	*	*	—
½ cup	138	5	—	*	4	3	*	*	—
½ cup	135	2	—	*	2	5	*	*	—
½ cup	150	6	—	*	—	*	2	*	—
½ cup	121	2	—	*	4	3	*	*	—
½ cup	160	8	—	*	—	*	*	*	—
½ cup	125	*	*	*	*	*	*	*	—
½ cup	130	3	—	13	—	*	5	5	—
½ cup	128	3	—	*	3	3	*	2	—
½ cup	110	2	—	*	—	*	20	*	*
½ cup	119	2	—	*	3	4	*	*	—
½ cup	139	5	—	2	4	2	*	*	—
½ cup	140	2	—	*	—	*	*	*	*
½ cup	101	*	*	*	3	*	*	*	—
½ cup	96	*	*	*	2	2	*	4	—
½ cup	140	3	—	—	—	6	*	8	—
½ cup	200	8	—	*	—	4	2	*	*

FOOD NAME

pilaf (Mahatma)

(Success)

red beans & rice (Mahatma)

risotto Milanese (Knorr)

primavera (Knorr)

tomato (Knorr)

saffron yellow (Mahatma)

sesame chicken (Mahatma)

Spanish (Lipton Rice & Sauce)

(Mahatma)

(Success)

vegetable pilaf (Uncle Ben's Country Inn)

RICE DISH, FROZEN *pilaf* (Green Giant Rice Originals)

w/ green beans (Budget Gourmet Side Dish)

rice Florentine (Green Giant Rice Originals)

w/ broccoli (Green Giant Rice Originals)

white 'n wild (Green Giant Rice Originals)

RICE CAKE *apple cinnamon* (Hain) *mini cakes*

brown rice buckwheat (generic)

unsalted (generic)

plain (generic)

unsalted (generic)

butter flavored (Hain)

Serving Size	Calories	Fat (%DV)	Sat. Fat (%DV)	Cholesterol (%DV)	Fiber (%DV)	Calcium (%DV)	Vitamin A (%DV)	Vitamin C (%DV)	Folic Acid (%DV)
½ cup	100	*	*	—	—	*	*	*	—
½ cup	120	*	*	—	—	*	6	*	—
½ cup	200	*	*	—	—	14	*	*	—
½ cup	180	6	—	*	—	*	2	*	*
½ cup	180	6	—	*	—	*	2	*	*
½ cup	190	8	—	*	—	*	2	*	*
½ cup	100	*	*	—	—	*	2	*	—
½ cup	100	*	*	—	—	2	*	*	—
½ cup	140	5	—	—	—	4	4	6	
½ cup	100	*	*	—	—	*	4	*	—
½ cup	110	*	*	—	—	4	*	*	—
½ cup	115	*	*	*	3	*	*	3	—
½ cup	110	2	3	*	—	*	*	*	—
5½ oz.	230	17	—	3	—	4	8	15	—
½ cup	140	6	10	3	—	8	10	*	—
½ cup	120	6	5	2	—	4	20	10	—
½ cup	130	3	3	*	—	*	*	*	—
5	60	*	*	*	—	*	*	*	*
2 cakes	68	*	*	*	4	*	*	*	*
2 cakes	68	*	*	*	—	*	*	*	*
2 cakes	70	*	*	*	4	*	*	*	*
2 cakes	70	*	*	*	4	*	*	*	*
1 cake	45	2	*	*	—	*	*	*	*

FOOD NAME

cheese (Hain) *mini cakes*

plain salted (Hain) *mini cakes*

unsalted (Hain) *mini cakes*

white cheddar (Hain)

ROCKFISH *broiled/baked*

ROE *raw*

broiled/baked

ROLL, DINNER *bakery style original* (Wonder)

Bavarian wheat (Bread du Jour)

Bran'nola buns (Arnold)

bun honey wheat (Wonder)

butter flavored butterflake (Pillsbury)

club brown & serve (Pepperidge Farm)

crescent (Pillsbury)

heat & serve (Pepperidge Farm)

crusty Italian (Bread du Jour)

Dutch egg (Arnold)

French (Arnold Francisco)

brown & serve (Pepperidge Farm)

seven grain (Pepperidge Farm)

garlic bread (Pepperidge Farm)

garlic Parmesan (Pepperidge Farm)

homestyle from dough (Rich's)

Serving Size	Calories	Fat (%DV)	Sat. Fat (%DV)	Cholesterol (%DV)	Fiber (%DV)	Calcium (%DV)	Vitamin A (%DV)	Vitamin C (%DV)	Folic Acid (%DV)
5	60	5	—	*	—	*	*	*	*
5	50	*	*	*	—	*	*	*	*
5	50	*	*	*	—	*	*	*	*
1 cake	45	2	*	*	—	*	*	*	*
1 fillet	180	5	4	22	*	2	7	*	*
1 oz.	39	3	2	35	*	*	*	7	*
1 oz.	58	4	3	45	*	*	*	8	*
1 roll	140	3	3	*	—	6	*	*	—
1 roll	80	2	3	*	6	4	*	*	—
1 bun	100	3	*	*	12	2	*	*	—
1 roll	130	3	3	*	8	10	*	*	—
1 roll	140	8	5	*	—	*	*	*	—
1 roll	100	2	*	*	2	4	*	*	—
1 roll	100	9	5	*	—	*	*	*	—
1 roll	110	9	15	5	*	2	2	*	—
1 roll	80	2	3	*	3	6	*	*	—
1 bun	130	5	5	*	8	4	*	*	—
1 roll	130	3	—	—	—	2	*	*	—
1 roll	360	6	*	*	4	12	*	*	—
1 roll	100	3	5	*	4	4	*	*	—
¾ oz.	100	9	10	5	8	*	2	*	—
1 oz.	100	8	10	7	8	*	2	*	—
1 roll	70	2	*	*	2	*	*	*	—

FOOD NAME

Italian (Arnold)

light (Arnold Bakery)

onion (Arnold)

plain (Arnold)

  brown & serve (Wonder)

potato (Arnold)

sesame (Arnold)

soft onion (Arnold)

sourdough (DiCarlo's)

  brown 'n serve (Arnold Francisco)

wheat (Home Pride)

  bakery style (Wonder)

  old fashioned (Arnold)

white (Home Pride)

  from mix (Pillsbury)

ROLL, HAMBURGER *light* (Wonder)

ROLL, HOT DOG (Arnold)

Bran'nola (Arnold)

light (Wonder)

side sliced (Pepperidge Farm)

sliced (Brownberry)

ROLL, KAISER (Arnold)

hearth (Brownberry)

Serving Size	Calories	Fat (%DV)	Sat. Fat (%DV)	Cholesterol (%DV)	Fiber (%DV)	Calcium (%DV)	Vitamin A (%DV)	Vitamin C (%DV)	Folic Acid (%DV)
1 roll	210	5	5	*	12	4	*	*	—
1 roll	80	3	*	*	16	2	*	*	—
1 roll	170	3	—	—	—	4	*	*	—
1 roll	50	2	*	*	4	*	*	*	—
1 roll	70	2	3	*	2	6	*	*	—
1 roll	60	2	—	*	4	2	*	*	—
1 roll	50	2	*	*	4	*	*	*	—
1 roll	140	5	—	*	8	4	*	*	—
1 roll	200	3	3	*	9	10	*	*	—
1 oz. roll	70	2	*	*	4	4	*	*	—
1 roll	70	3	5	*	3	4	*	*	—
1 roll	150	3	3	*	—	6	*	*	—
2 rolls	80	5	—	—	—	2	*	*	—
1 roll	70	3	5	*	3	4	*	*	—
1 roll	120	3	*	5	—	*	*	*	—
1 roll	80	2	3	*	18	8	*	*	—
1 bun	110	3	5	*	4	2	*	*	—
1 bun	100	3	5	*	12	2	*	*	—
1 bun	80	2	3	*	18	8	*	*	—
1 bun	140	5	5	*	2	4	*	*	—
1 bun	110	3	—	*	4	2	*	*	—
1 roll	170	3	—	—	—	4	*	*	—
1 roll	150	5	5	3	8	6	*	*	—

FOOD NAME

ROLL, ONION *premium* (Arnold)

  w/ poppy seeds (Pepperidge Farm)

ROLL, SANDWICH *fat free* (Pepperidge Farm)

  hearty (Pepperidge Farm)

  sesame (Arnold)

  soft (Arnold)

  soft hoagie (Pepperidge Farm)

  sub roll (Levy)

  w/ sesame seeds (Pepperidge Farm)

  wheat (Brownberry)

ROUGHY *broiled/baked*

RUTABAGA *boiled cubes*

RYE BREAD see BREAD

RYE FLOUR *medium* (Pillsbury Best)

RYE-WHEAT FLOUR *bohemian style* (Pillsbury Best)

SABLEFISH *broiled/baked*

  smoked

SAFFLOWER OIL *w/ added vitamin E* (Hollywood)

SALAD DRESSING, BOTTLED *blue cheese* (Kraft)

   reduced calorie (Marie's Lite & Luscious)

   (Roka)

  buttermilk (Hain)

   (Kraft)

Serving Size	Calories	Fat (%DV)	Sat. Fat (%DV)	Cholesterol (%DV)	Fiber (%DV)	Calcium (%DV)	Vitamin A (%DV)	Vitamin C (%DV)	Folic Acid (%DV)
1 roll	180	2	—	*	8	2	*	*	—
1 roll	150	5	5	*	2	4	*	*	—
1 roll	130	*	*	*	2	8	*	*	—
1 roll	230	3	10	*	16	6	*	*	—
1 roll	130	5	—	*	8	4	*	*	—
1 roll	110	5	—	*	8	2	*	*	—
1 roll	210	8	5	*	4	6	*	2	—
1 roll	180	3	—	—	—	4	*	*	—
1 roll	140	5	5	*	2	4	*	*	—
1 roll	130	5	—	*	8	2	*	*	—
3½ oz.	89	*	*	9	*	4	2	*	*
½ cup	33	*	*	*	8	4	10	27	3
1 cup	367	3	2	*	34	2	*	*	—
1 cup	357	2	*	*	—	2	*	*	—
½ fillet	378	46	31	32	*	7	10	*	*
3 oz.	218	26	18	18	*	4	7	*	*
1 tbsp.	120	22	5	*	*	*	*	*	*
1 tbsp.	60	9	5	—	*	*	*	*	*
½ oz.	50	6	*	*	—	*	*	*	—
1 tbsp.	16	2	5	2	*	*	*	*	—
1 tbsp.	70	11	—	*	*	*	*	*	*
1 tbsp.	80	12	5	—	*	*	*	*	—

FOOD NAME

(Seven Seas)

buttermilk, creamy reduced calorie (Kraft)

buttermilk spice, ranch style (Marie's)

Caesar (Kraft)

   reduced calorie (Weight Watchers)

Caesar, creamy (Marie's)

cole slaw (Kraft)

   (Marie's)

cucumber (Kraft)

cucumber, creamy reduced calorie (Kraft)

dijon vinaigrette (Hain)

French (Catalina)

   (Kraft)

   reduced calorie (Seven Seas Light)

   (Weight Watchers)

French, creamy (Marie's)

   (Seven Seas)

garlic (Kraft)

herb & spice (Seven Seas)

   reduced calorie (Seven Seas Light)

honey dijon reduced calorie (Weight Watchers)

honey mustard (Marie's)

Italian (Kraft Presto)

Serving Size	Calories	Fat (%DV)	Sat. Fat (%DV)	Cholesterol (%DV)	Fiber (%DV)	Calcium (%DV)	Vitamin A (%DV)	Vitamin C (%DV)	Folic Acid (%DV)
1 tbsp.	80	12	5	2	*	*	*	*	—
1 tbsp.	30	5	*	—	*	*	*	*	—
½ oz.	90	14	10	3	*	*	*	*	—
1 tbsp.	70	11	5	*	*	*	*	*	—
1 tbsp.	5	*	*	*	8	*	*	*	—
½ oz.	100	15	10	3	*	*	*	*	—
1 tbsp.	70	9	5	3	*	*	*	*	—
½ oz.	70	10	—	—	*	*	*	*	—
1 tbsp.	70	12	5	*	*	*	*	*	—
1 tbsp.	25	3	*	*	*	*	*	*	—
1 tbsp.	50	8	—	*	*	*	*	*	*
1 tbsp.	60	8	5	*	*	*	*	*	—
1 tbsp.	60	9	5	*	*	*	6	*	—
1 tbsp.	35	5	*	*	*	*	*	*	—
1 tbsp.	20	*	*	*	18	*	*	*	—
½ oz.	70	9	5	*	—	*	2	*	—
1 tbsp.	60	9	5	*	*	*	*	*	—
1 tbsp.	50	8	5	*	*	*	*	*	—
1 tbsp.	60	9	5	*	*	*	*	*	—
1 tbsp.	30	5	*	*	*	*	*	*	—
1 tbsp.	23	*	*	*	10	*	*	*	—
½ oz.	80	11	—	—	—	*	*	*	—
1 tbsp.	70	11	5	*	*	*	*	*	—

FOOD NAME

(Seven Seas)

oil-free (Kraft)

reduced calorie (Seven Seas Light)

zesty (Kraft)

Italian, creamy (Hain)

(Hollywood)

(Seven Seas)

reduced calorie (Weight Watchers)

Italian garlic (Marie's)

reduced calorie (Marie's Lite & Luscious)

Italian herb & Romano (Marie's)

Italian vinaigrette reduced calorie (Marie's Zesty)

oil & vinegar (Kraft)

poppy seed (Marie's)

ranch (Marie's)

(Seven Seas)

reduced calorie (Marie's Lite & Luscious)

(Weight Watchers)

red wine vinaigrette (Kraft)

(Seven Seas)

reduced calorie (Marie's Zesty)

(Seven Seas Free)

Russian (Kraft)

Serving Size	Calories	Fat (%DV)	Sat. Fat (%DV)	Cholesterol (%DV)	Fiber (%DV)	Calcium (%DV)	Vitamin A (%DV)	Vitamin C (%DV)	Folic Acid (%DV)
1 tbsp.	50	8	5	*	*	*	*	*	—
1 tbsp.	4	*	*	*	*	*	*	*	—
1 tbsp.	30	5	*	*	*	*	*	*	—
1 tbsp.	20	3	*	*	*	*	*	*	—
1 tbsp.	80	12	—	*	*	*	*	*	*
1 tbsp.	90	14	5	*	*	*	*	*	*
1 tbsp.	70	11	5	*	*	*	*	*	—
1 tbsp.	15	*	*	*	10	*	*	*	—
½ oz.	100	15	10	3	—		*	*	—
½ oz.	40	5	*	*	—	*	*	*	—
½ oz.	100	15	10	3	—	*	*	*	—
½ oz.	16	*	*	*	*	*	*	*	—
1 tbsp.	70	12	5	*	*	*	*	*	—
½ oz.	70	9	—	—	—	*	*	*	—
½ oz.	100	15	10	3	—	*	*	*	—
1 tbsp.	80	12	5	2	*	*	*	*	—
½ oz.	45	5	*	*	—	*	*	*	—
1 tbsp.	18	*	*	*	6	*	*	*	—
1 tbsp.	60	6	5	*	*	*	*	*	—
1 tbsp.	70	11	5	*	*	*	*	*	—
½ oz.	20	*	*	*	*	*	*	*	—
1 tbsp.	6	*	*	*	*	*	*	*	—
1 tbsp.	60	8	5	2	*	*	*	*	—

FOOD NAME

reduced calorie (Weight Watchers)

w/ honey (Kraft)

sour cream & dill (Marie's)

thousand island (Hain)

(Marie's)

reduced calorie (Kraft)

(Seven Seas Light)

w/ bacon (Kraft)

thousand island, creamy (Seven Seas)

three cheese Caesar reduced calorie (Weight Watchers)

white wine vinaigrette reduced calorie (Marie's Zesty)

SALAD DRESSING MIX *blue cheese reduced calorie* (Weight Watchers)

buttermilk farm style (Good Seasons)

cheese Italian (Good Seasons)

reduced calorie (Good Seasons)

classic dill (Good Seasons)

French reduced calorie (Weight Watchers)

garlic & herbs (Good Seasons)

honey mustard (Good Seasons)

fat free (Good Seasons) (prep. w/out oil)

Italian (Good Seasons)

fat free (Good Seasons) (prep. w/out oil)

reduced calorie (Weight Watchers)

Serving Size	Calories	Fat (%DV)	Sat. Fat (%DV)	Cholesterol (%DV)	Fiber (%DV)	Calcium (%DV)	Vitamin A (%DV)	Vitamin C (%DV)	Folic Acid (%DV)
1 tbsp.	45	2	*	3	*	*	4	*	—
1 tbsp.	60	8	5	*	*	*	2	*	—
½ oz.	50	6	*	*	*	*	*	*	—
1 tbsp.	50	8	—	*	*	*	*	*	*
½ oz.	80	12	5	3	—	*	*	*	—
1 tbsp.	20	2	*	*	*	*	*	*	—
1 tbsp.	30	3	*	2	*	*	*	*	—
1 tbsp.	60	9	5	*	*	*	*	*	—
1 tbsp.	50	8	5	2	*	*	*	*	—
1 tbsp.	40	3	*	3	*	2	*	*	—
½ oz.	20	*	*	*	*	*	*	*	—
1 tbsp.	8	*	*	—	—	*	*	*	—
1 tbsp.	60	9	—	2	*	*	*	*	*
1 tbsp.	70	12	—	*	*	*	*	*	*
1 tbsp.	25	5	—	*	*	*	*	*	*
1 tbsp.	70	12	—	*	*	*	*	*	*
1 tbsp.	3	*	*	—	—	*	*	*	—
1 tbsp.	70	12	—	*	*	*	*	*	*
1 tbsp.	80	12	—	*	*	*	*	*	*
1 tbsp.	10	*	*	*	*	*	*	*	*
1 tbsp.	70	12	—	*	*	*	*	*	*
1 tbsp.	6	*	*	*	*	*	*	*	*
1 tbsp.	2	*	*	—	—	*	*	*	—

FOOD NAME

Italian, creamy fat free (Good Seasons) (prep. w/out oil)

Italian, zesty (Good Seasons)

  reduced calorie (Good Seasons)

lemon & herbs (Good Seasons)

ranch (Good Seasons)

  reduced calorie (Good Seasons)

Russian reduced calorie (Weight Watchers)

thousand island reduced calorie (Weight Watchers)

zesty herb fat free (Good Seasons) (prep. w/out oil)

SALAMI *beef* (Bryan)

  (Machiaeh)

beef & pork (Bryan)

cooked beef (generic) *1 slice*

  beef & pork (generic) *1 slice*

cotto (Oscar Mayer)

dry pork (generic) *1 slice*

  pork & beef (generic) *1 slice*

for beer (Oscar Mayer)

genoa (Di Lusso)

  (Oscar Mayer)

hard (Homeland)

  (Oscar Mayer)

Serving Size	Calories	Fat (%DV)	Sat. Fat (%DV)	Cholesterol (%DV)	Fiber (%DV)	Calcium (%DV)	Vitamin A (%DV)	Vitamin C (%DV)	Folic Acid (%DV)
1 tbsp.	8	*	*	*	*	*	*	*	*
1 tbsp.	70	12	—	*	*	*	*	*	*
1 tbsp.	25	5	—	*	*	*	*	*	*
1 tbsp.	70	12	—	*	*	*	*	*	*
1 tbsp.	60	9	—	*	*	*	*	*	*
1 tbsp.	30	3	—	*	*	*	*	*	*
1 tbsp.	4	*	*	—	—	*	*	*	—
1 tbsp.	4	*	*	—	—	*	*	*	—
1 tbsp.	6	*	*	*	*	*	*	*	*
1 oz.	70	8	—	7	*	—	—	—	*
1 slice	60	8	12	5	*	*	*	*	—
1 oz.	60	6	—	7	*	—	—	—	—
1 oz.	74	9	13	6	*	*	*	8	*
1 oz.	71	9	12	6	*	*	*	6	*
1 slice	55	7	9	6	*	*	*	*	—
1 oz.	115	15	17	7	*	*	*	*	*
1 oz.	119	15	18	7	*	*	*	12	*
1 slice	53	7	8	5	*	*	*	*	—
1 oz.	88	11	15	9	—	*	*	*	*
1 slice	35	5	5	3	*	*	*	*	—
1 oz.	117	15	20	10	—	1	*	13	—
1 slice	34	4	5	3	*	*	*	*	*

FOOD NAME

SALAMI, TURKEY see TURKEY COLD CUTS

SALMON *Atlantic broiled/baked*

  chinook broiled/baked

    smoked (lox)

  coho broiled/baked

    steamed/poached

  pink broiled/baked

  sockeye broiled/baked

SALMON, CANNED *keta* (Libby's)

  pink (Libby's)

  skinless & boneless (Libby's)

  sockeye (Libby's)

SALSA *chili caliente from mix* (Knorr)

  green chili chunky (Old El Paso)

  hot (Chi-Chi's)

    chunky (Old El Paso)

  medium (Tostitos)

    chunky (Rosarita)

  Mexicana (Del Monte)

  mild (Chi-Chi's)

    (Tostitos)

    chunky for tacos (Rosarita)

  verde (Del Monte)

Serving Size	Calories	Fat (%DV)	Sat. Fat (%DV)	Cholesterol (%DV)	Fiber (%DV)	Calcium (%DV)	Vitamin A (%DV)	Vitamin C (%DV)	Folic Acid (%DV)
½ fillet	280	19	10	36	*	2	*	*	*
½ fillet	356	32	25	44	*	4	15	11	*
3 oz.	99	6	4	7	*	*	*	*	*
½ fillet	247	12	10	33	*	*	5	4	*
½ fillet	285	18	13	29	*	7	3	3	*
½ fillet	185	8	5	28	*	2	3	*	*
½ fillet	335	26	15	45	*	*	6	*	*
3¾ oz.	130	9	10	13	*	20	*	*	—
3¾ oz.	150	11	10	13	*	20	*	*	—
3¼ oz.	110	6	5	17	*	*	*	*	—
3¾ oz.	150	11	10	13	*	25	2	*	—
2 tbsp.	100	16	—	6	—	*	*	*	*
2 tbsp.	3	*	*	*	*	*	*	*	*
1 oz.	8	2	3	*	—	1	1	4	*
2 tbsp.	6	*	*	*	*	*	4	2	*
2 tbsp.	15	*	*	*	2	—	7	5	*
2 tbsp.	16	*	*	*	*	*	*	11	*
2 tbsp.	5	*	*	*	4	*	6	2	*
1 oz.	7	2	3	*	—	2	1	4	*
2 tbsp.	15	*	*	*	4	—	7	5	*
2 tbsp.	16	*	*	*	*	*	*	10	*
2 tbsp.	10	*	*	*	2	*	*	4	*

FOOD NAME

chunky (Old El Paso)

SALSIFY *raw slices*

boiled slices

SALT, TABLE

SANDWICH SPREAD (generic)

(Oscar Mayer)

SARDINE *in mustard sauce* (Underwood)

in oil (generic)

(Underwood)

in tomato sauce (Del Monte)

(Underwood)

SAUERKRAUT (Bush Bros)

(Del Monte)

SAUSAGE *beef smokie links* (Oscar Mayer)

chicken smoked (Bryan)

cocktail beef (Bryan)

cooked pork (generic) *4" links*

links (Jimmy Dean)

little smokies (Oscar Mayer)

New England (Oscar Mayer)

patty pork (Jimmy Dean) *slice*

w/ sage (Jimmy Dean) *slice*

Polish pork (generic)

Serving Size	Calories	Fat (%DV)	Sat. Fat (%DV)	Cholesterol (%DV)	Fiber (%DV)	Calcium (%DV)	Vitamin A (%DV)	Vitamin C (%DV)	Folic Acid (%DV)
2 tbsp.	10	*	*	*	4	*	2	10	*
½ cup	55	*	*	*	8	4	*	9	4
½ cup	46	*	*	*	8	3	*	5	3
1 tsp.	0	*	*	*	*	*	*	*	*
1 slice	67	8	9	4	*	*	*	*	*
1 slice	67	7	9	3	*	*	*	*	*
3¾ oz.	220	25	—	—	*	25	6	*	—
½ can	96	4	2	11	*	9	*	*	*
3¾ oz.	230	28	—	—	*	25	4	*	—
1 fish	50	4	5	8	3	8	*	15	*
3¾ oz.	220	25	—	—	*	25	6	*	—
½ cup	30	*	*	*	8	4	4	15	—
½ cup	15	*	*	*	8	*	*	30	—
1 slice	123	17	23	9	*	*	*	*	*
1 oz.	90	12	—	7	*	—	—	—	*
1 oz.	90	12	—	7	*	—	—	—	*
2	96	12	14	7	*	*	*	*	*
2 links	180	26	—	—	*	*	*	*	*
1 slice	27	4	5	2	*	*	*	*	*
1 slice	28	2	3	4	*	*	*	*	*
1 oz.	120	17	—	—	*	*	*	*	*
1 oz.	120	17	—	—	*	*	*	*	*
1 oz.	92	12	15	7	*	*	*	*	*

FOOD NAME

pork (Hormel Little Sizzlers)

links (Oscar-Mayer)

smoked (Bryan)

(Oscar Mayer)

beef (Bryan)

bun size beef (Bryan)

traditional (Bryan)

smokies (Oscar Mayer)

smoky hollow (Bryan)

SAUSAGE, MEATLESS (generic)

(generic)

SCALLION see ONION, SPRING

SCALLOP breaded & fried

frozen fried (Mrs. Paul's)

SCALLOPED SQUASH see SQUASH

SCUP broiled/baked

SEAFOOD see specific listings

SEAWEED Irish moss raw

kelp raw

wakame raw

agar dried

spirulina dried

SESAME BUTTER PASTE

Serving Size	Calories	Fat (%DV)	Sat. Fat (%DV)	Cholesterol (%DV)	Fiber (%DV)	Calcium (%DV)	Vitamin A (%DV)	Vitamin C (%DV)	Folic Acid (%DV)
1 oz.	130	20	25	6	*	*	*	*	*
1 slice	85	11	13	7	*	*	*	*	*
1 oz.	90	12	—	7	*	—	—	—	*
1 slice	82	11	14	6	*	*	*	*	*
1 oz.	80	11	—	7	*	—	—	—	*
2 oz.	180	25	—	13	*	—	—	—	*
1 oz.	80	11	—	7	*	—	—	—	*
1 slice	129	18	20	9	*	*	*	*	*
1 oz.	90	12	—	7	*	—	—	—	*
1 link	64	7	4	*	4	2	3	*	2
1 patty	97	11	6	*	4	2	5	*	2
2 large	67	5	4	6	—	*	*	*	*
3½ oz.	160	11	15	3	*	2	*	*	—
1 fillet	68	3	—	11	*	3	*	*	*
3 oz.	42	*	*	*	4	6	2	—	39
3 oz.	37	*	*	*	4	14	2	—	38
3 oz.	38	*	*	*	*	13	6	4	42
3 oz.	260	*	*	*	28	53	*	*	124
3 oz.	247	10	12	*	12	10	10	14	20
1 oz.	169	22	10	*	8	27	*	*	7

FOOD NAME

SESAME FLOUR *lowfat*

SESAME KERNEL *toasted*

  toasted, salted

SESAME OIL

SHAD, AMERICAN *broiled/baked*

SHALLOT *raw*

SHARK *battered & fried*

SHEEPSHEAD *broiled/baked*

SHELLS see PASTA

SHERBET BAR *orange* (generic)

SHERBET see also SORBET *orange* (generic)

SHORTENING *all-purpose* (Crisco)

  (Wesson)

  butter flavor (Crisco)

SHRIMP *breaded & fried*

  steamed/poached

SHRIMP, CANNED

SHRIMP, FROZEN *breaded butter flavored* (Mrs. Paul's)

  cajun popcorn style (Gorton's)

  garlic & herb (Mrs. Paul's)

  microwave (Gorton's)

  scampi seasoning (Gorton's)

  special recipe (Mrs. Paul's)

Serving Size	Calories	Fat (%DV)	Sat. Fat (%DV)	Cholesterol (%DV)	Fiber (%DV)	Calcium (%DV)	Vitamin A (%DV)	Vitamin C (%DV)	Folic Acid (%DV)
1 oz.	95	*	*	*	—	4	*	*	2
1 oz.	161	21	10	*	20	4	*	*	7
1 oz.	161	21	10	*	20	4	*	*	7
1 tbsp.	120	22	10	*	*	*	*	*	*
1 fillet	363	39	—	46	*	9	3	*	*
3 oz.	61	*	*	*	—	3	212	11	7
3 oz.	194	18	14	17	*	4	3	*	*
1 fillet	234	5	4	40	*	7	4	*	*
1 bar	91	2	4	*	—	4	*	5	*
½ cup	132	3	6	2	—	5	*	7	*
1 tbsp.	110	18	15	*	*	*	*	*	*
1 tbsp.	100	18	20	*	*	*	*	*	*
1 tbsp.	110	18	15	*	*	*	4	*	*
4 large	73	6	3	18	*	2	*	*	*
4 large	22	*	*	14	*	*	*	*	*
½ cup	77	*	*	18	*	2	*	*	*
5½ oz.	320	23	10	42	*	8	*	*	—
⅓ pkg.	220	20	10	20	*	6	*	*	—
5½ oz.	250	22	10	43	*	10	*	*	—
½ pkg.	150	12	5	8	*	2	*	*	—
5	240	23	15	22	*	10	*	*	—
5½ oz.	300	15	10	40	*	10	*	*	—

FOOD NAME

SHRIMP DINNER, FROZEN *creole* (Armour Classics Lite)

marinara (Healthy Choice)

SHRIMP ENTREE, FROZEN *marinara* (Weight Watchers Entree)

SLOPPY JOE, CANNED (Hormel Not-so-Sloppy Joe)

(Manwich) *1 sandwich as prepared*

SLOPPY JOE, FROM MIX *bake* (Hamburger Helper)

SMELT, RAINBOW *broiled/baked*

SNACKS see also specific snack *barbecue curls* (Weight Watchers) *1 bag*

cheese & crackers (Handi-Snacks)

Chex mix cheddar (Ralston)

Combos cheddar & pretzel (Combos) *10 nuggets*

cracker sandwich cheese peanut butter (Nab) *4 sandwiches*

cracker snacks (Frito-Lay)

crisps cinnamon raisin swirl (Pepperidge Farm)

crunch tators mesquite (Frito-Lay)

flutters toasted wheat (Pepperidge Farm)

mixed grain plain (Sunchips)

Munchos (Frito-Lay)

Oriental mix (generic)

pizza curls (Weight Watchers) *1 bag*

snack mix (Frito-Lay)

nutty (Pepperidge Farm)

Serving Size	Calories	Fat (%DV)	Sat. Fat (%DV)	Cholesterol (%DV)	Fiber (%DV)	Calcium (%DV)	Vitamin A (%DV)	Vitamin C (%DV)	Folic Acid (%DV)
11¼ oz.	260	3	—	15	—	4	6	190	—
10½ oz.	260	2	3	20	—	6	15	190	—
8 oz.	150	2	*	8	12	8	8	10	—
2¼ oz.	70	2	*	2	—	2	4	2	—
	310	20	24	17	4	4	*	3	—
1 cup	340	23	—	—	—	10	2	*	
3 oz.	105	4	3	25	*	7	*	*	*
½ oz.	60	2	*	*	4	*	*	*	—
1 pkg.	120	12	25	7	*	8	4	*	—
1 oz.	130	8	—	*	—	*	*	10	15
	143	9	—	*	—	6	*	*	*
1 oz.	130	11	5	*	—	*	*	*	—
1 pkg.	220	18	13	*	2	—	—	—	—
1 oz.	140	6	*	*	*	*	*	*	—
1 oz.	140	12	10	*	4	—	*	*	—
1 oz.	146	11	5	*	—	*	*	*	—
1 oz.	140	11	5	*	8	—	—	—	—
1 oz.	150	15	13	*	4	—	*	*	—
2 oz.	309	36	51	*	28	4	*	*	12
½ oz.	60	3	*	*	4	*	*	*	—
1 oz.	140	12	8	*	4	—	*	*	—
1 oz.	150	12	10	*	8	6	*	*	—

FOOD NAME

traditional (Ritz)

zesty herb (Pepperidge Farm)

trail mix regular (generic)

unsalted (generic)

SNAP BEAN see GREEN BEAN

SNAPPER *broiled/baked*

SOFT DRINK *7UP cherry diet*

regular

diet

regular

birch beer (Canada Dry)

bitter lemon (Schweppes)

black cherry wishniak (Canada Dry)

cherry (Sunkist)

citrus diet (Sunkist)

club soda (generic) *5½ fl. oz. can*

Coca-Cola

diet

cola (generic) *12 fl. oz. can.*

diet (Tab)

collins mixer (Schweppes)

cream soda (I.B.C.)

diet (Hires)

Serving Size	Calories	Fat (%DV)	Sat. Fat (%DV)	Cholesterol (%DV)	Fiber (%DV)	Calcium (%DV)	Vitamin A (%DV)	Vitamin C (%DV)	Folic Acid (%DV)
1 oz.	130	9	5	*	—	2	*	*	—
1 oz.	150	14	5	*	4	8	*	*	—
¼ cup	174	17	11	*	—	3	*	*	6
1 cup	177	18	11	*	—	4	*	*	6
1 fillet	218	4	3	27	*	7	4	5	*
12 fl. oz.	2	*	*	*	*	*	*	*	*
12 fl. oz.	156	*	*	*	*	*	*	*	*
12 fl. oz.	2	*	*	*	*	*	*	*	*
12 fl. oz.	156	*	*	*	*	*	*	*	*
8 fl. oz.	110	*	*	*	*	*	*	*	*
8 fl. oz.	110	*	*	*	*	*	*	*	*
8 fl. oz.	130	*	*	*	*	*	*	*	*
8 fl. oz.	140	*	*	*	*	*	*	*	*
8 fl. oz.	0	*	*	*	*	*	*	*	*
	0	*	*	*	*	*	*	*	*
12 fl. oz.	140	*	*	*	*	*	*	*	*
12 fl. oz.	0	*	*	*	*	*	*	*	*
	146	*	*	*	*	*	*	*	*
12 fl. oz.	0	*	*	*	*	*	*	*	*
8 fl. oz.	100	*	*	*	*	*	*	*	*
12 fl. oz.	180	*	*	*	*	*	*	*	*
8 fl. oz.	0	*	*	*	*	*	*	*	*

FOOD NAME

Dr. Pepper diet
regular
ginger ale diet (Canada Dry)
regular (Canada Dry)
ginger beer (Schweppes)
grape (Welch's)
grapefruit (Schweppes)
lemon-lime (Schweppes)
diet (Fresca)
malt (generic)
orange (Sunkist)
(Welch's)
diet (Sunkist)
Pepsi-Cola diet
regular
raspberry ginger ale diet (Schweppes)
regular (Schweppes)
root beer (Barrelhead)
diet (Hires)
seltzer fruit flavors (Canada Dry)
Sprite
diet
tonic water (Canada Dry)

Serving Size	Calories	Fat (%DV)	Sat. Fat (%DV)	Cholesterol (%DV)	Fiber (%DV)	Calcium (%DV)	Vitamin A (%DV)	Vitamin C (%DV)	Folic Acid (%DV)
12 fl. oz.	2	*	*	*	*	*	*	*	*
12 fl. oz.	156	*	*	*	*	*	*	*	*
8 fl. oz.	0	*	*	*	*	*	*	*	*
8 fl. oz.	100	*	*	*	*	*	*	*	*
8 fl. oz.	100	*	*	*	*	*	*	*	*
12 fl. oz.	200	*	*	*	*	*	*	*	*
8 fl. oz.	110	*	*	*	*	*	*	*	*
8 fl. oz.	100	*	*	*	*	*	*	*	*
12 fl. oz.	0	*	*	*	*	*	*	*	*
8 fl. oz.	22	*	*	*	*	2	*	*	4
8 fl. oz.	140	*	*	*	*	*	*	*	*
12 fl. oz.	200	*	*	*	*	*	*	*	*
8 fl. oz.	5	*	*	*	*	*	*	*	*
8 fl. oz.	0	*	*	*	*	*	*	*	*
8 fl. oz.	150	*	*	*	*	*	*	*	*
8 fl. oz.	0	*	*	*	*	*	*	*	*
8 fl. oz.	100	*	*	*	*	*	*	*	*
8 fl. oz.	110	*	*	*	*	*	*	*	*
8 fl. oz.	0	*	*	*	*	*	*	*	*
8 fl. oz.	0	*	*	*	*	*	*	*	*
12 fl. oz.	150	*	*	*	*	*	*	*	*
12 fl. oz.	0	*	*	*	*	*	*	*	*
8 fl. oz.	100	*	*	*	*	*	*	*	*

FOOD NAME

diet (Canada Dry)

wild cherry (Canada Dry)

wink diet (Hires)

regular (Hires)

SOLE *frozen* (Mrs. Paul's Light)

(Van de Kamp's)

country herb (Gorton's Select)

light (Van de Kamp's)

seafood stuffed (Gorton's Select)

SORBET see also SHERBET *orange* (Häagen-Dazs Sorbet & Cream)

raspberry (Häagen-Dazs Sorbet & Cream)

SOUP, CONDENSED *asparagus prep. w/ water* (generic)

asparagus, cream of (Campbell's)

made w/ lowfat milk (Campbell's)

prep. w/ milk (generic)

prep. w/ water (generic)

bean homestyle (Campbell's)

bean & bacon (Campbell's)

(generic)

beans & franks (generic)

beef (Campbell's)

beef broth (Campbell's)

beef bouillon (generic)

Serving Size	Calories	Fat (%DV)	Sat. Fat (%DV)	Cholesterol (%DV)	Fiber (%DV)	Calcium (%DV)	Vitamin A (%DV)	Vitamin C (%DV)	Folic Acid (%DV)
8 fl. oz.	0	*	*	*	*	*	*	*	*
8 fl. oz.	110	*	*	*	*	*	*	*	*
8 fl. oz.	5	*	*	*	*	*	*	*	*
8 fl. oz.	130	*	*	*	*	*	*	*	*
4¼ oz.	240	15	10	17	*	4	2	*	—
4 oz.	100	3	5	12	*	*	*	*	—
2 fillets	110	5	5	25	*	2	*	*	—
1 fillet	250	18	10	15	*	2	*	*	—
1 fillet	170	5	—	18	*	10	*	*	—
1 bar	200	12	20	20	*	6	8	10	—
1 bar	180	11	20	20	*	6	8	*	—
1 cup	163	13	—	—	4	18	12	7	8
1 cup	120	12	—	2	—	2	2	2	—
1 cup	170	15	—	3	—	15	6	4	—
1 cup	85	6	—	—	*	3	9	4	5
1 cup	58	3	—	—	—	2	5	*	2
1 cup	130	2	—	2	24	6	15	4	—
1 cup	130	6	—	2	24	6	10	*	—
1 cup	171	9	—	—	36	8	18	3	8
1 cup	183	10	—	—	—	9	17	2	7
1 cup	80	3	—	3	—	*	20	2	—
1 cup	14	*	*	2	—	*	*	*	—
1 cup	20	*	*	—	*	*	*	*	*

FOOD NAME

beef mushroom (Campbell's)

(generic)

beef noodle (Campbell's)

(generic)

black bean (generic)

(generic)

broccoli cheese (Campbell's)

broccoli, cream of (Campbell's)

prep. w/ lowfat milk (Campbell's)

celery, cream of (Campbell's)

prep. w/ milk (generic)

prep. w/ water (generic)

cheddar cheese (Campbell's)

cheese prep. w/ milk (generic)

prep. w/ water (generic)

chicken alphabet (Campbell's)

chicken broth (Campbell's)

(generic)

chicken, cream of (Campbell's)

prep. w/ milk (generic)

prep. w/ water (generic)

chicken dumpling (generic)

chicken gumbo (Campbell's)

Serving Size	Calories	Fat (%DV)	Sat. Fat (%DV)	Cholesterol (%DV)	Fiber (%DV)	Calcium (%DV)	Vitamin A (%DV)	Vitamin C (%DV)	Folic Acid (%DV)
1 cup	60	5	—	2	—	*	*	*	—
1 cup	153	9	—	—	—	*	*	*	4
1 cup	60	3	—	5	—	*	4	*	—
1 cup	82	5	—	—	4	*	12	*	*
1 cup	118	2	—	—	20	5	10	*	6
9½ fl. oz.	246	6	5	*	72	9	24	*	14
1 cup	110	11	—	—	—	6	25	*	—
1 cup	80	8	—	2	—	2	6	10	—
1 cup	140	11	—	3	—	15	10	10	—
1 cup	100	11	15	2	—	2	6	*	—
1 cup	164	15	—	—	4	19	9	2	2
1 cup	90	9	—	—	4	4	6	*	*
1 cup	130	12	15	5	—	8	15	*	—
1 cup	228	22	—	—	4	29	25	2	2
1 cup	156	16	—	—	—	14	22	*	*
1 cup	70	3	—	3	—	*	15	*	—
1 cup	30	3	—	2	—	*	*	*	—
1 cup	40	2	—	—	*	*	*	*	*
1 cup	110	11	10	5	—	2	10	*	—
1 cup	193	18	—	—	*	18	14	2	2
1 cup	116	11	—	—	*	3	11	*	*
1 cup	94	8	—	—	4	*	10	*	*
1 cup	50	2	—	2	—	2	2	*	—

FOOD NAME

(generic)

chicken mushroom (generic)

chicken mushroom, creamy (Campbell's)

chicken 'n dumplings (Campbell's)

chicken 'n stars (Campbell's)

chicken noodle (Campbell's)

(generic)

chicken rice (Campbell's)

(generic)

chicken vegetable (Campbell's)

(generic)

chili beef (Campbell's)

(generic)

clam chowder Manhattan (Campbell's)

(generic)

chunky (generic)

New England (Campbell's)

prep. w/ lowfat milk (Campbell's)

prep. w/ milk (generic)

prep. w/ water (generic)

prep. w/ milk (Gorton's) ¼ can

consommé (Campbell's)

double noodle in chicken broth (Campbell's)

Serving Size	Calories	Fat (%DV)	Sat. Fat (%DV)	Cholesterol (%DV)	Fiber (%DV)	Calcium (%DV)	Vitamin A (%DV)	Vitamin C (%DV)	Folic Acid (%DV)
1 cup	55	2	—	—	8	2	3	8	*
1 cup	274	28	—	—	4	6	45	*	*
1 cup	120	12	10	5	—	2	15	*	—
1 cup	80	5	—	8	—	*	8	*	—
1 cup	60	3	—	2	—	*	15	*	—
1 cup	60	3	—	3	—	*	6	*	
1 cup	76	4	—	—	4	2	15	*	*
1 cup	60	3	—	2	—	*	8	*	—
1 cup	61	3	—	—	4	2	13	*	*
1 cup	70	3	—	3	—	2	50	4	—
1 cup	75	4	—	—	4	2	53	2	*
1 cup	450	8	—	3	—	2	15	4	—
1 cup	166	10	—	—	36	4	29	7	4
1 cup	70	3	—	*	—	2	30	8	—
1 cup	78	3	—	—	4	3	19	7	2
1 cup	134	—	—	—	—	7	66	20	2
1 cup	80	3	—	2	—	2	*	2	—
1 cup	130	5	—	3	—	15	4	4	—
1 cup	164	10	—	—	4	19	3	6	2
1 cup	95	4	—	—	4	4	*	3	*
(3¾ oz.)	140	8	—	7	—	15	2	*	—
1 cup	25	*	*	2	—	*	*	*	—
1 cup	90	3	—	—	—	*	30	*	—

FOOD NAME

French onion (Campbell's)

golden corn (Campbell's)

  prep. w/ lowfat milk (Campbell's)

golden mushroom (Campbell's)

green pea (Campbell's)

  prep. w/ milk (generic)

  prep. w/ water (generic)

hearty vegetable w/ pasta (Campbell's)

Italian tomato w/ basil & oregano (Campbell's)

minestrone (Campbell's)

  (generic)

mushroom barley (generic)

mushroom, cream of (Campbell's)

  prep. w/ milk (generic)

  prep. w/ water (generic)

noodles & ground beef (Campbell's)

onion prep. w/ water (generic)

onion, cream of (Campbell's)

  prep. w/ ½ lowfat milk & ½ water (Campbell's)

  prep. w/ milk (generic)

  prep. w/ water (generic)

oyster stew (Campbell's)

  prep. w/ whole milk (Campbell's)

Serving Size	Calories	Fat (%DV)	Sat. Fat (%DV)	Cholesterol (%DV)	Fiber (%DV)	Calcium (%DV)	Vitamin A (%DV)	Vitamin C (%DV)	Folic Acid (%DV)
1 cup	60	3	—	2	—	2	*	4	—
1 cup	110	5	—	2	—	*	8	*	—
1 cup	160	8	—	3	—	15	10	*	—
1 cup	70	5	—	2	—	*	15	*	—
1 cup	150	5	—	2	16	2	*	*	—
1 cup	233	11	—	—	12	17	7	5	2
1 cup	159	4	—	—	12	3	4	3	*
1 cup	70	*	*	*	—	2	50	*	—
1 cup	90	*	*	—	—	4	20	15	—
1 cup	80	3	—	2	—	2	40	*	—
1 cup	82	4	—	—	4	3	47	2	4
1 cup	75	4	—	—	4	*	4	*	*
1 cup	100	11	10	2	—	2	*	*	—
1 cup	203	21	—	—	*	18	3	4	2
1 cup	129	14	—	—	*	5	*	2	*
1 cup	90	6	—	7	—	*	20	*	—
1 cup	57	3	—	—	4	3	*	2	4
1 cup	100	8	—	5	—	2	6	*	—
1 cup	140	11	—	8	—	8	8	*	—
1 cup	188	15	—	—	4	18	9	4	3
1 cup	111	8	—	—	—	4	6	2	2
1 cup	80	8	—	5	—	*	*	4	—
1 cup	130	11	—	7	—	15	4	6	—

FOOD NAME

prep. w/ milk (generic)

prep. w/ water (generic)

pepperpot (Campbell's)

  (generic)

potato, cream of (Campbell's)

prep. w/ ½ lowfat milk & ½ water (Campbell's)

prep. w/ milk (generic)

prep. w/ water (generic)

scotch broth (Campbell's)

  (generic)

shrimp, cream of (Campbell's)

prep. w/ lowfat milk (Campbell's)

prep. w/ milk (generic)

prep. w/ water (generic)

split pea w/ ham (generic)

split pea w/ ham & bacon (Campbell's)

stockpot (generic)

tomato (Campbell's)

prep. w/ lowfat milk (Campbell's)

prep. w/ milk (generic)

tomato beef noodle (generic)

tomato bisque (Campbell's)

prep. w/ milk (generic)

Serving Size	Calories	Fat (%DV)	Sat. Fat (%DV)	Cholesterol (%DV)	Fiber (%DV)	Calcium (%DV)	Vitamin A (%DV)	Vitamin C (%DV)	Folic Acid (%DV)
1 cup	135	12	—	—	*	17	5	7	2
1 cup	58	6	—	—	—	2	*	5	*
1 cup	90	6	—	8	—	2	20	*	—
1 cup	108	7	—	—	4	3	18	2	3
1 cup	80	5	—	3	—	*	*	*	—
1 cup	120	6	—	7	—	8	4	*	
1 cup	152	10	—	—	4	17	9	2	2
1 cup	73	4	—	—	*	2	6	*	*
1 cup	80	5	—	3	—	*	15	*	—
1 cup	83	4	—	—	4	2	45	2	3
1 cup	90	9	10	7	—	*	*	*	—
1 cup	140	15	15	7	—	15	6	*	—
1 cup	397	35	—	—	4	40	15	5	6
1 cup	100	9	—	—	*	2	3	*	*
1 cup	190	7	—	—	—	2	9	3	*
1 cup	160	5	—	2	16	2	10	*	—
1 cup	96	6	—	—	—	2	78	3	2
1 cup	90	3	—	*	—	*	8	35	—
1 cup	140	6	—	3	—	15	10	40	—
1 cup	151	9	—	—	*	15	16	106	5
1 cup	139	7	—	—	4	2	11	*	2
1 cup	120	5	—	*	—	4	10	30	—
1 cup	198	10	—	—	—	19	18	12	5

FOOD NAME

tomato, cream of homestyle (Campbell's)

  prep. w/ whole milk homestyle (Campbell's)

tomato rice (generic)

  old fashioned (Campbell's)

turkey noodle (Campbell's)

  (generic)

turkey vegetable (Campbell's)

  (generic)

vegetable (Campbell's)

  old fashioned (Campbell's)

  vegetarian (Campbell's)

  (generic)

vegetable beef (Campbell's)

  (generic)

SOUP, FROM MIX *asparagus* (Knorr)

  asparagus, cream of (generic)

  bean & bacon (generic)

  beef bouillon (Knorr)

   cube (Herb-Ox)

  beef broth (generic)

   (Weight Watchers) *1 packet*

  beef noodle (generic)

   microwave (Campbell's Cup)

Serving Size	Calories	Fat (%DV)	Sat. Fat (%DV)	Cholesterol (%DV)	Fiber (%DV)	Calcium (%DV)	Vitamin A (%DV)	Vitamin C (%DV)	Folic Acid (%DV)
1 cup	110	3	—	2	—	*	10	40	—
1 cup	180	11	—	5	—	10	15	40	—
1 cup	118	4	—	—	4	2	15	25	3
1 cup	110	3	—	*	—	*	8	15	—
1 cup	70	3	—	5	—	*	10	*	—
1 cup	67	3	—	—	4	*	6	*	*
1 cup	70	3	—	3	—	2	60	*	—
1 cup	38	2	—	—	*	*	26	*	*
1 cup	90	3	—	2	—	2	40	6	—
1 cup	60	3	—	2	—	2	45	*	—
1 cup	80	3	—	*	—	*	40	4	—
1 cup	72	3	—	—	*	2	60	2	3
1 cup	70	3	—	2	—	2	30	*	—
1 cup	77	3	—	—	*	2	37	4	3
1 cup	80	5	—	—	—	10	2	8	*
1 cup	52	2	—	—	*	2	5	*	2
1 cup	98	3	—	—	32	5	*	2	2
1 cup	15	2	—	—	—	*	*	*	*
1 cube	10	*	*	*	*	*	*	*	*
1 cup	7	*	*	—	*	*	*	*	*
	10	*	*	*	*	*	*	*	—
1 cup	40	*	*	—	4	*	*	*	*
1 cup	140	3	—	—	—	2	20	2	—

FOOD NAME

ramen (Samwa) *dry*

cup (Samwa) *dry*

black bean (Knorr Latin Taste)

broccoli (Knorr)

cauliflower (generic)

celery, cream of (generic)

chick 'n pasta (Knorr)

chicken asopao (Knorr Latin Taste)

chicken bouillon (Knorr)

   cube (generic)

   (Wyler's)

chicken broth (generic)

   (Weight Watchers) *1 packet*

chicken, cream of prep. w/ water (generic)

chicken flavor noodle (Knorr)

   microwave (Campbell's Cup)

chicken flavor w/ vegetables ramen (Samwa) *dry*

   low fat (Samwa) *dry*

chicken noodle (Campbell's Cup)

   (generic)

   (Lipton Cup-A-Soup)

   ramen cup (Samwa) *dry*

   spicy (Samwa) *dry*

Serving Size	Calories	Fat (%DV)	Sat. Fat (%DV)	Cholesterol (%DV)	Fiber (%DV)	Calcium (%DV)	Vitamin A (%DV)	Vitamin C (%DV)	Folic Acid (%DV)
1½ oz.	200	14	—	—	—	*	*	*	—
2½ oz.	340	25	—	—	*	2	*	*	—
1 cup	140	2	—	—	—	4	*	4	*
1 cup	160	12	—	—	—	20	10	30	*
1 cup	69	3	—	—	—	*	*	4	*
1 cup	64	2	—	—	—	4	5	*	*
1 cup	90	3	—	—	—	2	25	10	*
1 cup	130	2	—	—	—	*	*	2	*
1 cup	16	*	*	*	—	*	*	*	*
1 cup	12	*	*	*	—	*	*	*	*
1 cube	10	*	*	*	—	*	*	*	—
1 cup	23	2	—	—	*	2	*	*	*
	10	*	*	*	*	*	*	*	—
1 cup	103	8	—	—	*	7	8	*	*
1 cup	100	3	—	—	—	*	*	*	*
1 cup	140	3	—	—	—	*	*	*	—
2¼ oz.	270	15	—	—	—	2	20	2	—
2¼ oz.	220	3	—	—	—	2	40	2	—
1 cup	80	3	—	—	—	*	*	*	—
1 cup	38	*	*	—	*	2	*	*	*
6 fl. oz.	50	2	—	—	—	*	*	2	—
2½ oz.	330	25	—	—	*	2	*	*	—
1½ oz.	200	14	—	—	—	*	*	*	—

FOOD NAME

chicken rice (generic)

chicken supreme (Lipton Cup-A-Soup)

chicken vegetable (Lipton Cup-A-Soup)

chicken vegetable, creamy (Lipton Cup-A-Soup)

clam chowder Manhattan (generic)

  New England (Knorr)

consomme w/ gelatin (generic)

country barley (Knorr)

creamy chicken (Campbell's Cup)

double noodle (Campbell's Cup)

fine herb (Knorr)

fish bouillon (Knorr)

French onion (Knorr)

green pea (Lipton Cup-A-Soup)

hot & sour (Knorr)

leek (Knorr)

minestrone (generic)

  (Knorr)

mushroom (generic)

  (Knorr)

mushroom, cream of (Lipton Cup-A-Soup)

mushroom noodle ramen (Samwa) *dry*

noodle (Campbell's Cup)

Serving Size	Calories	Fat (%DV)	Sat. Fat (%DV)	Cholesterol (%DV)	Fiber (%DV)	Calcium (%DV)	Vitamin A (%DV)	Vitamin C (%DV)	Folic Acid (%DV)
1 cup	59	2	—	—	4	*	*	*	*
6 fl. oz.	80	5	—	—	—	2	*	*	—
6 fl. oz.	60	2	—	—	—	*	*	*	—
6 fl. oz.	100	8	—	—	—	4	*	2	—
1 cup	60	2	—	—	—	2	19	6	2
1 cup	100	6	—	*	—	2	10	2	*
1 cup	17	*	*	—	—	*	*	*	*
10 fl. oz.	120	3	—	—	—	4	25	15	*
1 cup	90	6	—	—	—	2	*	*	—
1 cup	200	3	—	—	—	2	*	*	—
1 cup	130	9	—	—	—	8	2	2	*
1 cup	10	—	—	—	—	*	*	*	*
1 cup	50	2	—	—	—	*	*	2	*
6 fl. oz.	110	6	—	—	—	*	*	*	—
1 cup	80	5	—	—	—	*	2	*	*
1 cup	110	6	—	—	—	10	*	2	*
1 cup	79	3	—	—	—	4	6	2	5
10 fl. oz.	130	3	—	—	—	6	15	40	*
1 cup	96	8	—	—	4	7	*	2	*
1 cup	100	6	—	—	—	8	*	4	*
6 fl. oz.	70	5	—	—	—	2	*	*	—
1½ oz.	200	14	—	—	—	*	*	*	—
1 cup	110	3	—	—	—	2	*	*	—

FOOD NAME

(Lipton Soup Secrets)

noodle w/ chicken broth (Campbell's Cup)

(Knorr Latin Taste)

microwave (Campbell's Cup)

onion (Campbell's Cup)

oriental flavor w/ vegetables ramen (Samwa) *dry*

low fat (Samwa) *dry*

oxtail (generic)

(Knorr)

pork flavor ramen (Samwa) *dry*

low fat (Samwa) *dry*

pork noodle ramen (Samwa) *dry*

seafood flavor asopao (Knorr Latin Taste)

shrimp bisque (Knorr)

shrimp noodle ramen (Samwa) *dry*

snowpea, cream of prep. w/ milk (Knorr)

spinach (Knorr)

split pea (generic)

spring vegetable w/ herbs (Knorr)

tomato (generic)

tomato vegetable (generic)

tortellini in brodo (Knorr)

vegetable (Campbell's) *dry*

Serving Size	Calories	Fat (%DV)	Sat. Fat (%DV)	Cholesterol (%DV)	Fiber (%DV)	Calcium (%DV)	Vitamin A (%DV)	Vitamin C (%DV)	Folic Acid (%DV)
6 fl. oz.	70	3	—	—	—	*	*	*	—
1 cup	90	3	—	—	—	2	*	*	—
1 cup	50	2	—	—	—	*	*	*	*
1 cup	140	3	—	—	—	*	20	2	—
1 cup	30	2	—	—	—	*	*	*	—
2¼ oz.	270	15	—	—	—	2	15	2	—
2¼ oz.	220	3	—	—	—	2	40	2	—
1 cup	68	4	—	—	*	*	*	*	*
1 cup	70	3	—	—	—	*	4	20	*
1¼ oz.	140	3	—	—	*	*	*	*	—
1½ oz.	140	3	5	*	*	*	*	*	—
1½ oz.	200	14	—	—	—	*	*	*	—
1 cup	140	2	—	—	—	*	*	4	*
1 cup	70	6	—	3	—	*	*	*	*
1½ oz.	200	14	—	—	—	*	*	*	—
8 fl. oz.	80	3	—	*	—	*	2	15	*
1 cup	100	8	—	2	—	10	8	2	*
1 cup	100	2	—	—	12	2	*	*	3
1 cup	30	—	—	—	—	*	*	*	*
1 cup	98	4	—	—	4	5	16	7	2
1 cup	56	*	*	—	4	*	4	10	3
1 cup	60	2	—	—	—	*	*	*	*
½ oz.	40	*	*	—	—	2	10	4	—

FOOD NAME

(Knorr)

vegetable beef (generic)

vegetable beef noodle ramen (Samwa) *dry*

vegetable, cream of (generic)

vegetarian vegetable bouillon (Knorr)

wild mushroom, cream of prep. w/ milk (Knorr)

SOUP, READY-TO-EAT *bean & ham* (Campbell's Home Cookin')

(Healthy Choice)

(Hormel)

bean w/ bacon & ham microwave (Campbell's)

beef (Progresso)

chunky (Campbell's)

hearty (Healthy Choice)

beef barley (Progresso)

beef broth (Swanson)

natural (Health Valley)

beef noodle (Progresso)

chunky (Campbell's)

beef stroganoff style chunky (Campbell's)

beef vegetable (Hormel)

(Progresso)

chunky microwave (Healthy Choice)

black bean (Hain)

Serving Size	Calories	Fat (%DV)	Sat. Fat (%DV)	Cholesterol (%DV)	Fiber (%DV)	Calcium (%DV)	Vitamin A (%DV)	Vitamin C (%DV)	Folic Acid (%DV)
1 cup	35	2	—	—	—	4	25	20	*
1 cup	73	2	—	—	*	2	7	3	3
1½ oz.	210	14	—	—	—	*	*	*	—
1 cup	45	4	—	—	*	*	*	3	*
1 cup	16	2	—	—	—	*	*	*	*
1 cup	100	5	—	—	—	2	*	2	*
9½ oz.	180	5	—	—	—	8	30	2	—
7½ oz.	220	6	—	2	—	6	6	4	—
7½ oz.	190	6	5	8	—	9	14	11	—
8 oz.	200	8	—	—	—	8	15	*	—
9½ oz.	160	8	10	12	*	4	30	6	—
9½ oz.	180	8	—	—	—	4	100	6	—
7½ oz.	120	3	—	7	—	4	15	15	—
9½ oz.	130	6	10	10	16	4	35	*	—
7¼ oz.	16	2	—	—	—	*	*	*	—
7 oz.	10	*	*	*	*	*	*	*	—
9½ oz.	160	6	10	12	—	2	20	2	—
9½ oz.	180	9	—	—	—	4	*	*	—
10¾ oz.	320	25	—	—	—	8	50	*	—
7½ oz.	90	2	3	2	—	4	96	3	—
9½ oz.	140	5	5	10	—	4	60	4	—
7½ oz.	110	2	—	7	—	2	20	15	—
10½ oz.	140	2	*	*	46	6	6	*	—

SOUP, READY-TO-EAT

FOOD NAME

hearty (Progresso)

black bean & carrot (Health Valley)

borscht (Rokeach)

chickarina (Progresso)

chicken hearty (Healthy Choice)

(Progresso)

homestyle (Progresso)

old fashioned (Campbell's)

chicken barley (Progresso)

chicken broth (Health Valley)

(Swanson Natural Goodness)

low sodium (Campbell's)

no salt added (Hain)

chicken corn chowder chunky (Campbell's)

chicken, cream of (Progresso)

chicken mushroom, creamy chunky (Campbell's)

chicken noodle (Campbell's Home Cookin')

(Hain)

(Hormel)

(Progresso Healthy Classics)

(Weight Watchers)

chunky (Campbell's)

low sodium (Campbell's)

Serving Size	Calories	Fat (%DV)	Sat. Fat (%DV)	Cholesterol (%DV)	Fiber (%DV)	Calcium (%DV)	Vitamin A (%DV)	Vitamin C (%DV)	Folic Acid (%DV)
9½ oz.	140	3	3	*	44	8	4	*	—
7½ oz.	70	*	*	*	44	6	100	*	30
1 cup	27	*	*	*	*	* *	*	30	*
9½ oz.	130	8	10	7	—	4	10	*	—
7½ oz.	150	8	—	12	—	4	20	4	—
9½ oz.	130	6	5	8	—	2	45	*	—
9½ oz.	110	5	3	7	—	2	40	*	—
9½ oz.	150	6	—	—	—	4	110	6	—
9¼ oz.	110	9	3	7	16	2	40	*	—
7½ oz.	20	*	*	*	*	*	*	*	—
7¼ oz.	20	2	—	—	—	*	*	*	—
10½ oz.	30	2	—	—	—	2	*	*	—
9 oz.	45	5	—	*	*	*	10	*	—
9½ oz.	270	26	—	—	—	4	80	4	—
9½ oz.	190	17	23	12	2	*	6	*	—
9½ oz.	250	28	—	—	—	2	20	*	—
9½ oz.	110	5	—	—	—	2	60	*	—
8 oz.	110	6	—	7	—	*	15	*	—
7½ oz.	110	5	5	6	—	2	4	*	—
8 oz.	80	3	15	5	—	*	90	*	—
10½ oz.	80	2	*	3	28	2	10	*	—
9½ oz.	140	6	—	—	—	2	80	*	—
10¾ oz.	170	8	—	—	—	2	35	4	—

SOUP, READY-TO-EAT

FOOD NAME

microwave (Campbell's)

no salt added (Hain)

old fashioned (Healthy Choice)

tub (Weight Watchers)

chicken noodle & vegetable chunky microwave (Healthy Choice)

chicken rice (Campbell's Home Cookin')

(Healthy Choice)

(Progresso)

chunky (Campbell's)

microwave (Campbell's)

chicken rice w/ vegetables (Progresso Healthy Classics)

chicken vegetable (Campbell's Home Cookin')

(Progresso)

chunky (Campbell's)

(generic)

no salt added (Hain)

regular (Hain)

chicken & wild rice (Progresso)

chili beef microwave (Campbell's)

clam chowder Manhattan (Progresso)

chunky (Campbell's)

New England (Campbell's Home Cookin')

(Hormel)

Serving Size	Calories	Fat (%DV)	Sat. Fat (%DV)	Cholesterol (%DV)	Fiber (%DV)	Calcium (%DV)	Vitamin A (%DV)	Vitamin C (%DV)	Folic Acid (%DV)
7¾ oz.	90	5	—	—	—	2	10	*	—
8 oz.	100	6	—	7	—	*	30	*	—
7½ oz.	90	5	—	7	—	2	8	20	—
7½ oz.	80	2	*	5	*	*	15	*	—
7½ oz.	160	6	—	15	—	2	35	25	—
9½ oz.	150	6	—	—	—	2	80	*	—
7½ oz.	140	6	—	5	—	2	8	10	—
9½ oz.	120	5	5	7	—	2	30	*	—
9½ oz.	140	6	—	—	—	4	90	6	—
7¾ oz.	110	6	—	—	—	4	30	*	—
8 oz.	80	3	15	3	—	2	30	*	—
9½ oz.	160	6	—	—	—	4	140	*	—
9½ oz.	130	5	5	—	80	4	45	4	—
9½ oz.	170	9	—	—	—	4	110	6	—
9½ fl. oz.	186	8	8	6	—	3	—	10	3
8 oz.	100	5	—	3	—	2	60	2	—
8 oz.	110	5	—	3	—	2	45	2	—
9½ oz.	120	5	3	7	—	*	35	*	—
8 oz.	190	6	—	—	—	4	20	2	—
9½ oz.	120	3	3	3	*	4	50	6	—
9½ oz.	150	6	—	—	—	6	100	10	—
9½ oz.	230	25	—	—	—	4	*	*	—
7½ oz.	130	8	10	10	—	2	*	*	—

FOOD NAME

(Progresso)

(Weight Watchers)

chunky (Campbell's)

microwave (Campbell's)

corn chowder (Progresso)

corn & vegetable (Health Valley)

country vegetable (Campbell's Home Cookin')

(Healthy Choice)

(Hormel)

crab (generic) *13 oz. can*

creole style chunky (Campbell's)

escarole (generic)

(Progresso)

five bean vegetable (Health Valley)

garden vegetable (Health Valley)

gazpacho (generic) *13 oz. can*

ham & bean (Progresso)

chunky (Campbell's)

lentil (Campbell's Home Cookin')

(Progresso)

lentil & carrot (Health Valley)

lentil w/ sausage (Progresso)

macaroni & bean (Progresso)

Serving Size	Calories	Fat (%DV)	Sat. Fat (%DV)	Cholesterol (%DV)	Fiber (%DV)	Calcium (%DV)	Vitamin A (%DV)	Vitamin C (%DV)	Folic Acid (%DV)
9¼ oz.	190	17	15	5	*	4	*	15	—
7½ oz.	90	*	*	*	8	*	*	*	—
9½ oz.	260	23	—	—	—	6	*	6	—
7¾ oz.	200	20	—	—	—	2	*	*	—
9¼ oz.	200	15	23	3	—	*	6	10	—
7½ oz.	70	*	*	*	20	4	100	10	8
9½ oz.	130	3	—	—	—	6	150	*	—
7½ oz.	120	2	—	*	—	4	20	10	—
7½ oz.	90	3	3	*	—	4	20	*	—
1	114	4	3	5	4	10	15	*	6
9½ oz.	230	12	—	—	—	6	10	*	—
9½ fl. oz.	30	3	3	*	—	4	—	8	10
9¼ oz.	30	2	*	*	*	2	15	*	—
7½ oz.	100	*	*	*	40	4	100	8	8
7½ oz.	50	*	*	*	20	4	100	10	6
1	85	5	2	*	24	4	6	8	4
9½ oz.	130	5	3	5	40	8	30	*	—
10¾ oz.	280	15	—	—	—	4	60	8	—
10¾ oz.	150	2	—	—	—	4	70	4	—
9½ oz.	130	3	3	*	28	6	15	*	—
7½ oz.	90	*	*	*	28	6	100	*	6
9½ oz.	170	12	10	7	20	*	30	8	—
9½ oz.	140	8	3	*	26	6	4	*	—

FOOD NAME

Mediterranean vegetable chunky (Campbell's)
minestrone (Campbell's Home Cookin')
(Hain)
(Health Valley)
(Healthy Choice)
(Hormel)
(Progresso Healthy Classics)
beef (Progresso)
chicken (Progresso)
chunky (Campbell's)
hearty (Progresso)
no salt added (Hain)
mushroom barley (Hain)
mushroom, cream of (Progresso)
(Weight Watchers)
low sodium (Campbell's)
pepper steak chunky (Campbell's)
sirloin burger chunky (Campbell's)
split pea (Progresso)
low sodium (Campbell's)
split pea & carrots (Health Valley)
split pea & ham (Campbell's Home Cookin')

Serving Size	Calories	Fat (%DV)	Sat. Fat (%DV)	Cholesterol (%DV)	Fiber (%DV)	Calcium (%DV)	Vitamin A (%DV)	Vitamin C (%DV)	Folic Acid (%DV)
9½ oz.	170	9	—	—	—	6	110	6	—
9½ oz.	120	5	—	—	—	6	70	*	—
9½ oz.	160	5	—	*	—	6	35	4	—
7½ oz.	80	*	*	*	24	4	100	10	8
7½ oz.	160	3	—	*	—	2	8	20	—
7½ oz.	100	2	3	2	—	4	15	6	—
8 oz.	120	3	3	*	—	4	25	*	—
9½ oz.	160	8	10	10	—	4	45	4	—
9½ oz.	130	6	5	7	—	4	60	*	—
9½ oz.	160	6	—	—	—	8	70	6	—
9¼ oz.	90	3	*	*	16	4	40	2	—
9½ oz.	160	6	—	*	—	4	35	2	—
10½ oz.	100	3	3	2	—	2	20	*	—
9¼ oz.	160	15	23	5	—	2	*	*	—
10½ oz.	70	*	*	*	4	8	4	*	—
10½ oz.	210	22	—	—	—	6	*	*	—
9½ oz.	160	5	—	—	—	4	50	8	—
9½ oz.	210	14	—	—	—	4	90	6	—
9½ oz.	160	5	5	*	20	2	2	*	—
10¾ oz.	230	6	—	—	—	4	30	8	—
7½ oz.	80	*	*	*	28	6	100	*	2
9½ oz.	190	3	—	—	—	4	45	6	—

FOOD NAME

(Healthy Choice)

(Progresso)

tomato (Progresso)

   garden (Campbell's Home Cookin')

   (Healthy Choice)

tomato beef w/ rotini (Progresso)

tomato tortellini (Progresso)

tomato vegetable (Health Valley)

tomato w/ tomato pieces low sodium (Campbell's)

tortellini (Progresso)

tortellini, creamy (Progresso)

turkey rice no salt added (Hain)

   regular (Hain)

vegetable (Progresso)

   (Progresso Healthy Classics)

   microwave (Campbell's)

vegetable barley (Health Valley)

vegetable beef (Campbell's Home Cookin')

   (Healthy Choice)

   (Weight Watchers)

   chunky low sodium (Campbell's)

   microwave (Campbell's)

vegetable broth, clear (Swanson Natural Goodness)

Serving Size	Calories	Fat (%DV)	Sat. Fat (%DV)	Cholesterol (%DV)	Fiber (%DV)	Calcium (%DV)	Vitamin A (%DV)	Vitamin C (%DV)	Folic Acid (%DV)
7½ oz.	170	5	—	3	—	2	10	10	—
9½ oz.	140	8	10	8	—	4	25	2	—
9½ oz.	90	3	3	*	16	4	30	4	—
9½ oz.	140	5	—	—	—	8	50	4	—
7½ oz.	130	5	—	2	—	4	10	10	—
9½ oz.	160	8	5	8	—	4	6	*	—
9¼ oz.	130	8	8	3	—	4	30	*	—
7½ oz.	50	*	*	*	24	4	100	15	8
10½ oz.	190	9	—	—	—	4	30	60	—
9½ oz.	80	3	5	2	8	4	60	*	—
9¼ oz.	240	25	43	12	*	15	25	*	—
8 oz.	100	5	—	3	—	*	25	*	—
8 oz.	80	5	—	5	—	*	25	*	—
9½ oz.	90	2	*	*	12	4	70	2	—
8 oz.	80	2	3	2	—	2	60	2	—
7¾ oz.	100	3	—	—	—	4	60	2	—
7½ oz.	60	*	*	*	24	4	100	10	8
9½ oz.	120	3	—	—	—	4	90	2	—
7½ oz.	130	2	—	5	—	4	15	25	—
7½ oz.	80	2	*	3	*	2	6	*	—
10¾ oz.	180	8	—	—	—	4	100	15	—
7¾ oz.	100	3	—	—	—	2	60	6	—
7¼ oz.	20	2	—	—	—	*	6	6	—

FOOD NAME

vegetable w/ pasta, hearty (Progresso)

vegetarian lentil (Hain)

  no salt added (Hain)

vegetarian split pea (Hain)

  no salt added (Hain)

vegetarian vegetable (Hain)

  no salt added (Hain)

wild rice (Hain)

SOUR CREAM see CREAM, SOUR

SOY BEAN *cooked*

  green boiled

  roasted (soy nuts)

SOY BEAN CURD see TOFU

SOY BEAN OIL

SOY BEAN SNACK *roasted*

  roasted, salted

SOY BEAN SPROUT *raw*

  stir-fried

SOY FLOUR *defatted, stirred*

SOY MILK

  soy moo (Health Valley)

SOY SAUCE *lite* (La Choy)

  regular (La Choy)

Serving Size	Calories	Fat (%DV)	Sat. Fat (%DV)	Cholesterol (%DV)	Fiber (%DV)	Calcium (%DV)	Vitamin A (%DV)	Vitamin C (%DV)	Folic Acid (%DV)
9½ oz.	100	2	*	*	16	4	70	2	—
10½ oz.	160	3	*	*	24	4	30	*	—
10½ oz.	150	3	*	*	24	2	30	*	—
10½ oz.	180	2	*	*	18	2	40	*	—
10½ oz.	170	2	*	*	18	4	25	*	—
9½ oz.	150	6	—	*	—	4	100	6	—
9½ oz.	150	8	—	*	—	4	120	2	—
10½ oz.	90	3	*	*	14	*	25	*	—
½ cup	149	12	6	*	20	9	*	2	12
½ cup	127	9	4	*	16	13	3	25	25
½ cup	405	34	16	*	—	12	3	3	45
1 tbsp.	120	22	10	*	*	*	*	*	*
1 oz.	129	10	5	*	4	4	*	*	16
1 oz.	129	10	5	*	—	4	*	*	16
½ cup	43	4	*	*	—	2	*	9	15
3 oz.	106	9	4	*	—	7	*	17	27
1 cup	329	2	*	*	72	24	*	*	77
½ cup	40	4	*	*	8	*	*	*	*
1 cup	110	*	*	*	*	40	20	*	—
1 tbsp.	3	*	*	*	*	*	*	*	—
1 tbsp.	6	*	*	*	*	*	*	*	—

FOOD NAME

tamari (generic)

SPAGHETTI see PASTA

SPAGHETTI SAUCE see PASTA SAUCE

SPAGHETTI SQUASH see SQUASH

SPARE RIBS see PORK

SPINACH *raw chopped*

boiled

SPINACH, CANNED (Bush Bros)

(generic)

chopped (Del Monte)

no salt added (Del Monte)

reduced salt (Del Monte)

whole leaf (Del Monte)

SPINACH, FROZEN (Green Giant)

(Green Giant Harvest Fresh)

boiled (generic)

creamed (Green Giant)

microwave (Bird's Eye Deluxe)

in butter sauce (Green Giant)

whole leaf (Bird's Eye)

SPINACH DISH see VEGETABLE ENTREE

SPLIT PEA *cooked*

SPORTS DRINK *all flavors* (Gatorade)

Serving Size	Calories	Fat (%DV)	Sat. Fat (%DV)	Cholesterol (%DV)	Fiber (%DV)	Calcium (%DV)	Vitamin A (%DV)	Vitamin C (%DV)	Folic Acid (%DV)
1 tbsp.	11	*	*	*	*	*	*	*	*
½ cup	6	*	*	*	4	3	38	13	14
½ cup	21	*	*	*	8	12	147	15	33
½ cup	30	*	*	*	8	10	75	15	—
½ cup	25	*	*	*	—	14	188	25	26
½ cup	30	*	*	*	8	10	50	40	—
½ cup	30	*	*	*	8	10	60	40	—
½ cup	30	*	*	*	8	10	60	40	—
½ cup	30	*	*	*	8	10	50	40	—
½ cup	25	*	*	*	20	10	100	30	—
½ cup	25	*	*	*	12	10	50	10	—
½ cup	27	*	*	*	12	14	148	19	26
½ cup	70	5	5	*	8	10	35	4	—
4¾ oz.	90	8	—	—	4	8	30	25	—
½ cup	40	3	3	2	14	6	140	40	—
3⅓ oz.	20	*	*	*	12	10	150	45	20
½ cup	116	*	*	*	32	*	*	*	16
8 fl. oz.	50	*	*	*	*	*	*	*	*

FOOD NAME

lemon recharge (Knudsen Sports)

thirst quencher (generic)

SPOT *broiled/baked*

SPROUTS see specific listings

SQUASH, ACORN *baked cubes*

boiled mashed

SQUASH, BUTTERNUT *baked cubes*

frozen boiled mashed

SQUASH, CROOKNECK *boiled slices*

canned drained slices

frozen slices

boiled slices

SQUASH, HUBBARD *baked cubes*

boiled mashed

SQUASH, SCALLOPED *boiled slices*

mashed

SQUASH, SPAGHETTI *boiled*

SQUASH, SUMMER *boiled slices*

SQUASH, WINTER *baked cubes*

SQUASH, YELLOW *canned sliced* (Bush Bros)

SQUASH SEED *roasted w/ salt (85 seeds)*

SQUID *fried*

STRAWBERRY, FROZEN *sweetened sliced*

Serving Size	Calories	Fat (%DV)	Sat. Fat (%DV)	Cholesterol (%DV)	Fiber (%DV)	Calcium (%DV)	Vitamin A (%DV)	Vitamin C (%DV)	Folic Acid (%DV)
8 fl. oz.	70	*	*	*	*	*	*	4	—
6 fl. oz.	45	*	*	*	*	*	*	*	*
1 fillet	79	5	5	13	*	*	*	*	*
½ cup	57	*	*	*	—	4	9	18	5
½ cup	41	*	*	*	—	3	6	13	3
½ cup	41	*	*	*	—	4	143	26	5
½ cup	47	*	*	*	2		80	7	5
½ cup	18	*	*	*	4	2	5	8	5
½ cup	14	*	*	*	—	*	3	5	3
½ cup	13	*	*	*	4	*	4	7	2
½ cup	24	*	*	*	—	2	4	11	3
½ cup	51	*	*	*	—	2	123	16	4
½ cup	35	*	*	*	12	*	95	13	3
½ cup	14	*	*	*	4	*	2	16	5
½ cup	19	*	*	*	4	2	2	22	6
½ cup	23	*	*	*	4	2	2	5	2
½ cup	18	*	*	*	4	2	5	8	5
½ cup	40	*	*	*	12	*	73	16	7
½ cup	20	*	*	*	4	*	*	4	—
1 oz.	127	8	5	*	8	2	*	*	*
3 oz.	149	10	8	74	*	3	*	6	*
½ cup	245	*	*	*	20	3	*	176	10

FOOD NAME

unsweetened

STRAWBERRY JUICE (Farmer's Market)

STRAWBERRY TOPPING (Smucker's)

STRAWBERRY-BANANA JUICE (Knudsen Exotic Blends)

STRAWBERRY-LEMON JUICE *organic* (Santa Cruz Natural)

STROGANOFF SAUCE *from mix* (General Mills Recipe Sauce) *1/6 jar*

   (generic)

STRUDEL *apple toaster* (Pillsbury) *1 pastry*

  cinnamon toaster (Pillsbury) *1 pastry*

STUFFING *apple & raisin* (Pepperidge Farm Distinctive)

  broccoli & cheese microwave (Stove Top)

  chicken (General Mills)

  chicken flavor microwave (Stove Top)

  chicken flavor w/ rice (Stove Top)

  cornbread (Arnold)

    (Pepperidge Farm)

    homestyle microwave (Stove Top)

  country style (Pepperidge Farm)

  harvest vegetable & almond (Pepperidge Farm Distinctive)

  herb seasoned (Arnold)

  herb, traditional (General Mills)

  long grain & wild rice (Stove Top)

  mushroom & onion (Stove Top)

Serving Size	Calories	Fat (%DV)	Sat. Fat (%DV)	Cholesterol (%DV)	Fiber (%DV)	Calcium (%DV)	Vitamin A (%DV)	Vitamin C (%DV)	Folic Acid (%DV)
½ cup	26	*	*	*	6	*	*	51	3
8 fl. oz.	120	*	*	*	*	*	*	4	—
2 tbsp.	120	*	*	*	*	*	*	*	*
8 fl. oz.	120	*	*	*	*	*	*	10	—
8 fl. oz.	120	*	*	*	*	*	*	8	—
(4 oz.)	60	6	10	3	—	2	*	*	—
¼ cup	21	*	—	—	*	4	*	*	*
	200	14	10	2	—	*	*	*	—
	200	15	10	2	—	*	*	*	—
1 oz.	110	6	—	—	—	2	*	2	—
½ cup	170	12	—	2	—	6	4	*	—
½ cup	180	14	—	—	—	2	6	*	—
½ cup	160	12	—	*	—	2	4	*	—
½ cup	180	14	—	*	—	2	6	*	—
1 oz.	100	4	*	*	8	*	*	*	—
1 oz.	110	2	—	—	—	2	*	*	—
½ cup	160	11	—	*	—	*	4	*	—
1 oz.	100	2	—	—	—	4	*	*	—
1 oz.	110	8	—	—	—	4	*	10	—
1 oz.	100	4	—	*	8	*	*	*	—
½ cup	180	12	—	—	—	2	6	*	—
½ cup	180	14	—	*	—	2	6	*	—
½ cup	170	11	—	*	—	2	4	*	—

FOOD NAME
pork (Stove Top)
sage & onion (Pepperidge Farm Distinctive)
San Francisco (Stove Top)
turkey flavor (Stove Top)
wild rice & mushroom (Pepperidge Farm Distinctive)
STURGEON *broiled/baked*
smoked
SUCCOTASH, CANNED *boiled*
SUCCOTASH, FROZEN *boiled*
SUCKER, WHITE *broiled/baked*
SUGAR *brown*
granulated
SUGAR SUBSTITUTE (Sprinkle Sweet)
(Sweet 10)
SUMMER SAUSAGE see THURINGER CERVELAT
SUMMER SQUASH see SQUASH
SUNFISH *broiled/baked*
SUNFLOWER NUT (Fisher)
SUNFLOWER OIL (Wesson)
SUNFLOWER SEED (Frito-Lay)
dried (generic)
in shell (Fisher)
dry roasted (generic)

Serving Size	Calories	Fat (%DV)	Sat. Fat (%DV)	Cholesterol (%DV)	Fiber (%DV)	Calcium (%DV)	Vitamin A (%DV)	Vitamin C (%DV)	Folic Acid (%DV)
½ cup	180	14	—	*	—	4	8	*	—
1 oz.	100	2	*	*	8	2	*	*	—
½ cup	170	14	—	*	—	2	8	*	—
½ cup	180	14	—	*	—	4	6	*	—
1 oz.	130	2	—	—	—	2	*	8	—
3 oz.	115	7	5	22	*	*	14	*	*
3 oz.	147	6	5	23	*	*	16	*	*
½ cup	102	*	*	*	—	*	4	14	15
½ cup	79	*	*	*	20	*	4	8	7
1 fillet	148	6	4	22	*	11	5	*	*
1 cup	827	*	*	*	*	19	*	*	*
1 tbsp	15	*	*	*	*	*	*	*	*
1 tsp.	0	*	*	*	*	*	*	*	*
⅛ tsp.	0	*	*	*	*	*	*	*	*
1 fillet	42	*	*	11	*	4	*	*	*
1 oz.	170	23	8	*	8	2	*	*	—
1 tbsp.	120	22	9	*	*	*	*	*	—
⅓ cup	140	12	5	*	48	—	—	—	—
1 oz.	162	22	8	*	12	3	*	*	16
1 oz.	170	23	8	*	8	2	*	*	—
1 oz.	165	22	8	*	12	2	*	*	17

SWEET POTATO

FOOD NAME

dry roasted w/ salt (generic)

SWEET POTATO baked mashed

sweet potato (5")

boiled w/ out skin mashed

candied

SWEET POTATO, CANNED in syrup drained

mashed

SWEET POTATO, FROZEN baked (generic) cubes

candied (Mrs. Paul's)

SWEET POTATO LEAF steamed

SWEET PEPPER see PEPPER, BELL

SWEET & SOUR SAUCE (Contadina)

(La Choy)

(Sauceworks)

SWEETBREADS see specific meat

SWORDFISH broiled/baked

SYRUP see specific listings

TABASCO SAUCE see HOT SAUCE

TABOULE
(Near East)

TACO SAUCE hot (Chi-Chi's)

medium (Old El Paso)

mild (Old El Paso)

Serving Size	Calories	Fat (%DV)	Sat. Fat (%DV)	Cholesterol (%DV)	Fiber (%DV)	Calcium (%DV)	Vitamin A (%DV)	Vitamin C (%DV)	Folic Acid (%DV)
1 oz.	165	22	8	*	8	2	*	*	17
½ cup	103	*	*	*	12	3	436	41	6
1	117	*	*	*	12	3	498	47	6
1 cup	344	2	*	*	32	7	1119	93	9
1 piece	144	5	7	3	—	3	88	12	3
½ cup	106	*	*	*	—	2	140	18	2
½ cup	128	*	*	*	—	4	384	11	3
½ cup	88	*	*	*	12	3	289	13	5
½ cup	190	2	*	*	—	2	110	4	—
½ cup	11	*	*	*	4	*	6	*	4
½ cup	160	8	*	*	*	*	*	*	*
½ cup	200	*	*	*	*	*	*	*	*
½ cup	200	*	*	*	*	*	*	*	*
1 piece	164	8	8	18	*	*	3	2	*
¾ cup	320	27	13	*	20	4	20	15	—
1 oz.	18	2	3	*	—	*	4	*	—
2 tbsp.	10	*	*	*	*	*	*	2	—
2 tbsp.	10	*	*	*	*	*	*	2	—

FOOD NAME

TACO SEASONING MIX (Hain)

    (Old El Paso)

TACO SHELL (Gebhardt)

    (Rosarita)

   white corn (Old El Paso)

TAHINI see SESAME BUTTER PASTE

TAMALE, CANNED (Old El Paso)

TAMALE, FROZEN (Patio)

TAMALE, REFRIGERATED (Derby)

    (Gebhardt)

TAMARIND

   pulp

TANGERINE

   sections

TANGERINE, CANNED *in juice*

  in light syrup

TANGERINE JUICE *fresh*

  canned sweetened

TAPIOCA see PUDDING

TARO CHIPS

TARO LEAF *steamed*

TARO ROOT *cooked slices*

TARTAR SAUCE (Hellman's)

Serving Size	Calories	Fat (%DV)	Sat. Fat (%DV)	Cholesterol (%DV)	Fiber (%DV)	Calcium (%DV)	Vitamin A (%DV)	Vitamin C (%DV)	Folic Acid (%DV)
1/10 pkg.	10	*	*	*	*	*	4	*	*
1/12 pkg.	8	*	*	*	*	*	*	*	—
1 shell	50	3	9	*	*	*	*	*	—
1 shell	50	3	9	*	*	*	*	*	—
1 shell	60	5	—	*	*	*	*	*	—
2	190	18	—	7	—	2	*	*	—
13 oz.	470	32	—	12	—	10	30	*	—
2	160	11	15	8	4	*	*	1	—
2	290	34	40	18	8	3	*	2	—
1 fruit	5	*	*	*	*	*	*	*	—
1/2 cup	143	*	*	*	12	4	*	3	—
1 fruit	37	*	*	*	8	*	15	43	4
1/2 cup	43	*	*	*	8	*	18	50	5
1/2 cup	46	*	*	*	4	*	21	71	*
1/2 cup	77	*	*	*	4	*	21	42	*
8 fl. oz.	106	*	*	*	*	4	21	128	2
8 fl. oz.	125	*	*	*	*	4	21	91	3
10 chips	115	9	8	*	8	*	*	2	*
1/2 cup	18	*	*	*	—	6	63	44	9
1/2 cup	94	*	*	*	12	*	*	5	3
1 tbsp.	70	12	5	2	*	*	*	*	*

FOOD NAME

lemon & herb (Sauceworks)

reduced fat (Best)

TEA *black* (generic)

herbal (generic)

instant sugar-free (generic)

w/ sugar & lemon (generic)

TEA, ICED (Schweppes)

lemon tea cooler (Knudsen Herbal Tea Cooler)

raspberry tea cooler (Knudsen Herbal Tea Cooler)

TEA, ICED, FROM MIX (Country Time)

decaffeinated (Crystal Light)

TEMPEH see also TOFU (generic)

TERIYAKI SAUCE (General Mills Recipe Sauce) ⅙ *jar*

(La Choy)

lite (La Choy)

THURINGER CERVELAT *beef* (Oscar Mayer)

beef & pork (generic)

(Oscar Mayer)

TILEFISH *broiled/baked*

TOASTER CAKE *plain banana nut* (Thomas')

blueberry (Thomas')

chocolate chip (Thomas')

corn (Thomas')

Serving Size	Calories	Fat (%DV)	Sat. Fat (%DV)	Cholesterol (%DV)	Fiber (%DV)	Calcium (%DV)	Vitamin A (%DV)	Vitamin C (%DV)	Folic Acid (%DV)
1 tbsp.	70	12	5	2	*	*	*	*	*
1 tbsp.	30	3	*	*	*	*	*	*	*
1 cup	3	*	*	*	*	*	*	*	3
1 cup	2	*	*	*	*	*	*	*	*
1 cup	5	*	*	*	*	*	*	*	*
1 cup	88	*	*	*	*	*	*	39	2
1 cup	90	*	*	*	*	*	*	*	*
1 cup	90	*	*	*	*	2	*	*	—
1 cup	90	*	*	*	*	2	*	*	—
1 cup	70	*	*	*	*	*	*	10	*
1 cup	4	*	*	*	*	*	*	10	*
½ cup	165	10	5	*	—	8	11	*	11
(4 oz.)	60	*	*	*	—	*	4	*	*
1 tsp.	5	*	*	*	*	*	*	*	*
1 tsp.	5	*	*	*	*	*	*	*	*
1 slice	71	10	14	.6	*	*	*	*	*
1 slice	95	13	17	7	*	*	*	9	*
1 slice	71	10	13	6	*	*	*	*	*
½ fillet	221	11	7	32	*	4	2	*	*
1	110	6	5	3	4	*	*	*	—
1	100	5	5	3	4	*	*	*	—
1	100	6	—	—	8	*	*	*	—
1	120	6	5	3	4	*	*	*	—

FOOD NAME

TOASTER PASTRY *plain apple cinnamon* (Pop-Tarts)

   blueberry (Pop-Tarts)

   brown sugar & cinnamon (Pop-Tarts)

   cherry (Pop-Tarts)

  frosted blueberry (Pop-Tarts)

   cherry (Pop-Tarts)

   raspberry (Pop-Tarts)

   strawberry (Pop-Tarts)

  raisin bran (Thomas')

TOFU *raw firm*

   regular

  fried

  salted & fermented

TOMATILLO *raw chopped*

  medium

TOMATO *green raw*

  red ripe boiled

   raw

   raw chopped

   stewed

TOMATO, CANNED *crushed* (Contadina)

  (Progresso)

  Italian flavored (Hunt's)

Serving Size	Calories	Fat (%DV)	Sat. Fat (%DV)	Cholesterol (%DV)	Fiber (%DV)	Calcium (%DV)	Vitamin A (%DV)	Vitamin C (%DV)	Folic Acid (%DV)
1	210	9	5	*	—	*	10	*	10
1	210	9	5	*	—	*	10	*	10
1	210	12	10	*	—	*	10	*	10
1	210	9	5	*	—	*	10	*	10
1	200	8	5	*	—	*	10	*	10
1	200	8	5	*	—	*	10	*	10
1	200	8	5	*	—	*	10	*	10
1	200	8	5	*	—	*	10	*	10
1	100	5	5	3	4	*	*	*	—
½ cup	183	17	8	*	12	86	4	*	9
½ cup	94	9	5	*	4	43	2	*	5
3 oz.	230	26	13	*	12	82	*	*	6
3 oz.	99	10	5	*	—	104	3	*	6
½ cup	21	*	*	*	4	*	2	13	*
1	11	*	*	*	4	*	*	7	*
1	30	*	*	*	8	2	16	48	3
½ cup	32	*	*	*	4	*	18	46	4
1	26	*	*	*	4	*	15	39	5
1 cup	38	*	*	*	8	*	22	57	7
½ cup	40	2	*	*	4	2	7	16	2
½ cup	40	*	*	*	8	4	16	20	—
½ cup	40	*	*	*	—	4	20	25	—
½ cup	40	*	*	*	2	5	*	20	—

FOOD NAME

diced, peeled (Del Monte)

Italian (Contadina)

  (Hunt's)

  stewed (Contadina)

Mexican style stewed (Contadina)

peeled whole (Del Monte)

puree (Contadina)

  (Del Monte)

stewed (Contadina)

  (generic)

  (Hunt's)

  cajun style (Del Monte)

  chunky pasta (Del Monte)

  Italian flavored (Hunt's)

  Mexican style (Del Monte)

  no salt added (Hunt's)

w/ green chili (generic)

wedges (generic)

whole (Bush Bros)

  (Contadina)

  (generic)

  Italian flavored (Hunt's)

  no salt added (Hunt's)

Serving Size	Calories	Fat (%DV)	Sat. Fat (%DV)	Cholesterol (%DV)	Fiber (%DV)	Calcium (%DV)	Vitamin A (%DV)	Vitamin C (%DV)	Folic Acid (%DV)
½ cup	25	*	*	*	8	2	10	25	—
½ cup	25	*	*	*	4	2	10	20	—
½ cup	20	*	*	*	2	4	*	12	—
½ cup	40	*	*	*	4	4	6	4	—
½ cup	40	*	*	*	4	4	6	4	—
½ cup	25	*	*	*	8	2	10	25	—
½ cup	40	*	*	*	—	*	20	30	—
½ cup	60	*	*	*	8	2	30	25	—
½ cup	40	*	*	*	4	4	8	15	—
½ cup	33	*	*	*	—	4	14	28	2
½ cup	35	*	*	*	2	4	*	18	—
½ cup	35	*	*	*	8	2	10	25	—
½ cup	45	*	*	*	8	2	10	25	—
½ cup	40	*	*	*	2	4	*	20	—
½ cup	35	*	*	*	8	2	10	25	—
½ cup	35	*	*	*	2	5	*	18	—
½ cup	18	*	*	*	—	2	9	12	3
½ cup	34	*	*	*	—	3	15	32	3
½ cup	35	*	*	*	4	*	20	20	—
½ cup	25	*	*	*	4	2	10	20	—
½ cup	24	*	*	*	4	3	14	30	2
½ cup	25	*	*	*	3	4	*	20	—
½ cup	20	*	*	*	3	4	*	18	—

FOOD NAME

TOMATO PASTE (Contadina)

   (generic)

   (Progresso)

  Italian (Contadina)

  no salt added (Hunt's)

  w/ garlic (Hunt's)

TOMATO PUREE (generic)

   (Hunt's)

  heavy concentrate (Progresso)

TOMATO SAUCE see also PASTA SAUCE (Contadina)

   (Del Monte)

   (generic)

   (Hunt's)

   (Progresso)

  herb flavored (Hunt's)

  Italian (Contadina)

  meatloaf fixin's (Hunt's)

  mushrooms (generic)

   (Hunt's)

  no salt added (Del Monte)

   (Hunt's)

  onions (generic)

  Spanish style (generic)

Serving Size	Calories	Fat (%DV)	Sat. Fat (%DV)	Cholesterol (%DV)	Fiber (%DV)	Calcium (%DV)	Vitamin A (%DV)	Vitamin C (%DV)	Folic Acid (%DV)
2 tbsp.	30	*	*	*	4	*	10	10	—
½ cup	110	2	*	*	24	5	65	92	7
2 oz.	50	*	*	*	*	*	25	40	—
2 tbsp.	40	2	*	*	4	*	6	10	—
2 oz.	45	*	*	*	8	2	*	28	—
2 oz.	50	*	*	*	8	2	*	27	—
½ cup	51	*	*	*	12	2	34	74	7
½ cup	45	*	*	*	8	2	*	27	—
½ cup	50	*	*	*	—	*	35	35	—
½ cup	40	*	*	*	—	*	12	*	—
½ cup	40	*	*	*	6	*	8	16	—
½ cup	37	*	*	*	8	2	24	27	3
½ cup	30	*	*	*	8	2	*	15	—
½ cup	40	*	*	*	—	*	15	10	—
½ cup	70	3	3	*	8	3	*	18	—
½ cup	30	*	*	*	8	*	12	20	—
¼ cup	20	*	*	*	*	*	*	12	—
½ cup	43	*	*	*	—	2	23	25	3
½ cup	25	*	*	*	8	2	*	15	—
½ cup	40	*	*	*	6	*	8	16	—
½ cup	35	*	*	*	8	*	*	27	—
½ cup	51	*	*	*	—	2	21	26	7
½ cup	41	*	*	*	—	2	24	18	4

FOOD NAME

thick & zesty (Contadina)

TOMATO, SUN-DRIED

tomatoes

packed in oil

TOMATO JUICE COCKTAIL see also VEGETABLE JUICE (Del Monte Snap-E-Tom)

(generic)

(Hunt's)

(V8)

low sodium (V8)

no salt added (Hunt's)

organic (Knudsen)

TOMATO-BEEF COCKTAIL *beefamato* (Mott's)

TOMATO-CLAM COCKTAIL (generic) *12 fl. oz. can*

clamato (Mott's)

TORTILLA *flour* (Old El Paso)

TORTILLA CHIP (Bachman)

baked (Tostitos)

lime n' chili (Tostitos)

restaurant style (Tostitos)

unsalted (Tostitos)

unsalted (Bachman)

white corn (Santitas)

Serving Size	Calories	Fat (%DV)	Sat. Fat (%DV)	Cholesterol (%DV)	Fiber (%DV)	Calcium (%DV)	Vitamin A (%DV)	Vitamin C (%DV)	Folic Acid (%DV)
½ cup	30	*	*	*	8	*	20	20	—
½ cup	70	*	*	*	12	3	5	18	5
4	21	*	*	*	4	*	*	5	*
½ cup	117	12	5	*	—	3	14	93	3
8 fl. oz.	50	*	*	*	6	*	50	20	—
6 fl. oz.	31	*	*	*	4	2	—	55	9
6 fl. oz.	30	*	*	*	8	*	*	18	—
6 fl. oz.	35	*	*	*	4	2	30	100	—
6 fl. oz.	40	*	*	*	4	2	45	100	—
6 fl. oz.	35	*	*	*	8	2	*	20	—
8 fl. oz.	60	*	*	*	*	4	50	20	—
8 fl. oz.	80	*	*	*	4	*	4	*	—
	163	*	*	*	*	4	15	24	14
8 fl. oz.	100	*	*	*	8	*	2	2	—
1	150	5	—	*	*	2	*	*	—
1 oz.	150	9	5	*	7	6	*	*	—
1 oz.	110	2	*	*	8	—	—	—	—
1 oz.	150	11	5	*	4	—	—	—	—
1 oz.	130	9	5	*	4	—	—	—	—
1 oz.	140	12	5	*	4	—	—	—	—
1 oz.	150	10	6	*	7	8	*	*	—
1 oz.	140	9	5	*	4	—	—	—	—

FOOD NAME

yellow corn (Nachips)

TREE FERN *cooked chopped*

   1 frond

SEA TROUT *broiled/baked*

TROUT, RAINBOW *broiled/baked*

  wild broiled/baked

TROUT, RIVER *broiled/baked*

TUNA, BLUEFIN *broiled/baked*

TUNA, SKIPJACK *broiled/baked*

TUNA, YELLOWFIN *broiled/baked*

TUNA, CANNED *light in oil* (generic)

   (Progresso)

   in water (Bumble Bee)

   (generic)

  white in oil (generic)

   in water (generic)

   solid, in oil (Bumble Bee)

TUNA ENTREE, FROM MIX *creamy mushroom* (Tuna Helper)

  Romanoff (Tuna Helper)

  salad (Tuna Helper)

  tetrazzini (Tuna Helper)

TUNA ENTREE, FROZEN *tuna noodle casserole* (Dinty Moore American Classics)

Serving Size	Calories	Fat (%DV)	Sat. Fat (%DV)	Cholesterol (%DV)	Fiber (%DV)	Calcium (%DV)	Vitamin A (%DV)	Vitamin C (%DV)	Folic Acid (%DV)
1 oz.	75	6	—	*	3	—	—	—	—
½ cup	28	*	*	*	12	*	3	35	3
	12	*	*	*	4	*	*	15	*
1 fillet	247	13	12	66	*	4	4	*	*
1 fillet	120	8	8	16	*	*	4	4	*
1 fillet	215	13	12	33	*	12	*	5	*
1 fillet	118	8	5	15	*	3	*	*	*
3 oz.	156	8	7	14	*	*	43	*	*
½ fillet	203	3	3	31	*	6	2	3	*
3 oz.	118	2	*	16	*	2	*	*	*
½ can	168	5	4	3	*	*	*	*	*
⅓ cup	150	20	—	—	*	*	*	*	—
¼ cup	60	1	0	10	*	*	*	*	—
½ can	107	*	*	2	*	*	*	*	*
½ can	167	6	4	5	*	*	*	*	*
½ can	117	2	*	6	*	*	*	*	*
¼ cup	90	5	3	8	*	*	*	*	—
7 oz.	210	9	—	—	—	2	6	*	—
8 oz.	280	12	—	—	—	4	2	*	—
5½ oz.	410	42	—	—	—	2	*	*	—
6 oz.	230	12	—	—	—	6	4	*	—
10 oz.	240	11	20	22	—	6	2	6	—

FOOD NAME

    (Stouffer's Entrees)

    (Weight Watchers Entree)

   w/ spinach noodles (Stouffer's Lean Cuisine)

TUNA SALAD (generic)

    (Libby's)

TURBOT *broiled/baked*

TURKEY *breast w/ skin roasted*

  dark meat w/ out skin roasted

  dark meat w/ skin roasted

  giblets simmered

  ground cooked

  leg w/ skin roasted

  light meat w/ out skin roasted

  light meat w/ skin roasted

  meat w/ out skin roasted

  meat w/ skin roasted

  neck w/ out skin simmered

  wing w/ skin roasted

TURKEY, CANNED *chunk* (Hormel)

  chunk white (Swanson)

  in broth (generic)

TURKEY, COLD CUTS *bologna* (generic) *1 slice*

    (Oscar Mayer)

Serving Size	Calories	Fat (%DV)	Sat. Fat (%DV)	Cholesterol (%DV)	Fiber (%DV)	Calcium (%DV)	Vitamin A (%DV)	Vitamin C (%DV)	Folic Acid (%DV)
10 oz.	330	22	10	13	12	15	2	*	—
9½ oz.	240	11	13	5	20	15	15	20	—
9¾ oz.	240	11	10	7	—	20	45	6	—
½ cup	191	7	4	2	*	*	*	2	*
2 oz.	80	8	5	—	*	*	*	*	*
½ fillet	194	9	—	33	*	4	*	5	*
3 oz.	161	10	9	21	*	2	*	*	*
3 oz.	159	9	11	24	*	3	*	*	2
3 oz.	188	15	15	25	*	3	*	*	2
1 cup	242	11	11	202	*	2	175	4	125
1 patty	193	17	14	28	*	2	*	*	2
3 oz.	177	13	13	24	*	3	*	*	2
3 oz.	133	4	5	20	*	2	*	*	*
3 oz.	167	11	10	22	*	2	*	*	*
3 oz.	145	6	7	22	*	2	*	*	2
3 oz.	177	13	12	23	*	2	*	*	2
3 oz.	153	10	11	35	*	3	*	*	2
3 oz.	195	16	15	23	*	2	*	*	*
2½ oz.	80	5	5	15	—	1	*	1	—
2½ oz.	80	2	—	—	—	*	*	*	—
½ can	231	15	14	31	*	2	*	5	2
1 oz.	56	7	7	9	*	2	*	*	*
1 slice	50	6	5	6	*	3	*	*	—

TURKEY DINNER, FROZEN

FOOD NAME

breast (Louis Rich)

  (Oscar Mayer Healthy Favorites)

  (Thorn Apple Valley)

  barbecue (Oscar Mayer)

  oven roasted (Bryan Thin Sliced)

  skinless (Oscar Mayer)

  smoked (Bryan Thin Sliced)

  smoked, skinless (Oscar Mayer)

ham (Oscar Mayer)

  (Thorn Apple Valley)

  honey cured (Oscar Mayer)

  thigh meat cured (generic) *2 slices*

loaf breast (generic) *2 slices*

pastrami (generic) *1 slice*

roll light & dark meat (generic) *1 slice*

  light meat (generic) *1 slice*

salami (generic) *1 slice*

TURKEY DINNER, FROZEN (Swanson)

breast (Healthy Choice)

  grilled & glazed (Le Menu Dinner)

  medallions and vegetables (Healthy Choice Homestyle)

  stuffed (Budget Gourmet Light & Healthy)

pot pie (Swanson)

Serving Size	Calories	Fat (%DV)	Sat. Fat (%DV)	Cholesterol (%DV)	Fiber (%DV)	Calcium (%DV)	Vitamin A (%DV)	Vitamin C (%DV)	Folic Acid (%DV)
1 slice	12	*	*	*	*	*	*	*	—
1 slice	13	*	*	2	*	*	*	*	—
1 slice	25	*	*	3	*	—	*	*	—
1 slice	30	*	*	4	*	*	*	*	—
1 oz.	30	2	—	5	*	—	—	—	—
1 slice	26	*	*	4	*	*	*	*	—
1 oz.	30	2	—	5	*	—	—	—	—
1 slice	28	*	*	4	*	*	*	*	—
1 slice	23	*	*	5	*	*	*	*	—
1 slice	30	2	—	5	*	—	*	*	—
1 slice	23	*	*	5	*	*	*	*	—
(2 oz.)	73	4	5	11	*	*	*	*	*
(2 oz.)	47	*	*	6	*	*	*	*	*
1 oz.	40	3	3	5	*	*	*	*	*
1 oz.	42	3	3	5	*	*	*	*	*
1 oz.	42	3	3	4	*	*	*	*	*
1 oz.	56	6	6	8	*	*	*	*	*
11½ oz.	340	17	—	—	—	4	15	10	—
10½ oz.	260	5	10	13	—	4	20	*	—
11 oz.	410	17	—	—	—	8	25	15	—
12½ oz.	350	9	15	20	—	15	15	*	—
11 oz.	250	9	10	12	—	*	60	100	—
7 oz.	390	32	—	—	—	2	30	*	—

TURKEY ENTREE, CANNED

FOOD NAME

tetrazzini (Healthy Choice)

w/ dressing & gravy (Dinty Moore American Classics)

TURKEY ENTREE, CANNED (Libby's)

TURKEY ENTREE, FROZEN breast mushrooms in gravy (Healthy Choice Entree)

stuffed (Weight Watchers Entree)

dijon (Stouffer's Lean Cuisine)

glazed (Budget Gourmet Light & Healthy)

lemon pepper (turkey by george)

medallions (Weight Watchers Entree)

pot pie (Stouffer's Entrees)

tetrazzini (Stouffer's Entrees)

w/ dressing & gravy (Swanson Entree)

homestyle (Stouffer's Entrees)

w/ vegetables, homestyle (Healthy Choice Entree)

w/ vegetables & pasta homestyle (Stouffer's Lean Cuisine)

TURKEY GRAVY canned (Franco-American)

(generic)

seasoned (Pepperidge Farm)

TURKEY HAM see TURKEY, COLD CUTS

TURKEY HOT DOG see HOT DOG

TURKEY SALAMI see TURKEY, COLD CUTS

TURKEY SPREAD (Underwood)

Serving Size	Calories	Fat (%DV)	Sat. Fat (%DV)	Cholesterol (%DV)	Fiber (%DV)	Calcium (%DV)	Vitamin A (%DV)	Vitamin C (%DV)	Folic Acid (%DV)
12⅔ oz.	340	9	15	13	—	10	*	120	—
10 oz.	290	8	5	13	—	6	*	*	—
7 oz.	180	11	8	12	8	2	*	*	—
8½ oz.	200	5	5	13	—	2	20	*	—
8¾ oz.	240	12	15	7	4	8	20	15	—
9½ oz.	210	9	10	15	—	15	40	4	—
9 oz.	260	8	10	10	—	2	4	2	—
5 oz.	160	6	5	20	—	2	*	5	—
8½ oz.	190	2	*	5	16	2	10	10	—
10 oz.	530	51	45	22	12	10	30	4	—
10 oz.	360	29	15	13	8	10	*	*	—
9 oz.	280	15	—	—	—	4	*	4	—
7⅞ oz.	280	17	13	13	4	2	2	*	—
9½ oz.	230	5	5	12	—	6	60	8	—
9⅜ oz.	230	8	10	17	—	10	30	2	—
¼ cup	30	3	—	—	*	*	*	*	—
¼ cup	31	2	—	—	*	*	*	*	*
¼ cup	30	2	—	—	—	*	*	*	—
2⅛ oz.	75	3	3	8	*	*	*	*	—

FOOD NAME

TURNIP *boiled mashed*

   cubes

TURNIP, FROZEN *boiled*

TURNIP GREENS *boiled chopped*

TURNIP GREENS, CANNED (Bush Bros)

  w/ turnips (Bush Bros)

TURNIP GREENS, FROZEN *boiled* (generic)

  w/ turnips boiled (generic)

TURNOVER *apple* (Pepperidge Farm)

   from refrigerated dough (Pillsbury)

  blueberry (Pepperidge Farm)

  cherry (Pepperidge Farm)

   from refrigerated dough (Pillsbury)

VEAL *arm lean only braised*

   roasted

  blade lean only braised

   roasted

  brain braised

  ground broiled

  kidney braised

  leg braised

   broiled

   fried

Serving Size	Calories	Fat (%DV)	Sat. Fat (%DV)	Cholesterol (%DV)	Fiber (%DV)	Calcium (%DV)	Vitamin A (%DV)	Vitamin C (%DV)	Folic Acid (%DV)
½ cup	21	*	*	*	8	3	*	22	3
½ cup	14	*	*	*	8	2	*	15	2
3 oz.	20	*	*	*	—	3	*	6	2
½ cup	14	*	*	*	8	10	79	33	21
½ cup	25	*	*	*	8	10	65	15	—
½ cup	30	*	*	*	8	15	70	25	—
½ cup	25	*	*	*	—	12	131	30	8
3 oz.	18	*	*	*	8	10	104	37	9
3¼ oz.	280	23	—	*	—	4	*	*	—
1	170	12	10	*	—	*	*	*	—
3¼ oz.	280	23	—	*	—	*	*	*	—
3¼ oz.	290	26	—	*	—	*	*	8	—
1	170	12	10	*	—	*	*	6	—
3 oz.	170	7	7	44	*	2	*	*	4
3 oz.	139	8	10	31	*	2	*	*	4
3 oz.	168	8	8	44	*	4	*	*	3
3 oz.	145	9	11	34	*	2	*	*	2
3 oz.	116	13	10	875	*	2	*	18	*
3 oz.	146	10	13	29	*	2	—	—	2
3 oz.	138	8	8	224	*	2	4	11	5
3 oz.	175	8	7	32	*	*	*	*	5
3 oz.	194	12	14	32	*	*	*	*	4
3 oz.	155	6	6	30	*	*	*	*	4

FOOD NAME

   roasted

  liver braised

   fried

  loin lean only braised

  rib lean only braised

   roasted

  shoulder lean only braised

   roasted

  sirloin lean only roasted

  sweetbreads all types braised

  tongue braised

VEAL DINNER, FROZEN *parmigiana* (Armour Classics)

    (Le Menu Dinner)

    (Swanson)

VEAL ENTREE, FROZEN *parmigiana* (Morton Entree)

   w/ pasta Alfredo (Stouffer's Entrees)

VEGETABLE COMBINATION, CANNED *garden medley* (Green Giant)

  mixed greens (Bush Bros)

  mixed vegetables (Bush Bros)

   (Del Monte)

   drained (generic)

VEGETABLE COMBINATION, FROZEN *California style* (Bird's Eye)

    (Green Giant American Mixtures)

Serving Size	Calories	Fat (%DV)	Sat. Fat (%DV)	Cholesterol (%DV)	Fiber (%DV)	Calcium (%DV)	Vitamin A (%DV)	Vitamin C (%DV)	Folic Acid (%DV)
3 oz.	128	5	5	29	*	*	*	*	4
3 oz.	140	9	11	158	*	*	456	44	161
3 oz.	208	15	18	93	*	*	319	31	68
3 oz.	191	12	11	35	*	3	*	*	3
3 oz.	185	11	11	41	*	2	*	*	4
3 oz.	150	10	9	32	*	*	*	*	3
3 oz.	169	8	8	37	*	3	*	*	4
3 oz.	144	9	11	32	*	2	*	*	3
3 oz.	143	8	11	29	*	2	*	*	4
3 oz.	148	5	7	132	*	*	*	104	*
3 oz.	171	14	19	68	*	*	*	8	2
11¼ oz.	400	34	—	18	—	15	20	45	—
11½ oz.	320	23	—	—	—	10	25	60	—
11½ oz.	400	28	—	—	—	15	15	15	—
8¾ oz.	300	11	—	10	—	2	60	4	—
11⅞ oz.	420	29	20	25	24	10	15	10	—
½ cup	35	*	*	*	4	*	40	*	—
½ cup	25	*	*	*	8	10	70	15	—
½ cup	40	*	*	*	12	2	100	*	—
½ cup	40	*	*	*	8	2	45	10	—
½ cup	39	*	*	*	—	2	191	7	5
3⅓ oz.	90	8	10	3	8	2	70	20	—
½ cup	25	*	*	*	8	2	140	40	—

FOOD NAME

chop suey vegetables (La Choy)

corn, green beans, carrots, & pasta in tomato sauce microwave (Green Giant)

creamy cheddar vegetables (Green Giant Pasta Accents)

garden herb seasoning (Green Giant Pasta Accents)

green beans, potatoes, & mushrooms in seasoned sauce microwave (Green Giant)

in butter sauce (Green Giant)

Japanese style (Bird's Eye Deluxe)

mandarin vegetables (Budget Gourmet Side Dish)

mixed vegetables (Bird's Eye)

microwave (Green Giant)

New England recipe (Budget Gourmet Side Dish)

New England style (Green Giant American Mixtures)

Oriental rice w/ vegetables (Budget Gourmet Side Dish)

primavera (Green Giant Pasta Accents)

San Francisco style (Green Giant American Mixtures)

spring vegetables in cheese sauce (Budget Gourmet Side Dish)

western style (Green Giant American Mixtures)

VEGETABLE, FROZEN see specific vegetables

VEGETABLE ENTREE, CANNED *beans & franks* (Morton Entree)

lentils w/ garden vegetables (Health Valley)

vegetable stew (Dinty Moore)

Serving Size	Calories	Fat (%DV)	Sat. Fat (%DV)	Cholesterol (%DV)	Fiber (%DV)	Calcium (%DV)	Vitamin A (%DV)	Vitamin C (%DV)	Folic Acid (%DV)
½ cup	10	*	*	*	2	*	16	6	—
½ cup	80	3	*	*	12	4	140	*	—
½ cup	90	5	5	2	8	6	30	4	—
½ cup	80	5	5	2	12	2	10	6	—
½ cup	60	5	3	*	10	*	6	4	—
½ cup	60	3	3	2	8	2	80	6	—
½ cup	35	*	*	*	9	2	10	45	—
5¼ oz.	160	17	—	3	—	4	90	25	
½ cup	60	*	*	*	8	2	130	15	6
½ cup	35	*	*	*	4	2	100	*	—
5½ oz.	230	20	—	8	—	4	15	25	
½ cup	70	2	*	*	16	*	80	15	—
5¾ oz.	230	18	—	7	—	2	20	15	
½ cup	110	6	10	2	10	6	4	8	—
½ cup	25	*	*	*	10	2	40	45	
5 oz.	130	12	—	7	—	15	60	50	—
½ cup	60	3	*	*	8	2	8	20	
8½ oz.	300	17	—	8	—	4	80	15	—
7½ oz.	120	*	*	*	62	9	150	*	—
8 oz.	155	9	10	5	—	4	64	3	—

FOOD NAME

VEGETABLE ENTREE, FROM MIX *creamy dill multi bran* (Hain)

Italian multi bran (Hain)

salsa multi bran (Hain)

VEGETABLE ENTREE, FROZEN *creamed spinach* (Stouffer's Side Dishes)

creamy mushroom (Green Giant Garden Gourmet) *1 package*

eggplant parmigiana (Mrs. Paul's)

green bean mushroom casserole (Stouffer's Side Dishes)

spinach soufflé (Stouffer's Side Dishes)

stuffed cabbage w/ meat in tomato sauce (Stouffer's Lean Cuisine)

stuffed pepper (Stouffer's Entrees)

VEGETABLE JUICE COCKTAIL see also TOMATO JUICE (Knudsen Very Veggie)

hot & spicy (Smucker's)

low sodium (Knudsen Very Veggie)

organic (Knudsen Very Veggie)

VEGETABLE OIL (Crisco)

(Wesson)

VENISON *roasted*

VERA CRUZ SAUCE *microwave* (Knorr)

VIENNA SAUSAGE (generic) *2" sausages*

(Hormel)

barbecue sauce (Libby's)

Serving Size	Calories	Fat (%DV)	Sat. Fat (%DV)	Cholesterol (%DV)	Fiber (%DV)	Calcium (%DV)	Vitamin A (%DV)	Vitamin C (%DV)	Folic Acid (%DV)
1 cup	150	9	—	*	20	2	4	*	—
1 cup	120	11	—	*	20	4	10	*	—
1 cup	130	11	—	*	20	*	10	*	—
9 oz.	150	18	20	5	8	10	50	8	—
9½ oz.	220	17	30	8	16	8	15	4	—
5 oz.	240	25	20	5	—	10	*	100	—
9½ oz.	130	12	10	3	8	8	2	2	—
12 oz.	150	15	10	40	—	10	35	2	—
9½ oz.	210	9	10	10	—	8	8	10	—
10 oz.	200	12	8	8	4	2	4	20	—
8 fl. oz.	50	2	5	*	*	4	30	4	—
8 fl. oz.	58	*	*	*	*	*	20	8	—
8 fl. oz.	50	2	5	*	*	4	30	4	—
8 fl. oz.	50	2	5	*	*	4	30	4	—
1 tbsp.	120	22	8	*	*	*	*	*	*
1 tbsp.	120	22	10	*	*	*	*	*	*
4 oz.	179	6	7	42	*	*	*	*	—
3⅓ oz.	200	8	—	23	—	4	10	35	*
7	315	44	53	20	*	*	*	*	*
2 oz.	69	11	10	5	*	*	*	5	—
2½ oz.	180	23	—	—	*	2	4	*	—

FOOD NAME

chicken in beef broth (Libby's)

VINEGAR *cider* (generic)

red wine (Progresso)

WAFFLE, FROZEN (Downyflake)

(Hain)

(Nutri-Grain)

apple & cinnamon (Eggo)

crisp & healthy (Downyflake)

blueberry (Aunt Jemima)

(Eggo)

buttermilk (Eggo)

jumbo (Downyflake)

homestyle (Eggo)

hot-n-buttery (Downyflake)

jumbo (Downyflake)

lowfat (Aunt Jemima)

multi-bran (Nutri-Grain)

nut & honey (Eggo)

oat bran (Eggo Common Sense)

raisin & bran (Nutri-Grain)

Special K (Kellogg's)

strawberry (Eggo)

Serving Size	Calories	Fat (%DV)	Sat. Fat (%DV)	Cholesterol (%DV)	Fiber (%DV)	Calcium (%DV)	Vitamin A (%DV)	Vitamin C (%DV)	Folic Acid (%DV)
3 links	100	12	13	17	*	2	*	*	—
1 tbsp.	2	*	*	*	*	*	*	*	*
1 tbsp.	0	*	*	*	*	*	*	*	*
2	120	5	5	*	—	*	*	*	—
2	150	2	—	*	20	4	*	*	—
1	120	8	5	*	8	2	10	*	10
1	130	8	5	5	—	2	10	*	10
2	160	3	*	*	8	*	30	40	—
2	190	11	7	4	5	20	—	—	—
1	130	8	5	5	—	2	10	*	10
1	120	8	5	5	—	2	10	*	10
2	160	6	5	*	—	*	*	*	—
1	120	8	5	5	—	2	10	*	10
2	180	9	5	—	—	2	*	*	—
2	170	6	5	*	—	*	*	*	—
2	160	2	*	*	5	15	—	—	—
1	110	8	5	*	12	2	10	*	10
1	130	9	5	5	—	2	10	*	10
1	110	6	5	*	8	2	10	*	10
1	120	8	5	*	8	2	10	*	10
1	80	*	*	*	—	2	10	*	10
1	130	8	5	5	—	2	10	*	10

FOOD NAME

whole grain (Roman Meal)

WAFFLE MIX see PANCAKE & WAFFLE MIX

WALNUT *black*

English (14 halves)

WALNUT TOPPING (Smucker's)

WATER CHESTNUT *Chinese raw slices*

canned sliced (La Choy)

whole (La Choy)

WATERCRESS *raw chopped*

WATERMELON *cubed*

WATERMELON SEED *dried*

WAX BEAN, CANNED (Bush Bros)

(Del Monte)

WELCH RAREBIT see CHEESE ENTREE

WHEAT FLOUR *all purpose bleached* (Gold Medal)

(Pillsbury Best)

bread (Gold Medal)

(Pillsbury Best)

drifted snow (Red Band)

self-rising (Red Band)

unbleached (Pillsbury Best)

unbleached (Pillsbury Best)

Serving Size	Calories	Fat (%DV)	Sat. Fat (%DV)	Cholesterol (%DV)	Fiber (%DV)	Calcium (%DV)	Vitamin A (%DV)	Vitamin C (%DV)	Folic Acid (%DV)
2	280	22	10	7	12	4	*	*	—
1 oz.	172	25	5	*	4	2	2	2	5
1 oz.	182	27	8	*	4	3	*	2	5
2 tbsp.	130	2	—	*	*	*	*	*	*
½ cup	66	*	*	*	8	*	*	4	3
¼ cup	18	*	*	*	2	*	*	*	—
4 nuts	14	*	*	*	2	*	*	35	—
½ cup	2	*	*	*	*	2	16	12	*
1 cup	51	*	*	*	4	*	12	26	*
¹⁄₁₆ fruit	154	3	—	*	8	4	35	77	3
1 oz.	158	21	14	*	—	2	*	*	4
½ cup	25	*	*	*	8	4	*	4	—
½ cup	20	*	*	*	8	2	*	10	—
1 cup	400	2	*	*	—	2	*	*	—
1 cup	364	2	*	*	9	2	*	*	—
1 cup	400	2	*	*	—	2	*	*	—
1 cup	358	4	3	*	10	2	*	*	—
1 cup	400	2	*	*	—	20	*	*	—
1 cup	380	2	*	*	—	20	*	*	—
1 cup	330	*	3	*	7	29	*	*	—
1 cup	368	2	*	*	11	20.4	*	*	—

FOOD NAME

(Robin Hood)

whole wheat (Gold Medal)

(Pillsbury Best)

whole wheat blend (Gold Medal)

wondra (Red Band)

WHEAT GERM *original* (Kretschner)

toasted (generic)

toasted w/ sugar (generic)

WHEAT GERM OIL

WHEATNUTS

WHELK *steamed/poached*

WHITE BEAN *regular cooked*

small cooked

WHITE BEAN, CANNED

WHITE BREAD see BREAD

WHITE SAUCE *from mix* (generic)

(Knorr)

WHITEFISH *broiled/baked*

smoked

WHITING *broiled/baked*

WHOLE WHEAT BREAD see BREAD

WINE *red*

rosé

Serving Size	Calories	Fat (%DV)	Sat. Fat (%DV)	Cholesterol (%DV)	Fiber (%DV)	Calcium (%DV)	Vitamin A (%DV)	Vitamin C (%DV)	Folic Acid (%DV)
1 cup	400	2	*	*	—	2	*	*	—
1 cup	350	3	*	*	40	2	*	*	—
1 cup	359	3	2	*	47	3	*	*	—
1 cup	380	3	—	*	—	2	*	*	—
1 cup	400	2	*	*	—	2	*	*	—
1 oz.	100	3	1	*	13	*	*	*	25
1 cup	432	19	11	*	60	5	—	11	100
1 cup	426	14	8	*	20	4	*	—	75
1 tbsp.	120	22	13	*	*	*	*	*	*
1 oz.	177	25	13	*	4	*	*	*	10
3 oz.	234	*	*	37	*	10	3	10	*
½ cup	125	*	*	*	—	8	*	*	18
½ cup	128	*	*	*	—	7	*	*	31
½ cup	153	*	*	*	24	10	*	*	21
½ cup	178	12	—	—	4	19	*	2	*
½ cup	120	12	—	6	—	16	*	*	*
1 fillet	265	18	9	39	*	5	4	*	*
3 oz.	92	*	*	9	*	2	3	*	*
1 fillet	83	2	*	20	*	4	2	*	*
3½ oz.	74	*	*	*	*	*	*	*	*
3½ oz.	73	*	*	*	*	*	*	*	*

FOOD NAME

white

WINGED BEAN *boiled*

cooked

WINTER SQUASH see SQUASH

WOLFFISH *broiled/baked*

WORCESTERSHIRE SAUCE (Heinz)

(Lea & Perrins)

YAM *boiled or baked cubes*

YAM, CANNED (Bush Bros)

YAM, MOUNTAIN *steamed cubes*

YAMBEAN *boiled*

YARDLONG BEAN *boiled slices*

YELLOW BEAN *raw*

boiled

cooked

YELLOW BEAN, CANNED *drained*

YELLOW BEAN, FROZEN

boiled

YELLOW EYE BEAN, CANNED (B&M)

YELLOW SQUASH see SQUASH

YELLOWTAIL *broiled/baked*

YOGURT *all fruit flavors lowfat* (generic) *1 container*

banana (La Yogurt)

Serving Size	Calories	Fat (%DV)	Sat. Fat (%DV)	Cholesterol (%DV)	Fiber (%DV)	Calcium (%DV)	Vitamin A (%DV)	Vitamin C (%DV)	Folic Acid (%DV)
3½ oz.	70	*	*	*	*	*	*	*	*
½ cup	12	*	*	*	—	2	*	5	3
½ cup	126	8	4	*	—	12	*	*	2
½ fillet	146	6	3	23	*	*	10	*	*
1 tsp.	0	*	*	*	*	*	*	*	*
1 tsp.	5	*	*	*	*	*	*	*	*
½ cup	79	*	*	*	12	*	*	14	3
½ cup	110	*	*	*	8	*	25	4	—
½ cup	59	*	*	*	—	*	*	*	2
3 oz.	32	*	*	*	—	*	*	20	2
1 cup	49	*	*	*	—	5	9	28	12
½ cup	17	*	*	*	4	2	*	15	5
½ cup	22	*	*	*	4	3	*	10	5
½ cup	127	2	*	*	4	5	*	3	18
½ cup	14	*	*	*	4	2	*	5	5
½ cup	20	*	*	*	4	3	2	13	2
½ cup	19	*	*	*	8	3	2	5	4
8 oz.	250	8	—	2	44	9	*	*	—
½ fillet	273	15	—	35	*	4	3	7	*
	239	5	11	4	*	38	3	3	6
6 oz.	190	4	9	4	*	25	2	8	—

FOOD NAME

blueberries & creme (Weight Watchers Ultimate 90)

blueberry fat free (Yoplait)

  light (Dannon)

  light, sweetened w/ aspartame (Yoplait)

boysenberry (Yoplait)

cappuccino (Weight Watchers Ultimate 90)

cherry (Yoplait)

  fat free (Yoplait)

  light, sweetened w/ aspartame (Yoplait)

cherry jubilee (Weight Watchers Ultimate 90)

coffee (Breyer's)

cranberry raspberry (Weight Watchers Ultimate 90)

lemon (Dannon)

lemon chiffon (Weight Watchers Ultimate 90)

mixed berry (Dannon)

  (Yoplait)

  breakfast yogurt (Yoplait)

orange (Yoplait)

peach (Breyer's)

  (Weight Watchers Ultimate 90)

  fat free (Yoplait)

  light, sweetened w/ aspartame (Yoplait)

pina colada (Yoplait)

Serving Size	Calories	Fat (%DV)	Sat. Fat (%DV)	Cholesterol (%DV)	Fiber (%DV)	Calcium (%DV)	Vitamin A (%DV)	Vitamin C (%DV)	Folic Acid (%DV)
1 cup	90	*	*	2	12	25	*	*	—
6 oz.	160	*	*	2	—	25	*	*	—
6 oz.	100	*	*	2	*	35	*	6	—
6 oz.	80	*	*	*		20	*	*	—
6 oz.	180	3	—	—	—	25	*	*	—
1 cup	90	*	*	2	*	25	*	*	—
6 oz.	180	3	—	—	—	25	*	*	—
6 oz.	160	*	*	2	—	25	*	*	—
6 oz.	80	*	*	*		20	*	*	—
1 cup	90	*	*	2	*	25	*	*	—
6 oz.	220	5	10	7	*	35	2	*	—
1 cup	90	*	*	2	*	25	*	*	—
6 oz.	210	5	10	5	*	10	4	4	—
1 cup	90	*	*	2	4	25	*	*	—
6 oz.	240	5	8	5	4	35	2	10	—
6 oz.	180	3	—	—	—	25	*	*	—
6 oz.	200	3	—	—	—	25	*	*	—
6 oz.	180	3	—	—	—	25	*	*	—
6 oz.	250	4	8	5	*	30	*	*	—
1 cup	90	*	*	2	*	25	*	*	—
6 oz.	160	*	*	2	—	25	*	*	—
6 oz.	80	*	*	*	—	20	*	*	—
6 oz.	180	3	—	—	—	25	*	*	—

FOOD NAME

pineapple (Yoplait)

plain (Dannon)

  (generic) 1 container

  fat free (Yoplait)

  lowfat (generic) 1 container

  skim (generic) 1 container

raspberries & creme (Weight Watchers Ultimate 90)

raspberry (Whitney's)

  (Yoplait)

  fat free (Yoplait)

  light, sweetened w/ aspartame (Yoplait)

strawberry (Weight Watchers Ultimate 90)

  (Yoplait)

  light (Dannon)

strawberry almond breakfast yogurt (Yoplait)

strawberry/banana (Weight Watchers Ultimate 90)

  (Yoplait)

  breakfast yogurt (Yoplait)

strawberry fruit cup (La Yogurt)

tropical fruit breakfast yogurt (Yoplait)

vanilla (Weight Watchers Ultimate 90)

  (Yoplait)

  fat free (Yoplait)

Serving Size	Calories	Fat (%DV)	Sat. Fat (%DV)	Cholesterol (%DV)	Fiber (%DV)	Calcium (%DV)	Vitamin A (%DV)	Vitamin C (%DV)	Folic Acid (%DV)
6 oz.	180	3	—	—	—	25	*	*	—
6 oz.	140	6	11	6	*	35	4	4	—
	139	11	24	10	*	27	6	2	4
6 oz.	120	*	*	3	—	45	*	*	—
	144	5	12	5	*	41	3	3	6
	127	*	*	*	*	45	*	3	7
1 cup	90	*	*	2	*	25	*	*	—
6 oz.	190	8	15	7	*	25	4	2	—
6 oz.	180	3	—	—	—	25	*	*	—
6 oz.	160	*	*	2	—	25	*	*	—
6 oz.	80	*	*	*	—	20	*	*	—
1 cup	90	*	*	2	8	25	*	*	—
6 oz.	180	3	—	—	—	25	*	*	—
6 oz.	100	*	*	2	*	35	*	10	—
6 oz.	200	3	—	—	—	25	*	*	—
1 cup	90	*	*	2	8	25	*	*	—
6 oz.	180	3	—	—	—	25	*	*	—
6 oz.	200	3	—	—	—	25	*	*	—
6 oz.	180	4	8	4	*	25	4	10	—
6 oz.	220	5	—	—	—	25	*	*	—
1 cup	90	*	*	2	*	25	*	*	—
6 oz.	170	3	—	3	—	30	*	*	—
6 oz.	180	*	*	3	—	40	*	*	—

FOOD NAME

ZABAGLIONE *from mix* (Knorr)

ZUCCHINI *baby raw 1 medium*

  raw slices

  boiled slices

ZUCCHINI, CANNED (generic)

  in tomato sauce (Del Monte)

  Italian style (Progresso)

ZUCCHINI, FROZEN *boiled*

Serving Size	Calories	Fat (%DV)	Sat. Fat (%DV)	Cholesterol (%DV)	Fiber (%DV)	Calcium (%DV)	Vitamin A (%DV)	Vitamin C (%DV)	Folic Acid (%DV)
½ cup	70	5	—	2	—	*	*	*	4
	2	*	*	*	—	*	*	6	*
½ cup	9	*	*	*	4	*	4	10	4
½ cup	14	*	*	*	4	*	4	7	4
½ cup	33	*	*	*	—	2	12	4	9
½ cup	30	*	*	*	4	*	6	15	—
½ cup	50	3	3	*	8	2	6	20	—
½ cup	19	*	*	*	—	2	10	7	2